新冠肺炎病人护理与管理

主编　宫玉翠　罗艳华

科学出版社

北京

内 容 简 介

本书共分为八章，在简要介绍新冠肺炎流行病学特征、临床表现、诊断与治疗、护理要点的基础上，详细介绍了新冠肺炎病人的院前、院内救护及转运，发热门诊新冠肺炎疑似病例的护理，普通新冠肺炎病人的治疗和护理，重症新冠肺炎病人的治疗和护理，新冠肺炎医院感染控制的管理，应对新冠肺炎护理应急管理体系的建立，以及新冠肺炎的预防、控制及延续性护理。针对重点护理内容，精选了部分图片，力图做到图文并茂。书末附有传染病防治、突发公共卫生事件等领域法律法规及文件指南，帮助临床护理人员规范、科学地护理新冠肺炎病人。

广州医科大学附属第一医院（广州呼吸健康研究院）在 2003 年 SARS 病人的医疗护理及预防工作中积累了丰富的实践经验。本书的编写和出版，可为临床护理工作者提供具有重要参考价值的护理方法和管理策略，也可为其他急性传染病的防治和护理提供借鉴。

图书在版编目（CIP）数据

新冠肺炎病人护理与管理 / 宫玉翠，罗艳华主编. —北京：科学出版社，2020.3
ISBN 978-7-03-064439-8

Ⅰ. ①新… Ⅱ. ①宫… ②罗… Ⅲ. ①日冕形病毒–病毒病–肺炎–护理 Ⅳ. ①R473.56

中国版本图书馆CIP数据核字(2020)第026276号

责任编辑：杨小玲 邱 波 / 责任校对：杨 然
责任印制：赵 博 / 封面设计：黄华斌

科学出版社 出版
北京东黄城根北街16号
邮政编码：100717
http://www.sciencep.com

三河市春园印刷有限公司 印刷
科学出版社发行 各地新华书店经销
*
2020年3月第 一 版 开本：787×1092 1/16
2020年3月第一次印刷 印张：14 1/2
字数：332 000
定价：68.00元
（如有印装质量问题，我社负责调换）

《新冠肺炎病人护理与管理》编者名单

主　编　宫玉翠（广州医科大学附属第一医院）

　　　　罗艳华（广州医科大学护理学院）

副主编　李平东　苏湘芬　陈洁雅　侯春怡

编　者　（以姓氏汉语拼音为序）

　　　　常飞飞　陈洁雅　邓　英　宫玉翠　侯春怡

　　　　李　婷　李佳颖　李平东　罗艳华　宋玛丽

　　　　苏湘芬　王　园　王慧子　张国龙　张树增

秘　书　李佳颖

序

　　2019 年 12 月以来，一种新型冠状病毒（SARS-CoV-2）导致的肺炎在我国湖北地区迅速蔓延，成为威胁我国乃至全球人民生命健康的重大呼吸系统传染病，世界卫生组织将该病毒感染所致的肺炎命名为新型冠状病毒肺炎（COVID-19）。面对严峻的疫情形势，应如何有效地防控和应对，这给我们带来了新的挑战。与以往的呼吸道传染性疾病相比较，COVID-19 不仅具有一些与 SARS 相类似的临床特征，还呈现出一些新的流行病学特点，其临床实践和护理管理也需做出相应调整和改变。

　　广州医科大学附属第一医院（广州呼吸健康研究院，原广州呼吸疾病研究所）在 2003 年 SARS 病人的医疗护理及预防工作中积累了丰富的实践经验。为帮助临床护理人员规范、科学地护理 COVID-19 病人，广州医科大学附属第一医院组织了本书的编写。历经多次审稿和校对，由宫玉翠、罗艳华主编的《新冠肺炎病人护理与管理》一书问世，为临床护理工作者提供了具有重要参考价值的护理方法和管理策略。同时，我也相信这本书能为其他急性传染病的防治和护理提供参考借鉴。

　　我对参与本书编写的全体人员表示衷心感谢！

中国工程院院士

国家呼吸系统疾病临床医学研究中心主任

2020 年 2 月 27 日

前　　言

　　新型冠状病毒肺炎（COVID-19，简称新冠肺炎）是一种严重威胁人民群众身体健康的疾病。其严重性不仅表现为传染性强，重症病人可"快速进展为急性呼吸窘迫综合征、脓毒症休克、难以纠正的代谢性酸中毒和出凝血功能障碍"，出现"多器官功能衰竭"，从而导致死亡，更重要的是它是一种新发现的传染病，人们对它的认识尚处于探究阶段，尤其是在预防、诊断、治疗和护理等方面需要我们不断研究和总结。广州医科大学附属第一医院在2003年SARS病人护理的经验积累的基础上，以亲身的新冠肺炎护理经验编写了本书，以供更多的同行借鉴。

　　本书共分为八章。第一章简要介绍了新冠肺炎流行病学特征、临床表现、诊断与治疗、护理要点；第二章介绍了新冠肺炎病人的院前、院内救护及转运；第三章介绍了发热门诊新冠肺炎疑似病例的护理；第四章介绍了普通新冠肺炎病人的治疗和护理；第五章介绍了重症新冠肺炎病人的治疗和护理；第六章介绍了新冠肺炎医院感染控制的管理；第七章介绍了应对新冠肺炎护理应急管理体系的建立；第八章介绍了新冠肺炎的预防、控制及延续性护理。针对重点护理内容，本书精选了部分图片，力图做到图文并茂，同时增加了新冠肺炎防治的相关文件资料。

　　本书的完善和进步永无止境，希望能给我们的护理同行提供学习和经验参考，限于编者的水平，总结的经验仅仅是初步的，书中难免有不妥之处，恳请读者予以指正。在本书的编写过程中得到了校院领导和同仁的帮助与支持，所有参与编写的人员夜以继日，同时科学出版社编辑也为本书的出版付出了辛勤劳动，在此谨致以真诚的感谢！

宫玉翠　罗艳华

2020年2月20日于广州

目　录

第一章　绪　论

2019 年 12 月以来，湖北地区短期内出现以发热、乏力、咳嗽、呼吸不畅为主要症状的不明原因的肺炎病例，经确定，这类病例的病原体为新型冠状病毒（SARS-CoV-2，简称新冠病毒），世界卫生组织（WHO）将该病毒感染所致的肺炎称为新型冠状病毒肺炎（COVID-19，简称新冠肺炎）。

第一节　新冠肺炎概述

一、冠状病毒和新冠病毒

（一）冠状病毒

冠状病毒属于套式病毒目、冠状病毒科、冠状病毒属，是一类具有囊膜、基因组为线性单股正链的 RNA 病毒。该病毒是自然界中广泛存在的一大类病毒，也是目前已知 RNA 病毒中基因组最大的病毒。冠状病毒仅感染脊椎动物，与人和动物的多种疾病有关，可引起人和动物呼吸系统、消化系统和神经系统的疾病。

（二）新冠病毒

新冠病毒属于 β 属的冠状病毒，有包膜，颗粒呈圆形或椭圆形，常为多形性，直径 60 ～ 140nm，其基因特征与 SARS-CoV 和 MERS-CoV 有明显区别。目前研究显示与蝙蝠 SARS 样冠状病毒（bat-SL-CoVZC45）同源性达 85% 以上。体外分离培养时，96 小时左右即可在人呼吸道上皮细胞内发现，而在 Vero E6 和 Huh-7 细胞系中分离培养约需 6 天。

二、新冠肺炎

新冠肺炎是由新冠病毒感染所致的肺炎。

新冠肺炎疫情发生以来，国家卫生健康委员会（国家卫健委）发布 1 号公告，将新冠肺炎纳入《中华人民共和国传染病防治法》规定的乙类传染病，按照甲类传染病管理，同时将其纳入《中华人民共和国国境卫生检疫法》规定的检疫传染病管理。2020 年 1 月 31 日，WHO 宣布将新冠肺炎列为国际关注的突发公共卫生事件。

三、新冠肺炎对护士素质的要求

从南丁格尔创立护理专业开始，护理工作就与人道主义精神和以关爱生命、救死扶伤为核心的职业道德密切联系在一起，受到社会和公众的尊重和敬慕。在抗击新冠肺炎疫情这场没有硝烟的战斗中，广大护理工作者以高尚的情操、精湛的技术和坚强的意志向社会展现了"白衣天使"的美好形象，以爱心和关怀诠释了护理的真谛。

素质是指人在先天的基础上受后天环境、教育的影响，通过个体自身的认识和社会实践形成的比较稳定的基本品质。素质包括思想道德素质、科学文化素质、专业素质，以及身体、心理素质等方面。

进入新冠肺炎病区的护理人员必须具备三种素质：积极乐观的心理素质、精湛的业务素质和强健的身体素质。

（一）积极乐观的心理素质

在护理新冠肺炎病人的过程中，护理人员的心理素质是最重要的。没有积极乐观的心理素质，再精湛的技术也难以正常发挥，再强健的身体也会被击垮。因此，在护理病人时，护士必须具有健康的心理，乐观、开朗、稳定的情绪；具有高度的责任心和同情心，较强的适应能力，良好的忍耐力及自我控制能力，善于应变，灵活敏捷；具有良好的人际关系，能与同事相互尊重、团结协作。

（二）精湛的业务素质

因为病情的发展很快，重症病人预后较差，护理人员需要有敏锐的观察和综合分析判断能力，扎实的护理理论知识和消毒隔离知识，娴熟的基础护理、专科护理技能，良好的护患沟通技巧等业务素质。护理病人时需认真观察病情变化，洞察病人的内心感受，准确配合医生的救治工作，认真做好自我防护，帮助病人早日康复。

（三）强健的身体素质

穿着厚重的防护衣，戴着严实的口罩，护理人员需在浑身湿热、呼吸费力的状态下连续工作4～6h，没有强健的身体是不可能胜任的。病人因为发热、肺功能受损，身体比较虚弱，护理人员除需配合医生的救治工作外，还要协助病人完成大量的基础护理和生活护理工作。因此，在新冠肺炎病区工作的护理人员必须拥有健康的生活方式，积极参加简单易行的体育锻炼。

第二节　新冠病毒流行病学特征

一、病原学特点

除本次发现的新冠病毒外，已知感染人的冠状病毒还有 6 种。其中 4 种在人群中较为常见，致病性较低，一般仅引起类似普通感冒的轻微呼吸道症状；另外 2 种是传染性非典型肺炎（WHO 命名为严重急性呼吸综合征，severe acute respiratory syndrome，SARS）冠状病毒和中东呼吸综合征（Middle East respiratory syndrome，MERS）冠状病毒。对冠状病毒的理化特性的认识多来自于对 SARS-CoV 和 MERS-CoV 的研究。病毒对紫外线和热敏感，56℃ 30min、乙醚、75% 乙醇、含氯消毒剂、过氧乙酸和氯仿等脂溶剂均可有效灭活病毒，氯己定不能有效灭活病毒。

二、流行病学特征

（一）流行强度和分布

截至 2020 年 3 月 2 日 24 时，据 31 个省（自治区、直辖市）和新疆生产建设兵团报告，累计报告确诊病例 80 151 例，现有确诊病例 30 004 例（其中重症病例 6806 例），累计治愈出院病例 47 204 例，累计死亡病例 2943 例，现有疑似病例 587 例。

湖北累计确诊病例 67 217 例（武汉 49 426 例），现有确诊病例 28 216 例（武汉 24 144 例），其中重症病例 6593 例（武汉 6020 例）。累计治愈出院病例 36 167 例（武汉 23 031 例），累计死亡病例 2834 例（武汉 2251 例），现有疑似病例 434 例（武汉 316 例）。

累计收到港澳台地区通报确诊病例 151 例：香港特别行政区 100 例（出院 36 例，死亡 2 例），澳门特别行政区 10 例（出院 8 例），台湾地区 41 例（出院 12 例，死亡 1 例）。

（二）宿主

可能为蝙蝠。目前研究显示，新冠病毒与蝙蝠 SARS 样冠状病毒同源性达 85% 以上，与穿山甲上分离到的冠状病毒同源性达 99% 以上。

（三）传染源

目前所见的传染源主要是新冠肺炎病人。无症状感染者也可成为传染源。病人的传染性有个体差异，有些病人传染性很强，传染人数在 10 人以上者被称为超级传播者（super-spreader）。

（四）传播途径

（1）经呼吸道飞沫传播：病人打喷嚏、咳嗽、说话产生的飞沫、呼出的气体，近距离接触后直接吸入，可以导致感染。

（2）密切接触传播：飞沫沉积在物品表面，接触污染手后，再接触口腔、鼻腔、眼睛等黏膜导致感染。

经呼吸道飞沫传播和密切接触传播是主要的传播途径。在相对封闭的环境中长时间暴露于高浓度气溶胶情况下存在经气溶胶传播的可能。由于在粪便及尿中可分离到新冠病毒，应注意粪便及尿对环境污染造成气溶胶或接触传播。

（五）易感人群

人群普遍易感。新冠肺炎在免疫功能低下和免疫功能正常人群中均可发生，与接触病毒的量有一定关系。如果一次接触大量病毒，即使免疫功能正常，也可能患病。对于免疫功能较差的人群，如老年人、孕产妇或存在肝肾功能障碍的人群，病情进展相对更快，严重程度更高。是否感染主要取决于接触机会。儿童的接触机会少，感染的概率低；同样的接触机会，老年人、有慢性病的人及抵抗力差的人，感染的概率更大。

基于目前的流行病学调查，成人潜伏期一般为 1 ～ 14 天，多为 3 ～ 7 天，但也有极少数潜伏期超过 14 天的报道。与 SARS 不同的是，新冠病毒在潜伏期具有传染性。尚不能确定是否存在母婴传播。

第三节　新冠肺炎临床表现、诊断与治疗

一、临床表现

以发热、乏力、干咳为主要表现。少数病人伴有鼻塞、流涕、咽痛、肌痛和腹泻等症状。重症病人多在发病 1 周后出现呼吸困难和（或）低氧血症；严重者快速进展为急性呼吸窘迫综合征（ARDS）、脓毒症休克、难以纠正的代谢性酸中毒和出凝血功能障碍，出现多器官功能衰竭。值得注意的是重症、危重症病人病程中可表现为中低热，甚至无明显发热。部分儿童及新生儿病例症状可不典型，表现为呕吐、腹泻等消化道症状或仅表现为精神弱、呼吸急促。轻型病人仅表现为低热、轻微乏力等，无肺炎表现。

从目前收治的病例情况看，多数病人预后良好，少数病人病情危重。老年人和有慢性基础疾病者预后较差。患有新冠肺炎的孕产妇临床过程与同龄病人相近，儿童病例症状相对较轻。

二、诊断

（一）疑似病例

结合下述流行病学史和临床表现综合分析。

1. 流行病学史

（1）发病前 14 天内有疫区，或其他有病例报告社区的旅行史或居住史。

（2）发病前 14 天内与新冠病毒感染者（核酸检测阳性者）有接触史。

（3）发病前 14 天内曾接触过来自疫区，或来自有病例报告社区的发热或有呼吸道症状的病人。

（4）聚集性发病 [2 周内在小范围如家庭、办公室、学校、班级等场所，出现 2 例及以上发热和（或）呼吸道症状的病例]。

2. 临床表现

（1）发热和（或）呼吸道症状。

（2）具有新冠肺炎影像学特征。

（3）发病早期白细胞总数正常或降低，淋巴细胞计数减少。

有流行病学史中的任何一条，且符合临床表现中任意两条。无明确流行病学史的，符合临床表现中的三条。

（二）确诊病例

疑似病例同时具备以下病原学证据之一者：

1. 实时荧光 RT-PCR 检测新冠病毒核酸阳性。

2. 病毒基因测序，与已知的新冠病毒高度同源。

3. 血清新冠病毒特异性 IgM 抗体和 IgG 抗体阳性；血清新冠病毒特异性 IgG 抗体由阴性转为阳性或恢复期转急性期 4 倍及以上升高。

三、治疗

（一）根据病情确定治疗场所

1. 疑似及确诊病例应在具备有效隔离条件和防护条件的定点医院隔离治疗，疑似病例应单人单间隔离治疗，确诊病例可多人收治在同一病室。

2. 危重型病例应尽早收入 ICU 治疗。

（二）一般治疗

1. 卧床休息，加强支持治疗，保证充分热量；注意水、电解质平衡，维持内环境稳定；密切监测生命体征、指氧饱和度等。

2. 根据病情监测血常规、尿常规、C 反应蛋白、生化指标（肝酶、心肌酶、肾功能等）、凝血功能、动脉血气分析、胸部影像学等。有条件者可行细胞因子检测。

3. 及时给予有效氧疗措施，包括鼻导管、面罩给氧和经鼻高流量氧疗。有条件者可采用氢氧混合吸入气（H_2/O_2: 66.6%/33.3%）治疗。

4. 抗病毒治疗：可试用 α 干扰素（成人每次 500 万 U 或相当剂量，加入灭菌注射用水 2ml，每天 2 次雾化吸入），洛匹那韦 / 利托那韦（成人 200mg，每粒 50mg，每次 2 粒，每天 2 次，疗程不超过 10 天），利巴韦林（建议与干扰素或洛匹那韦 / 利托那韦联合应用，成人每次 500mg，每天 2 ～ 3 次静脉输注，疗程不超过 10 天），磷酸氯喹（18 ～ 65 岁成人。体重大于 50kg 者，每次 500mg，每天 2 次，疗程 7 天；体重小于 50kg 者，第一、二天每次 500mg，每天 2 次，第三至第七天每次 500mg，每天 1 次），阿比多尔（成人 200mg，每天 3 次，疗程不超过 10 天）。

要注意上述药物的不良反应、禁忌证（如患有心脏疾病者禁用氯喹）及与其他药物的相互作用等问题。

在临床应用中进一步评价目前所试用药物的疗效。不建议同时应用 3 种及以上抗病毒药物，出现不可耐受的毒副作用时应停止使用相关药物。对孕产妇病人的治疗应考虑妊娠周数，尽可能选择对胎儿影响较小的药物，以及是否终止妊娠后再进行治疗等问题，并知情告知。

5. 抗菌药物治疗：避免盲目或不恰当使用抗菌药物，尤其是联合使用广谱抗菌药物。

（三）重型、危重型病例的治疗

1. 治疗原则　在对症治疗的基础上，积极防治并发症，治疗基础疾病，预防继发感染，及时进行器官功能支持。

2. 呼吸支持

（1）氧疗：重型病人应接受鼻导管或面罩吸氧，并及时评估呼吸窘迫和（或）低氧血症是否缓解。

（2）高流量鼻导管氧疗或无创机械通气：当病人接受标准氧疗后呼吸窘迫和（或）低氧血症无法缓解时，可考虑使用高流量鼻导管氧疗或无创通气。若短时间（1 ～ 2h）内病情无改善甚至恶化，应及时进行气管插管和有创机械通气。

（3）有创机械通气：采用肺保护性通气策略，即小潮气量（6 ～ 8ml/kg 理想体重）和低吸气压力（平台压＜ 30cmH$_2$O）进行机械通气，以减少呼吸机相关肺损伤。在保证气道平台压≤ 35cmH$_2$O 时，可适当采用高呼气末正压通气（PEEP），保持气道温化湿化，避免长时间镇静，早期唤醒病人并进行肺康复治疗。较多病人存在人机不同步，应当及时使用镇静药及肌松剂。根据气道分泌物情况，选择密闭式吸痰，必要时行支气管镜检查采取相应治疗。

（4）挽救治疗：对于严重 ARDS 病人，建议进行肺复张。在人力资源充足的情况下，每天应进行 12h 以上的俯卧位通气。俯卧位通气效果不佳者，如条件允许，应尽快考虑体外膜式氧合（ECMO）。其相关指征：①在 FiO$_2$ ＞ 90% 时，氧合指数小于 80mmHg，持续

3～4h 及以上；②气道平台压力≥ 35cmH$_2$O。单纯呼吸衰竭病人，首选 VV-ECMO 模式，若需要循环支持，则选用 VA-ECMO 模式。在基础疾病得以控制、心肺功能有恢复迹象时，可开始撤机试验。

3. 循环支持　在充分液体复苏的基础上，改善微循环，使用血管活性药物，密切监测病人血压、心率和尿量的变化，以及动脉血气分析中乳酸和碱剩余，必要时进行无创或有创血流动力学监测，如超声多普勒、超声心动图、有创血压或持续心排血量（PiCCO）监测，在救治过程中，注意液体平衡策略，避免过量和不足。

如果发现病人心率突发增加大于基础值的 20% 或血压下降大约基础值 20% 以上时，若伴有皮肤灌注不良和尿量减少等表现时，应密切观察病人是否存在脓毒症休克、消化道出血或心力衰竭等情况。

4. 肾衰竭和替代治疗　危重症病人的肾损伤应积极寻找导致肾损伤的原因，如低灌注和药物等因素。对于肾衰竭病人的治疗应注重体液平衡、酸碱平衡和电解质平衡，在营养支持治疗方面应注意氮平衡、热量和微量元素等补充。重症病人可选择连续性肾替代治疗（continuous renal replacement therapy，CRRT）。其指征包括：①高钾血症；②酸中毒；③肺水肿或水负荷过重；④多器官功能不全时的液体管理。

5. 康复者血浆治疗　适用于病情进展较快、重型和危重型病人。用法用量参考《新冠肺炎康复者恢复期血浆临床治疗方案（试行第二版）》。

6. 血液净化治疗　血液净化系统包括血浆置换、吸附、灌流、血液 / 血浆滤过等，能清除炎症因子，阻断"细胞因子风暴"，从而减轻炎症反应对机体的损伤，可用于重型、危重型病人细胞因子风暴早中期的救治。

7. 免疫治疗　对于双肺广泛病变者及重型病人，且实验室检测 IL-6 水平升高者，可试用托珠单抗治疗。首次剂量 4～8mg/kg，推荐剂量为 400mg，用生理盐水稀释至100ml，输注时间大于 1h；首次用药疗效不佳者，可在 12h 后追加应用一次（剂量同前）。累计给药疗效不佳者，可在 12h 后追加应用一次（剂量同前），累计给药次数最多为 2 次，单次最大剂量不超过 800mg。注意过敏反应，有结核等活动性感染者禁用。

8. 其他治疗措施　对于氧合指标进行性恶化、影像学进展迅速、机体炎症反应过度激活状态的病人，酌情短期内（3～5 天）使用糖皮质激素，建议剂量不超过相当于甲泼尼龙 1～2mg/（kg·d），应当注意较大剂量糖皮质激素的免疫抑制作用会延缓对冠状病毒的清除；可静脉给予血必净每次 100ml，每天 2 次治疗；可使用肠道微生态调节剂，维持肠道微生态平衡，预防继发性细菌感染。儿童重型、危重型病例可酌情考虑给予静脉滴注丙种球蛋白。患有重型或危重型新冠肺炎的孕妇应积极终止妊娠，剖宫产为首选。病人常存在焦虑恐惧情绪，应当加强心理疏导。

（四）中医治疗

本病属于中医"疫"病范畴，病因为感受"疫戾"之气，各地可根据病情、当地气候特点及不同体质等情况，参照相关中医方案进行辨证论治。涉及超药典剂量，应当在医生指导下使用。

第四节 新冠肺炎护理要点

一、护理要点

为进一步做好新冠肺炎的临床护理工作，中华护理学会组织相关护理专家，梳理制定了八项护理要点。

（一）病区环境与布局

1. 病区布局 要设立相对独立区域，分为清洁区、潜在污染区和污染区，设立两通道和三区之间的缓冲间。各区之间界线清楚，标识明显。

2. 病区空气 病房应保持空气清新，能保持良好的自然通风。每天通风 2～3 次，每次不少于 30min。

3. 物体表面、地面、空气消毒 物体表面可选择 2000mg/L 含氯消毒液或 75% 乙醇，采用擦拭或浸泡消毒方法。地面可用 2000mg/L 含氯消毒液擦拭或喷洒消毒。在无人条件下，室内空气消毒可选择过氧乙酸、过氧化氢和二氧化氯等消毒剂，采用超低容量喷雾法进行消毒。有条件的医疗机构可配备循环风空气消毒设备（医用）进行空气消毒。

（二）感染防护与管理

1. 医务人员防护

（1）严格执行医务人员手卫生规范。

（2）实施分级防护。普通门诊及病房医护人员采用一级防护。发热门诊、隔离区、隔离病房工作人员根据需要采用二级、三级防护。

（3）静脉注射使用留置针或安全型留置针，避免发生针刺伤。

2. 住院病人防护

（1）疑似病例或确诊病例应分区域安置。谢绝探视。

（2）病人住院期间佩戴医用外科口罩。

（3）严格病人呼吸道分泌物、排泄物、呕吐物等处理。大量污染物用含吸水成分的消毒粉、漂白粉（次氯酸钙）或一次性吸水材料完全覆盖后，浇上足量的 5000～10 000mg/L 含氯消毒液，作用 30min 以上，清除干净。清除过程中避免接触污染物。病人的排泄物、分泌物、呕吐物等应有专门容器收集，用 20 000mg/L 含氯消毒液，按粪、药比例 1∶2 浸泡消毒 2h。

（三）生命体征监测与护理

1. 严密监测病人生命体征变化。重点监测体温，呼吸节律、频率和深度及血氧饱和度等。

2. 发热病人根据医嘱给予退热处理。

3. 使用退热药物后应密切监测体温变化和出汗情况。

4. 使用无创呼吸机辅助通气病人,应按医嘱调节吸气压力、呼气压力和吸氧浓度等参数。

5. 行气管插管或气管切开需建立人工气道的病人,护理人员需在实施三级防护措施下,采用密闭式吸痰,做好人工气道管理。

(四)心理评估与支持

隔离易产生恐惧、焦虑、愤怒、孤独、睡眠障碍等问题,需正确评估病人心理状态类型与需求。

1. 评估病人认知改变、情绪反应和行为变化,给予病人心理调适等干预措施。

2. 提供恰当情感支持,鼓励病人树立战胜疾病的信心。

3. 提供连续的信息支持,消除不确定感和焦虑。

(五)标本采集与管理

1. 根据医嘱,在实施三级防护措施下,正确采集病人呼吸道分泌物及血标本。

2. 严格设置专人、专用工具和流程,转运病人标本,并有记录。

3. 医疗废物严格按规定处理,使用双层包装,包装外应有明确标志并及时密封规范处置。病人生活垃圾按医疗废物处理。

(六)病情观察与护理

1. 观察病人意识及全身症状,如全身肌肉疼痛、乏力、食欲下降等。

2. 观察病人咳嗽、咳痰、胸闷、呼吸困难及发绀情况。

3. 遵医嘱实施氧疗,并观察治疗效果。氧疗装置专人专用,防止交叉感染。

4. 对于重症病人,记录24h出入量,观察呕吐物及大便次数、性质和量等。

5. 遵医嘱按时、按剂量正确给药,注意观察药物不良反应。

6. 对生活不能自理的病人,做好日常护理。

7. 做好病人的健康指导,保证充足的睡眠、营养等。

8. 落实皮肤护理,做好压力性损伤的预防与护理。

9. 预防并及时发现病人并发症,遵医嘱正确实施护理措施。

(七)营养支持与管理

1. 加强营养支持,给予高热量、高蛋白、高维生素、易消化的饮食。

2. 轻症病人:鼓励每天保证充足饮水量。

3. 重症病人:根据医嘱给予肠内或肠外营养支持。

（八）病人转归与护理

1.出院病人健康指导

（1）公共场合佩戴口罩。

（2）勤洗手。

（3）增强免疫力，做好个人防护。

2.死亡病人尸体处理

（1）病人死亡后，要尽量减少尸体移动和搬运，由接受过培训的工作人员在严密防护下及时处理。

（2）用 3000～5000mg/L 含氯消毒液或 0.5% 过氧乙酸棉球或纱布填塞病人口、鼻、耳、肛门、气管切开处等所有开放通道或创口。

3.用浸有消毒液的双层布单包裹尸体，装入双层尸体袋中，由民政部门派专用车辆直接送至指定地点尽快火化。

二、护理要点流程图

护理要点流程图见图 1-1。

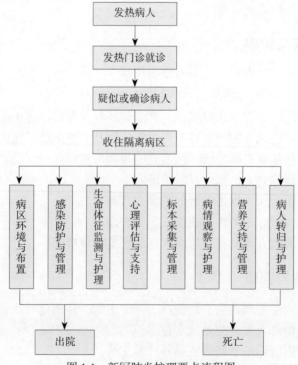

图 1-1　新冠肺炎护理要点流程图

（罗艳华）

第二章 新冠肺炎病人的院前、院内救护及转运

第一节 新冠肺炎院前救护要点及护理管理

院前救护是急救医疗服务系统（emergence medical service system，EMSS）中一个极重要的环节，要求医护人员具备精湛的急救技术、快速的现场急救反应，并能安全地将病人转运到医疗机构，为病人赢得抢救的黄金时间。新冠肺炎暴发以来，国家卫健委要求将新冠肺炎病人转运到定点医院治疗，这就存在着院间转运的情形。因此，对新冠肺炎病人的院前救护提出了更高的要求与挑战。

一、背景

国家卫健委将新冠肺炎纳入《中华人民共和国传染病防治法》规定的乙类传染病，并按照甲类传染病管理。规定疑似病例和确诊病例都应转运至定点医院集中救治，各级卫生健康行政部门统筹负责辖区内新冠肺炎病例转运的指挥调度工作。为了确保新冠肺炎病例转运工作顺利开展，保证转运救护与转运安全，有效控制疫情，在以往烈性呼吸道传染病病人转运的经验基础之上，采取上级行政部门及120统一指挥调配，集中、固定人员和车辆的统一运送模式，从而减少医患之间交叉感染的机会，同时确保安全、快速地转运病人。

在转运新冠肺炎病人过程中，医院应针对其不同特点，根据《新型冠状病毒感染的肺炎病例转运工作方案》制订相应的应急护理程序和方法（详见本章第二节、第三节），以确保新冠肺炎的转运工作顺利开展，将病人运送到定点医院进行更好的救治，从而有效控制疫情，保障人民身体健康安全，各医院在制订工作方案时需考虑以下内容。

（一）基本要求

1. 各级卫生健康行政部门统筹负责辖区内新冠肺炎病例转运的指挥调度工作。疑似病例和确诊病例都应转运至定点医院集中救治。医疗机构发现新冠肺炎病例时，需向本

地卫生健康行政部门报告，由市级卫生健康行政部门组织急救中心，将病例转运至定点救治医院。

2.急救中心应当设置专门的区域停放转运救护车辆，配置洗消设施，配备专门的医务人员、司机、救护车辆负责新冠肺炎病例的转运工作。

3.医疗机构和急救中心应当做好病人转运交接记录，并及时报上级卫生健康行政部门。

（二）转运要求

1.转运救护车辆的车载医疗设备（包括担架）专车专用，驾驶室与车厢严格密封隔离，车内设专门的污染物品放置区域，配备防护用品、消毒液、快速手消毒液。

2.医务人员穿工作服、隔离衣，戴手套、工作帽、医用防护口罩；司机穿工作服，戴外科口罩、手套。

3.医务人员、司机转运新冠肺炎病人后，必须及时更换全套防护物品。

4.转运救护车应具备转运呼吸道传染病病人的基本条件，尽可能使用负压型救护车进行转运。转运时应保持密闭状态，转运后对车辆进行消毒处理。转运重症病例时，应随车配备必要的生命支持设备，防止病人在转运过程中病情进一步恶化。

5.医务人员和司机的防护，车辆、医疗用品及设备消毒，污染物品处理等按照《医院感染管理办法》《消毒技术规范》及相关规定执行。

6.救护车返回后需严格消毒方可再转运下一例病人。

（三）工作流程

1.转运流程穿、戴防护物品→出车至医疗机构接病人→病人戴医用外科口罩→将病人安置于救护车→将病人转运至接收医疗机构→车辆及设备消毒→转运下一例病人。

2.穿戴及脱摘防护物品流程参见第六章第二节。

3.医务人员、司机下班前进行手卫生→淋浴更衣。

4.救护车清洁消毒

（1）空气：开窗通风。

（2）车厢及其物体表面：用过氧化氢喷雾或含氯消毒液擦拭消毒。

二、要求

转运新冠肺炎确诊病例和疑似病例的救护车应当选用负压型救护车，并专车专用。在转运病人过程中，救护车空间和抢救设备相对有限，转运时间紧迫。而且，由于新冠病毒具有很强的传染性，因此对院感防控提出了更高的要求。对现场急救而言，院前救护的突出特点是"运动中的急救"。新冠病毒感染病人在"运动"过程中呈现迅速而复杂的病情变化，因此对转运过程提出了两个要求，即安全和快速。

（一）安全

一方面，病人必须在病情相对稳定的情况下才能转运，在运送过程中给予病人有效的医疗支持，如途中突发病情变化，医护人员要采取积极的抢救措施，确保病人生命安全。另一方面，要确保医护人员的安全。医护人员要严格执行消毒隔离制度，有效防止院前急救与转运新冠肺炎病人过程中发生医护人员感染或疫情传播。

（二）快速

快速是指在正确信息的有效指导下，抓紧任何时机、分秒必争地进行救护。接收和转运医院做好准备，在最短时间内将病人运送到接收医院。在院前救护工作中强调速度与效率，启动救护车时，应通知接收医院预计到达的时间；转运过程中医务人员反应迅速，各项急救操作熟练、敏捷，为病人赢得宝贵的抢救时间，使转运工作前后衔接紧密，提高抢救成功率。

三、管理

针对新冠病毒的特殊性，重视和加强新冠肺炎病人院前救护的管理，要特别注意以下四个方面。

（一）良好的通信联络

良好的通信联络是院前救护的重要组成部分。转运专用救护车内配备一部移动电话，并确保整个转运过程信息联络的通畅，转运指令由上级行政部门统一调配。医护人员接到上级转运任务后，与接收医院沟通联系，确保双方转运信息准确。救护车出发前，护士通知接收医院预计到达时间，接收医院接到信息之后，做好接收准备，包括床单元、急救人员、药物、仪器设备等，使转运工作井然有序，忙而不乱。

（二）个人防护装备

在院前救护工作中，医务人员可能会接触病人的血液、分泌物、飞沫等污染物，因此标准的个人防护措施必须贯穿于整个院前急救工作。标准防护措施有基础防护措施和特殊防护措施两类。基础防护措施主要包括穿工作服、戴手套和医用外科口罩，必要时应佩戴N95口罩和护目镜/防护面罩。在疫情流行期从事日常急救工作的院前急救人员应当按照基础防护标准执行。特殊防护应根据事件类别准备，如转运疑似病例和确诊病例，应按特殊防护标准执行，穿隔离服、戴防护面具及防护口罩等。针对能产生气溶胶的医疗操作采取空气隔离措施，采用三级防护标准。

（三）完好的运输工具

1.负压型救护车　转运新冠肺炎确诊病例和疑似病例的救护车应为集运、救、护三种功能于一体的专用负压型救护车。这种车最大的特点是负压，即利用技术手段，使车内气压低于外界大气压，空气在自由流动时只能由车外流向车内，同时该车配有特殊处理装置，能将车内空气进行无害化处理后排出，在救治和转运传染病等特殊疾病时可以最大限度地减少医务人员交叉感染的概率，避免更多的人员感染。救护车上应配备呼吸机、除颤仪、呼吸球囊、心电监护仪等全套抢救设备，安装紫外线消毒灯、中心供氧接口等，配置防护转运物品和装备，并配备相应的消毒隔离防护物品、急救药品、仪器设备，充分利用医疗资源。救护车使用和车厢物品配备应考虑以下因素：

（1）救护车数量：根据确诊人数、疑似病人数、疾病流行趋势、分布情况和病情严重程度随时增减车辆。

（2）停车场地：用于转运的救护车须停放在规定地点，且场地应该尽量宽敞，有利于车辆掉头、转弯和进出。

（3）物品

1）常规用物：一次性静脉留置针、一次性使用无菌注射器、一次性使用输液器、非接触红外线体温计、血压计、听诊器、氧气管、吸痰管等。

2）急救用物：便携式呼吸机（装上密封式的吸痰系统、细菌过滤器和排气系统及一次性呼吸机管道），中心供氧接口，心电图机，心电监护仪，血氧饱和度监测仪，负压吸引器，心脏起搏除颤器，一次性简易呼吸气囊，气管插管箱等。

3）防护物品：一次性口罩、N95口罩、防护服、护目镜、一次性防护面罩、无菌手套、正压呼吸防护面罩等。

4）药物：救护车上除原有的呼吸兴奋剂、血管活性剂、止咳化痰药等急救药物之外，还应备有糖皮质激素（如甲泼尼龙等）、镇静药物（如咪达唑仑等）。

所有物品标志明显，位置固定，每班点数，及时补充。急救仪器性能良好，处于应急状态。采取"7S"（整理、整顿、清扫、清洁、素养、安全、节约）管理法对应急装备进行管理，尤其强调安全及节约。安全主要体现为根据相关的分级防护标准，保证防护物品的密封性及有效期，确保防护物品的使用安全；落实全员防护物品的使用及穿脱防护服培训，确保人人掌握；关注医护人员使用头面部防护面具相关压力性损伤，以及防护物品使用过程中的透气性等问题。节约则体现为合理应用防护物品，制定了院前救护车防护物品使用规章制度。

2. 负压隔离舱（图2-1）又称负压隔离担架，主要由隔离舱体、担架结构、负压生成装置、空气净化高效过滤装置和相关安全防护装备组成。舱体为相对密闭结构，由负压生成装置在隔离舱内形成微负压，隔离舱的排气口配有高效过滤空气净化系统，可以使病人在得到充足的新鲜空气的同时保证隔离舱内病人产生的污染气体不会向舱外渗漏，从而对救护车内急救人员起到有效的防护作用，医护人员也可以从隔离舱外观察病人的生命体征和进行初步救护。其性能安全可靠，使用简单方便，能够有效抑制各种病毒的传播与交叉感染。

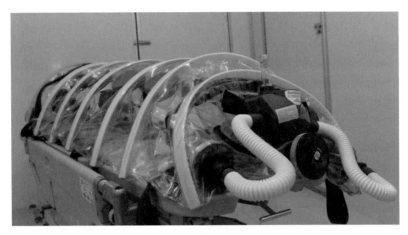

图 2-1　负压隔离舱

（四）工作人员

1. 工作人员经过严格培训，熟练掌握消毒隔离知识及院前救护技能，尤其是对负压型救护车和负压隔离舱的使用，防止交叉感染的发生。

2. 相对固定专门的工作人员（医务人员、司机等），工作人员一般连续转运 5 位病人轮换一次（女性月经期一般不安排出车）。

3. 工作人员上班后必须在指定地点待命，不得随意进入其他场所。执行任务完毕，实行隔离，统一安排食宿。休息期间减少走动和活动范围，尽量固定在一个区域，脱下一次性用品后及时清洁个人卫生，洗脸，清洁鼻腔，流动水下充分洗手，做好个人卫生。

4. 实行分餐制，营养配餐，每天有足够的蔬菜、牛奶、肉类等食物，保证机体的能量需要。

5. 组织工作人员利用业余时间进行体育锻炼，增强体质。

（五）健全管理制度

制度是急救质量的保证和基础。针对新冠肺炎病人院前救护的特点，有针对性地修订相应的规章制度，制订《新冠肺炎病人转运专用救护车管理制度》、"新冠病毒核酸检测阳性轻症病人转院登记表"（表 2-1）、《出车工作人员职责》等，为转运工作的顺利进行奠定了基础。

1. 新冠肺炎病人转运专用救护车管理制度

（1）转运新冠肺炎病人的救护车必须使用指定的专用负压型救护车，不得与普通救护车交叉使用，并在指定地点停放。

（2）车窗应该通风，前后舱密闭隔离，无论转运普通病人或危重病人，医护人员都要坐在后舱，不得坐驾驶舱。

（3）转运过程中，无特殊情况，中途不停车，避免交叉感染。

（4）每班检查抢救物品，用完及时补充，检查完毕登记签名。

（5）建立车辆出车登记制度，每次出车均详细登记出车地点、开车时间、到达时间等。

（6）转运新冠肺炎病人后，对专用救护车和负压隔离舱进行终末消毒，消毒完毕登记签名。

（7）每天检查救护车物品，检查并维护救护车负压状态，发现故障及时报告，确保救护车处于应急状态。

2. 对新冠病毒核酸检测阳性的轻症病人进行转院，护理人员须进行转院登记。登记表见表2-1。

表 2-1　新冠病毒核酸检测阳性轻症病人转院登记表

序号	姓名	住院号/门诊号	性别	年龄	结果、来源及日期	转院去向 转院日期	主诊医生	备注
					重点实验室 ＿＿年＿＿月＿＿日 ×× 市 CDC ＿＿年＿＿月＿＿日	＿＿＿＿＿＿＿医院 ＿＿年＿＿月＿＿日		
					重点实验室 ＿＿年＿＿月＿＿日 ×× 市 CDC ＿＿年＿＿月＿＿日	＿＿＿＿＿＿＿医院 ＿＿年＿＿月＿＿日		

注：CDC，疾病预防控制中心。

3. 出车工作人员职责

（1）在加强自身防护的同时，严格按照甲类传染病消毒隔离的要求工作，防止交叉感染。

（2）接到出车任务后，出动迅速，义不容辞。

（3）做好病人的急救处理、途中监护工作，保证转运工作快速、安全顺利进行。

（4）工作人员值班期间必须在指定地点待命，不得随意进入其他场所。

第二节　普通新冠肺炎病人院前救护及转运

普通新冠肺炎病人转运过程中随时都可能发生病情变化，因此护士不能麻痹大意，在认真做好个人防护的前提下，积极配合医生共同完成院前救护工作。普通新冠肺炎病人的院前救护工作主要是转运前的准备工作、医务人员到达现场的工作、搬运、途中监护、心理护理和健康教育等。

一、准备工作

当接到转运普通新冠肺炎病人的出车任务时，立即通知医生及相关工作人员，在清洁区按流程穿戴和备好防护用品与急救设备（图2-2），做好"新冠病毒核酸检测阳性轻症病人转院登记表"（见表2-1）的登记。在指定地点集中准备出发。启动救护车时，通知对方

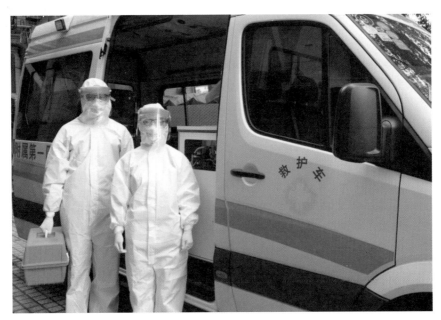

图 2-2 医护人员整装待发

已经出发和预计到达的时间。

二、医务人员到达现场的工作

1. 医务人员赶赴现场，根据院内及院前现场环境的不同、分工的不同立即开展各项工作。

2. 在发热病人家中，测量体温，快速评估病人情况，给病人戴上一次性医用外科口罩，在病情相对稳定情况下，应立即将病人安置在救护车医疗舱内。使用负压型救护车或负压隔离舱转运病人时，在开启负压装置时医疗舱或负压舱应保持密闭状态，并确保医疗舱或负压舱负压处于正常区间。

3. 与转运医院做好交接，包括疾病预防控制中心（CDC）咽拭子检查结果、流行病学史、发热情况等，并在病人上车前关闭驾驶室与医疗舱之间的窗门。冬天注意保温。

三、搬运

经过初步现场处理后，将病人转送到定点医院进行进一步救治。在转运过程中，搬运工作及时正确可以减少病人的痛苦。搬动过程中很容易加重病人缺氧情况，所以应尽量少搬动。如需搬动时，动作应轻柔、迅速。搬运病人时应注意：

1. 救护车车速不宜过快，务求平稳、安全，减少颠簸，尽量避免急刹车。

2. 固定好病人的体位和车床，担架应固定可靠，尽量保持水平状态，忌大起大落或斜度过大，以减少前后左右摇摆的影响，预防机械性损伤。

3. 护士在密切监测病人病情变化的同时，要保持输液管、氧气管等各种管道的通畅，并妥善放置。

4. 采取安全、轻巧的车床搬运方法。病人躺在车床中间，推车时不可过快；上下车时、上下坡时病人头部应在高处一端，以免引起病人不适。推车床进门时，应先将门打开，不可用车床撞门。

5. 医护人员协助病人过床时，应先固定车床，动作协调，保证病人安全。

四、转运途中的护理

在转运过程中，护士要加强责任心，根据普通新冠肺炎病人的病情特点，观察病人有无咳嗽、咳痰、呼吸困难等临床症状，监测生命体征和血氧饱和度，并认真做好记录（图 2-3）。

1. 在转运过程中，尽可能减少有创操作。输液病人使用安全型留置针，防止药液外渗，保持输液通畅。汗多者及时擦干，防止着凉。

2. 观察病人有无呼吸困难、气促、发绀，注意呼吸频率和深浅度，是否有胸痛、缺氧、呼吸困难的临床表现。如病人病情突然变化，出现神志改变、呼吸急速、呼吸频率 ≥ 30 次 / 分、发绀等症状，且随病情发展逐渐加重，护士应配合医生使用呼吸球囊等辅助通气

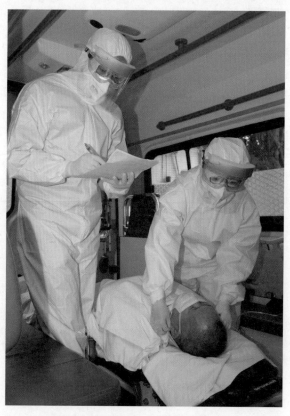

图 2-3 救护车上照护新冠肺炎病人

设备或一次性呼吸球囊进行辅助通气。

3. 对咳嗽病人，护士指导其正确咳嗽，观察咳嗽的性质及持续时间，注意痰液的颜色、量及性质。用过的纸巾、口罩等丢弃于套有双层黄色医疗垃圾袋的加盖垃圾桶内，桶内装有 2000mg/L 含氯消毒液。

五、医护人员到达定点医院的工作

普通新冠肺炎病人被安全转运到达定点医院后，医护人员通过专用通道、电梯将病人护送到隔离病区，与接诊医护人员认真做好病人交接工作，转交病人资料。转运工作人员应先在指定位置更换全套防护物品，再返回急诊科。

六、心理护理

普通新冠肺炎病人在转运过程中，面对全副武装的医务人员，易产生恐惧、焦虑等系列的心理反应，甚至造成机体的持续应激状态。若得不到及时的调节、控制，可能会加重病人的病情，妨碍院前救护工作的顺利进行。另外，家属目睹亲人突然患病转院隔离治疗，可能会担心病人途中病情变化、转院后的预后情况等。因此，护士应认真做好病人及家属的心理护理，使他们在获得良好的心理支持或稳定的情绪状态下，最大限度地发挥其主观能动性，与医护人员密切合作，保障院前救护工作有条不紊地展开。

（一）普通新冠肺炎病人院前救护的心理护理

1. 病人心理反应的常见影响因素

（1）生理因素：病人发热、咳嗽、气喘、憋气等症状造成身体不适。

（2）社会因素：在当今信息爆炸的年代，在新冠肺炎相关的信息激流中，社会公众普遍存在恐慌心理；媒体不断报道病情加重及病危的个案、周围城市疫情暴发等，对病人和家属极易形成潜在的心理压力。

（3）环境因素：陌生的救护车车厢内摆放着各种监护仪器及医疗物品，各种严格的消毒隔离措施，如医护人员的全副武装、身旁不允许家人的陪伴等，均给病人造成巨大的心理压力。

2. 病人常见的心理反应　病人往往会经历艰难的心理应对过程，出现焦虑、恐惧、抑郁、自卑、愤怒、悲伤、绝望、攻击、被动攻击、孤独无助等心理行为反应，这是我们在面对危险或压力时的正常心理反应过程。在生物 - 心理 - 社会的综合模型下，基于不同的人格特点、应对方式及心理防御机制、社会支持资源的利用、情绪状态、认知特点，不同的人会采用不同的应对方式，从而出现不同的心理行为表现，严重者有可能出现一系列的心理或精神问题。

3. 心理护理措施

（1）取得病人的信任是心理护理成功的关键。医护人员应正确对待疾病，体贴病人，态度和蔼、热情，以同情、关心、亲切的态度听取病人的倾诉，给病人创造一个发泄不良情绪的空间；同时，进行各项操作时，要认真、细致、负责，取得病人的信任，与病人建立一种互相平等、互相尊重、互相信任的关系。

（2）医护人员应理解病人出现的情绪反应属于应激反应，不被病人的攻击和悲伤行为所激怒，避免影响对病人的治疗护理工作。让病人知道新冠肺炎是一种可防可治的传染病，强调转运到定点医院接受隔离治疗是一种利人利己的行为，既是对家庭、社会负责，又是保护自身和他人安全的必要措施。向病人强调转运隔离治疗的重要性，鼓励病人积极配合转运工作，争取早日战胜疾病。

（3）在理解病人的前提下，给予最大的心理支持和安慰。护士应耐心、细致观察，鼓励病人表达自己的意见和情感，善于从病人的语言和非语言的表达中了解他们的真正需要，尽可能地满足他们的合理要求，尊重他们的意见。由于医护人员全身穿戴防护装备，病人看不到医护人员的表情，在这种情况下，非语言交流就成了更有效的表达方式，尽可能利用肢体语言，如轻轻拍背、抚肩说话、关怀的眼神等鼓励病人，传递对他们的尊重、支持和体贴，减轻其心理压力。

（二）普通新冠肺炎病人家属（密切接触者）的心理护理

1.病人家属常见的心理反应　由于新冠病毒具有强传染性，且在转运过程中，家属不能陪伴在病人的身边，其承受着分离的痛苦。与亲人隔离，无法面对面地沟通，使得病人家属变得敏感多疑，不相信他人的安慰，甚至将别人的关心视为某种不祥的征兆。同时自己作为病人的密切接触者，最突出的情绪变化是恐惧和焦虑，可能出现较为持久的"疑病"表现。护士在转运前应充分理解他们，并给予有效的护理措施，让他们学习掌握防病治病知识，对于促进病人的康复和防止疫情扩散有着重要的意义。

2.心理护理措施

（1）正确的信息传播和交流：护士应从举止言谈上给家属以适当的安慰和必要的心理疏导，协助家属了解真实可靠的信息与知识，鼓励其积极配合采取的隔离措施，使其对病人的转院治疗和自我居家隔离有一个正确的认识。

（2）鼓励家属面对现实：正确对待亲人患病的事实，从根本上调整对危机的认识。把它看成是一种客观现实，如人有生老病死，谁都可能遇到意外的事件，从而减轻其内心压力。

（3）调整心态：由于人们对新冠病毒的恐惧，家属常需面对周围人们对他们的躲避、歧视，易造成心理痛苦，产生孤独、无助感。一方面要对周围人的行为表示理解；另一方面应积极地调整自己的心态，以积极、乐观的态度面对。

（4）动员社会支持系统：向朋友倾诉，鼓励借助网络交流，宣泄内心的痛苦。

七、消毒隔离

参见本章第三节相关内容。

第三节　重症新冠肺炎病人院前救护及转运

　　科学、高质量的院前救护工作是成功转运重症新冠肺炎病人的保证，护士在病人的救治过程中扮演着重要的角色。重症病人病情危重、变化快、传染性强，需进行各种监测和急救，尤其在转运途中，救护车厢活动空间有限，不利于救护。因此，护士应掌握重症病人院前救护的相关急救护理知识，以高度的责任感、科学的态度和高水平的护理技术投入到院前救护工作。重症病人的院前救护的主要护理工作是转运前的准备工作，医护人员到达现场的工作，搬运、转运途中的护理，消毒隔离，心理护理和健康教育等，优化院内转运流程，确保安全、快速地将病人转运到定点医院并认真做好交接工作。

一、急诊危重症病人的转运特点

　　急诊危重症病人院内安全转运是抢救危重症病人的重要环节和基本保障，具有一定的难度及特殊性。急诊危重症病人病情危急、变化快，具有一定的不确定性和不可预见性；病情危重，需要多种生命支持手段；病情紧急，评估时间有限，需要在短时间内采取有效的救治措施；转运工作繁杂且风险大，涉及部门多，院内感控要求高。

二、准备工作

　　1. 转运应以病人的病情相对稳定为前提。重症新冠肺炎病人的转院应由转出和接收医院的专家经过全面评估和讨论后做出决定。

　　2. 充分评估病人，有效沟通。转运中，实时评估与监测，并做好应对突发事件的准备，为保证转运路径顺畅，可以设置转运专梯及一卡通等设备；转运后，医务人员再次评估病人的病情及医疗措施，并进行评价，确保医疗护理的连续性及持续质量改进。

　　3. 充分准备。医护人员接到转运重症新冠肺炎病人的任务时，须详细地了解病人的病情，尤其是呼吸支持方式、留置的管道、输液等情况，预测在途中可能出现的问题，备好相应的抢救物品，做好转运人员准备、转运装备准备、病人准备及接收方准备。

　　（1）转运人员准备：一是按照转运分级人员配备标准要求选定相应的医护人员；二是做好转运人员分工，明确职责，根据急诊的特殊性，护士群体相对固定，熟悉工作流程及应急方案，负责转运过程中的协调管理工作。在清洁区按流程穿戴和备好防护用品与急救设备，若转运行气管插管或气管切开需建立人工气道的病人，应实施三级防护措施，在指定地点集中，通知接收医院预计到达的时间。

　　（2）转运装备准备：救护车配备的转运仪器设备需调试并试运行，及时发现问题并解决问题。

（3）病人准备：出发前再次评估病情（主要包括生命体征、意识、呼吸及循环情况等），并确保各种管路及引流固定妥当，通畅，尽量在病人病情稳定的情况下转运。

（4）接收方准备：告知接收方病人的病情及生命体征、所用仪器设备、用药情况及到达时间等，使其做好充分接收病人的准备。

4. 沟通解释　根据转运分级进行有效沟通。

（1）与病人家属沟通：告知转运风险，获取家属的知情同意及配合。

（2）与团队内部沟通：明确职责，相互配合。

（3）与接收部门沟通：详细告知病人病情及预计转运时间，做好相应准备工作。

三、转运前评估

1. 护士按降阶梯预案的临床思维对病人的转运风险做好评估。主要评估内容如下：

（1）神经系统：意识状态、瞳孔、四肢活动度等。

（2）呼吸系统：呼吸频率、节律、深浅度，痰液的颜色、量、性质，呼吸道有无阻塞，血氧饱和度，呼吸支持形式等。

（3）循环系统：面色、血压、末梢循环、输液等。

（4）管道情况：检查气管插管的插入深度、固定情况，静脉通道及其他各种管道是否通畅、牢固。

（5）全身其他系统情况。

2. 护士通过初步评估后，根据病人具体情况协助医生进行救护。

（1）转运途中气管插管是比较困难的，尤其是重症病人传染性强，病情随时发生变化。如果病人可能出现呼吸道并发症或呼吸衰竭，应在出发前进行气管插管及机械通气，呼吸机给予100%纯氧通气，并固定好管道，确保转运途中管道的正确位置，防止脱落。

（2）为了恢复并维持理想的血压、组织灌注和尿量，需保证一定的静脉容量负荷。对于病情不稳定、循环血容量不足及耐受转运能力较差的病人，转运前护士要监测中心静脉压及血压，遵医嘱使用血管活性药物，使血容量保持或高于正常水平。

（3）护士通过监测病人心率、血氧饱和度、血压等，尽可能稳定病人的生命体征，在病情相对稳定的情况下，医护人员通过专用通道将病人护送至救护车医疗舱。

四、搬运

参见本章第二节相关内容。

五、转运途中的护理

（一）动态病情评估

在搬动和转运的过程中，由于车厢空间狭小，各种物品摆放要合理，以方便操作。医护人员要充分利用救护车上的设备,持续动态评估病人病情,对病人实施生命支持与监护,根据病情设定报警界限,密切监测病人生命体征,如发现异常,及时处理,并认真做好护理记录。具体监测内容如下。

1. 重点监测呼吸系统情况,呼吸节律、频率和深度及血氧饱和度等。重症新冠肺炎病人的血氧饱和度≤93%,将引起整个机体组织器官缺氧,造成多器官功能障碍,所以应持续地监测病人血氧饱和度的变化。

2. 严密监测病人生命体征变化。持续进行心电监护并观察血压、心率和心律变化等。新冠肺炎引起病人呼吸功能障碍,机体缺氧可造成心肌损伤。如病人突然端坐呼吸,大汗淋漓,心率＞120次/分,咳粉红色泡沫痰,应警惕急性左心衰竭,病人出现急性左心衰竭时,安置病人端坐位,给予高浓度、高流量的氧气吸入,立即遵医嘱用药;病人心肌损害时,还可出现心率加快、心律失常、血压下降,甚至周围循环衰竭或心搏骤停,发现心搏骤停应立即进行心肺复苏。

3. 应用呼吸机通气的病人,若使用镇静药,在转运过程中,护士应不定时检查其意识状态及瞳孔直径大小等情况。合并脑部疾病的病人,常有意识不清或烦躁不安,应对其做好安全护理,根据病情变化考虑给予一定的约束,防止坠床,保证病人安全。

(二)呼吸支持护理

重症新冠肺炎病人因肺部炎症导致气体交换受损,病人存在呼吸窘迫、血氧饱和度≤93%,甚至出现呼吸衰竭等情况。这时,氧疗和机械通气治疗是救治病人的重要措施,而且由于新冠病毒的传染性、流行病学等特点及救护车特殊的环境,对重症病人院前救护过程中呼吸支持的护理提出了更高的要求。研究显示,气管插管、吸痰等操作会产生大量的气溶胶和飞沫,暴露于这类高风险操作的医护人员与非暴露者相比,感染率增加2.86倍。为有效防控新冠病毒感染,应高效安全地实施呼吸支持操作,而针对此类呼吸支持的高风险护理操作,其防控级别要求则更高。

1. 氧疗

(1)向病人说明氧疗的重要性和必要性,取得病人配合。

(2)重症病人应接受鼻导管或面罩吸氧,并及时评估呼吸窘迫和(或)低氧血症是否缓解。

(3)病人绝对卧床休息,以减少活动量和耗氧量。搬动及转运病人时,动作应轻柔、迅速。

(4)吸氧装置专人专用,使用一次性管道,防止交叉感染。

(5)高流量鼻导管氧疗或无创机械通气:当病人接受标准氧疗后呼吸窘迫和(或)低氧血症无法缓解时,可考虑使用高流量鼻导管氧疗或无创通气。在转运过程中应固定好血氧饱和度感应器,以防脱落,以保证血氧饱和度监测的准确性。此类病人使用无创通气治疗,注意无创呼吸机管排气孔朝向一侧,而非正对病人或医护人员。

2. 有创机械通气护理　人工气道建立的途径和方法通常有经鼻、口气管插管及气管切开。在气管插管和吸痰时,病人呼吸道受到刺激会引发咳嗽而排出带有大量病毒的痰液,而医务人员在操作时都是近距离甚至零距离的接触，随时会被传染。因此，要认真严格做好个人防护。

（1）在呼吸机端口连接细菌过滤器。除送气端口外，尤其注意在排气孔前端加装过滤器，以减少新冠病毒的排出，并在阻力增大时及时更换。

（2）若是需要使用球囊通气的，强烈建议使用一次性球囊行手动通气。

（3）病情观察：观察病人的呼吸频率、节律、深浅度及口唇、甲床颜色的变化，两侧胸部运动是否对称。认真做好血氧饱和度的监测，通过对血氧饱和度的监测，随时了解病人的氧合状况，及时纠正低氧血症。同时，密切观察心率、血压、意识状态的变化。

（4）有创机械通气的护理：采用肺保护性通气策略，即小潮气量（4～8ml/kg 理想体重）和低吸气压力（平台压＜30cmH$_2$O）进行机械通气，以减少呼吸机相关肺损伤。同时记录病人呼吸机模式、参数，如潮气量、呼吸频率、吸氧浓度、气管压力等；呼吸机监测的指标主要有呼吸频率、潮气量、气管压力等；有无机械通气并发症，如人机对抗、气压伤等。

（5）吸痰：频繁地吸痰容易加重缺氧。因此，最好选用密封式的吸痰管或三通接头，即在呼吸机送气管与人工气道之间连接一个左右肺接头或密闭三通接头，使其形成密封式的吸痰系统，在维持机械通气的状态下吸痰，可减轻由吸痰引起的缺氧和尽可能减少痰液对医务人员的污染。另外，长时间的负压吸引易造成气管损伤，因此护士吸痰应遵循按需吸痰的原则，且吸痰动作要轻柔。

（三）保持各种管道通畅

重症新冠肺炎病人通常留置着各种管道，如深静脉通道、尿管、胃管、呼吸机管道等。在转运过程中，管道很容易出现脱落、移位、受压、扭曲等现象。因此，护士要注意保持各种管道的通畅。

在搬动病人过程中，医护人员要合理分工，固定好各种管道，防止滑脱。特别要防止烦躁病人拔管，适当约束上肢可防止其有意或无意间拔除各种管道。约束时要注意安全，对清醒的病人，护士应耐心解释，取得配合后解除约束。

六、医护人员到达定点医院的工作

重症新冠肺炎的病人被安全转运到达定点医院后，医护人员通过专用通道、电梯将病人护送到隔离病区，交接双方应认真做好交接工作。交接工作的内容如下：

1.病人的简要病史、转运过程中的病情变化、采取何种抢救护理措施。

2.现病人的意识状态、镇静评分和格拉斯哥昏迷量表（GCS）评分。

3.病人生命体征、血氧饱和度、病人采取何种呼吸支持等。

4.皮肤弹性、色泽和完整度等。

5.现有静脉通道及输入液体种类、输液速度、治疗药物。

6.各种引流管（尿管、胃管等）是否通畅，引流液的颜色、量及性质。

7. 心电图、血气分析、血糖及电解质检查结果等。

8. 交接病人的病情资料、用物、家属联系电话等。

交接工作完毕，医护人员应先在指定位置更换全套防护物品，再返回急诊科。

七、心理护理

（一）重症新冠肺炎病人院前救护的心理护理

1. 重症病人心理反应的常见影响因素

（1）生理因素：重症病人呼吸困难、发热、长期卧床等症状所带来的躯体上的不适。

（2）社会因素：某些社会上的传言夸大了该病的严重程度，使一些病人以为只要得此病便无药可救，对疾病产生强烈的恐惧感。

（3）环境因素：救护车上陌生的环境、有限的空间摆放着各种监护仪器设备及医疗物品；医护人员生疏的面孔，紧张的工作。

（4）治疗因素：使用机械通气所造成的身心不适应等。

2. 心理护理措施

（1）心理支持：护士理解病人出现的各种表现属于应激反应，做到事先有准备，不被病人的攻击和悲伤行为所伤害，避免失去应有的立场，在理解病人的前提下给予病人心理支持。

（2）心理疏导：评估病人的心理状态，在转运前，护士必须了解和掌握病人的心理特点和心理需要，多与病人沟通。在交谈过程中，尊重和关注病人，对他们的遭遇表示同情与理解。在建立良好护患关系的基础上，采取多种心理护理手段，使其以积极的心态接受转院治疗。

（3）心理护理与救治工作同步进行：情况允许时，护士可边观察边了解病人的心理反应，或边实施操作边扼要说明意图，以达到既消除病人的疑虑，又取得良好合作的目的。

（4）机械通气病人的心理护理：在转运过程中，由于机械通气给病人带来不适与痛苦，加上救护车颠簸及其他干扰的杂音，导致病人的情绪不稳定，心理问题更加突出。有的病人可能会有自行拨开面罩、拒绝吸痰等行为，因此护士要更多理解病人的痛苦，给予热情的服务，讲话声音要清晰，适当提高音量，向病人解释使用机械通气的目的和要求，说明机械通气、吸痰的不适与痛苦只是暂时的，使病人能理解这种不适与痛苦，积极配合治疗，保证安全到达目的地。

（二）医护人员的心理应对策略

新冠肺炎疫情的突发性、不可预见性和紧迫性，以及初期有关医护人员感染新冠病毒情况和医护人员成为密切接触者的事实，使医务人员的心理笼罩上一层阴影；冒着随时被感染的危险转运重症病人，医护人员亲眼看到重症病人痛苦的表情，随时都会有生命危险，常会产生恐惧和焦虑心理。在这种情况下，转运重症病人时医护人员也会变得焦虑不安，害怕被传染。对于医护人员出现的负性情绪，可以从以下几个方面加以引导，促使其进行自我调整。

1. 认知调整　由于疫情发展迅猛,高强度、高负荷的工作压力和不断出现的危重病例,容易使医护人员产生悲观情绪、无助感、自责感,致使自信心降低,其结果不仅给个人带来沉重的心理压力,同时也降低了医疗救治的工作质量与效率。所以在特殊时期尽快调整心态、保持良好的工作状态是医务人员心理自助的重要内容。

2. 帮助医护人员减轻应激反应　组织进行放松训练;团结友爱,互相帮助;同事之间互相支持;公开讨论内心感受,鼓励和交流思想心得,减缓焦虑和紧张情绪。

3. 医护人员应了解这是对于灾难事件的正常反应　强烈的悲伤、焦虑和恐惧是对于异常事件的正常反应,应鼓励医护人员用救死扶伤的精神克服应激和疲劳。

4. 进行有序合理的护理管理　适度调节休息和饮食,鼓励进食有益于健康的食品,如新鲜的水果、蔬菜、牛奶等;保持充足的睡眠;合理安排生活起居。经过科学管理,让每一个人充分发挥自己的作用,以积极的心态投入到转运病人之中。

八、消毒隔离

(一)医护人员的个人防护

参见第六章第五节相关内容。

(二)救护车及物品的消毒

救护车开窗自然通风是预防呼吸道传染病交叉感染的一项重要措施。无窗的车辆可开启排风扇,负压车需保证负压装置运转良好。转运病人后,需对车内空气、表面、地面及物体表面进行终末消毒。对所有转运疑似病例或确诊病例的救护车进行终末消毒时需要进行二级防护。

1. 车厢空间消毒

(1)表面常用小型电动气溶胶喷雾器及 0.5% 过氧乙酸水溶液联合喷雾消毒,作用 1 ~ 2h 后开窗通风;有条件的可配置过氧化氢气化 / 雾化消毒机及用 3% ~ 5% 过氧化氢溶液进行空间消毒,使用时按照厂家说明书执行。

(2)也可使用紫外线灯消毒辐照 60min,确保每立方米达到 1.5W 以上(如每支灯管额定 40W,则可以辐照 $26.67m^3$)。

2. 物体表面

(1)使用 1000mg/L 含氯消毒液擦拭救护车内物品表面。

(2)止血带、氧气湿化瓶建议使用一次性用品。听诊器、血压计、袖带等,救护车驾驶室及医疗舱内壁、门窗、地面及车内物体表面,以及带车锁外门把手、扶手、安全带等形态不规则、多面体的消毒使用消毒溶液擦拭法,消毒应进行两遍。消毒剂首选 0.2% ~ 0.5% 过氧乙酸溶液或 2000 ~ 5000mg/L 含氯消毒液。以上方法均待消毒液作用 30 ~ 60min,充分通风后再用清水擦拭。

（3）救护车外部用清水冲洗干净并擦干即可，如怀疑污染，使用2000mg/L含氯消毒液擦拭救护车内物品表面。

（4）负压型救护车和负压隔离舱过滤除菌系统的滤器或滤材应及时请专业清洗维修人员进行清洗消毒并定期检修、更换。清洗消毒可用2000mg/L含氯消毒液浸泡或直接喷洒至完全浸湿，作用时间60min，再进行清洗；更换下来的废弃过滤器或滤材直接密封做焚烧处理。

3. 污物处理　处理病人黏稠的血液、分泌物、呕吐物、排泄物等污物时用10 000mg/L含氯消毒液或5%的84消毒液原液2份加入1份污物中的比例进行，处理稀薄的血液、分泌物、呕吐物、排泄物则按1份消毒液加入2份污物中的比例，介于两者之间的加等量消毒液（病人的痰液加等量消毒液），混匀后作用2h，再做下一步处理。对上述污物污染的医疗用品及物体表面则需用5000～10 000mg/L含氯消毒液浸泡、擦拭消毒，作用时间60min以上。

4. 医疗设备的消毒　院前尽量使用一次性呼吸机管道，可重复使用的管道、容器等使用后应视污染程度不同，立即用5000～10 000mg/L含氯消毒液浸泡30～60min及以上再清洗、消毒灭菌。血压计袖带用2000～5000mg/L含氯消毒液浸泡30min后清洗、晾干备用。听诊器、仪器、除颤仪电极板等用75%乙醇或70%异丙醇溶液擦拭消毒。不能采取以上消毒方式的用品（手机、精密仪器等）用透明塑料膜、袋密封，每次更换。

5. 医疗垃圾的处理　将各类针头、锐器放置于防渗漏、防穿刺的利器盒内，其他医疗垃圾、污染的一次性物品及传染病病人的生活垃圾一律用双层黄色医疗垃圾袋封闭，按医疗垃圾处理。

第四节　新冠肺炎病人院内转运管理

急诊是急危重症病人诊疗的重要平台，在院内诊疗过程中常常需要对急危重症病人进行转运，成功转运对降低急诊危重症病人的病死率有积极意义。

一、新冠肺炎病人院内转运方案

院内转运由医院总务科协调安排，配送部指定专人负责疑似病人的院内转运，须严格按照总务科指定的路线转运。配送部专人由医院感染管理科进行培训及考核。

（一）疑似/确诊新冠肺炎病人和发热排查病人院内放射科检查流程

1. 发热门诊的排查病例、疑似新冠肺炎病人，经过对病情的充分评估，通知放射科准备接收病人，并告知病人及其家属转运风险。

2. 由发热门诊固定的工作人员陪同排查病例、疑似新冠肺炎病人到放射科指定室间。按照要求做好防护工作。

3. 放射科指定室间专室专用，专供检查排查病例、疑似／确诊新冠肺炎病人使用，由专门的检查技师和工作人员为疑似病人进行检查。检查技师和工作人员按照要求做好防护工作。

4. 检查结束，由发热门诊固定的工作人员，陪同排查病例、疑似新冠肺炎病人原路返回，到发热门诊候诊区等待，等待检查结果。

5. 所有排查病例、疑似新冠肺炎病人放射检查不需要预约，按绿色通道流程进行，按照危急值发报告。

6. 放射科做好每天的排查病例、疑似新冠肺炎病人例数的检查统计，并填写"排查病例、疑似／确诊新型冠状病毒感染肺炎病人院内放射检查登记表"（表2-2），然后报送到医务科。发热门诊CT检查流程见图2-4。

表2-2　排查病例、疑似／确诊新型冠状病毒感染肺炎病人院内放射检查登记表

序号	检查时间	病人姓名	诊疗号／住院号	开单医生姓名	报告医生姓名	检查结果
1						
2						
3						

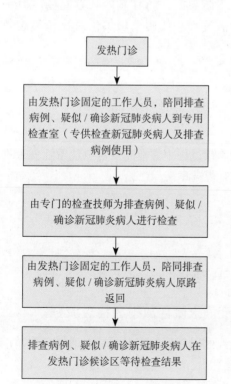

图2-4　发热门诊CT检查流程

（二）住院新冠肺炎病人院内放射科检查流程

1. 重症医学科、隔离病区及急诊负压病房的排查病例、疑似／确诊新冠肺炎病人，可根据病情需要，由主管医生开具放射科检查单。根据对病人病情的充分评估，通知转运人员和接收科室，准备转运用物，如充足的氧气瓶、转运呼吸机、转运监护仪、院内转运抢救箱等，并告知病人及其家属转运风险。

2. 由住院病区固定的工作人员陪同排查病例、疑似／确诊新冠肺炎病人乘坐专梯到放射科指定室间。

3. 放射科指定室间专室专用，专供检查排查病例、疑似／确诊新冠肺炎病人使用，由专门的检查技师和工作人员为排查病例、疑似／确诊病人进行检查。检查技师和工作人员按照要求做好防护工作。

4. 检查结束，由住院病区固定的工作人员陪同排查病例、疑似 / 确诊新冠肺炎病人原路返回，回到住院病区，等待检查结果。

该流程仅供重症医学科、隔离病区及急诊负压病区使用。若有疑似新冠肺炎病人，要求按照院内规定，转至隔离病区后，再做医技检查。

在所有排查病例、疑似 / 确诊新冠肺炎病人检查前应电话通知放射科做好防护准备，按绿色通道流程进行，按照危急值发报告。

放射科做好每天的排查病例、疑似 / 确诊新冠肺炎病人例数的检查统计，并填写"排查病例、疑似 / 确诊新型冠状病毒感染肺炎病人院内放射检查登记表"（见表 2-2），然后报送到医务科。住院病人 CT 检查流程见图 2-5。

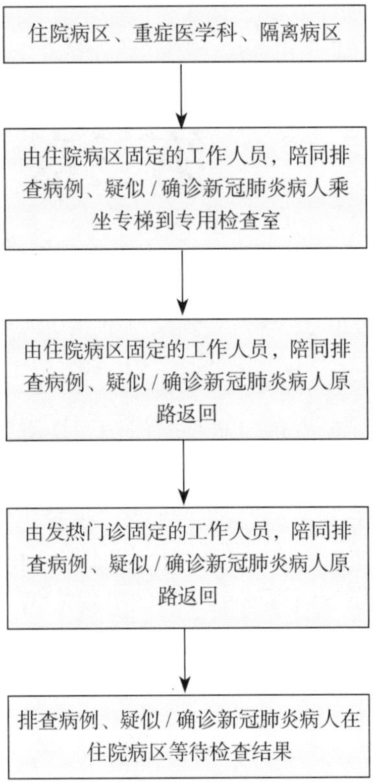

住院病区、重症医学科、隔离病区

↓

由住院病区固定的工作人员，陪同排查病例、疑似 / 确诊新冠肺炎病人乘坐专梯到专用检查室

↓

由住院病区固定的工作人员，陪同排查病例、疑似 / 确诊新冠肺炎病人原路返回

↓

由发热门诊固定的工作人员，陪同排查病例、疑似 / 确诊新冠肺炎病人原路返回

↓

排查病例、疑似 / 确诊新冠肺炎病人在住院病区等待检查结果

图 2-5　住院病人 CT 检查流程

二、新冠肺炎病人院内转运的消毒隔离要求

（一）发热门诊工作人员

相关内容参见第三章第四节。

（二）放射科技师

1. 执行二级防护，穿一次性手术衣，戴一次性帽、N95 口罩，穿一次性防护服，戴护目镜、一次性防溅面罩，穿一次性鞋套，戴无菌手套。工作期间只能在机房及治疗室、接诊台区域活动。将一次性用品弃于机房内的套有双层黄色医疗垃圾袋的垃圾桶中。做完检查按发热门诊空气、物品表面消毒方式进行消毒，具体内容见第三章第四节。消毒完成后才可检查其他病人。

2. 上班后必须在指定地点待命，不得随意进入其他场所。下班后，实行隔离，统一安排食宿。休息期间减少走动和活动范围，尽量固定在一个区域，脱下一次性用品后及时清洁个人卫生，洗脸，清洁鼻腔，流动水下充分洗手，做好个人卫生。

（三）转运路线的消毒

1. 每次转运时，专人在后方用 1000mg/L 含氯消毒液进行喷雾消毒。
2. 每次转运完成后，用 1000mg/L 含氯消毒液对电梯、转运工具进行全面清洁消毒。
3. 转运结束立即对所经公共通道进行喷洒消毒。

（李　婷　苏湘芬）

第三章　发热门诊新冠肺炎疑似病例的护理

发热门诊是专门用于排查疑似传染病人的，发热病人的专用诊室是医院防治呼吸道传染性疾病的重要部门。自 2003 年 SARS 袭击广东省并向全国多省市传播流行后，根据卫生部指示启动了预防、预警机制。随后，发热门诊在甲型 H1N1 流感、H7N9 禽流感、埃博拉病毒等烈性呼吸道传染病的早期识别和控制传染源方面发挥着非常重要的作用。面对新冠病毒感染导致的突发疫情，发热门诊作为医院的前哨，疫情期间合理的工作流程及规范对控制病毒传播具有重要意义。

第一节　预检分诊护理工作要求

门诊预检分诊是病人就诊的第一道防线，对病人进行快速评估，其目的是甄别发热病人与非发热病人、传染病病人与非传染病病人。新冠肺炎是由新冠病毒引起的急性呼吸道传染病，具有较强的传染性，主要通过呼吸道飞沫和密切接触传播，临床早期以发热、乏力、干咳为主要表现，少数病人伴有鼻塞、流涕、咽痛和腹泻等症状。在应对新冠肺炎过程中，根据其特点制定了预检分诊指标，通过预检分诊可早期识别可疑新冠肺炎病人，要求护理人员准确、迅速、及时、有效地分流病人，合理分区分流，防止疾病扩散蔓延，使病人得到快捷有效的诊治。

一、预检分诊点设置

1. 医疗机构应当设立预检分诊点，不得用导医台（处）代替预检分诊点。所有发热病人均应经过预检分诊点分诊后，方可就诊。

2. 预检分诊点一般设立在门诊醒目位置，标志清楚，相对独立，通风良好，流程合理，具有消毒隔离条件。

3. 预检分诊点要备有发热病人用的医用外科口罩、非接触红外线体温计、流水洗手设施或快速手消毒液等。

4. 预检分诊点保证二人在岗，实行 24h 值班制，夜间预检分诊工作由急诊预检分诊台负责。

5.有条件的医疗机构可设置红外线体温探测器,进入医院的病人及访客必须经过红外线体温探测器监测。对于红外线体温探测器示警的人员,由门诊预检分诊护士对其进行体温复核。

6.医疗机构对预检分诊的医务人员进行新冠肺炎相关知识的培训,包括传染源、传播途径、易感人群、临床表现、消毒隔离等,帮助其更好地应对临床中不同的发热病人(图3-1)。

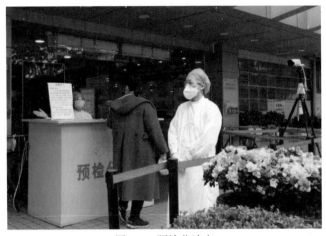

图3-1　预检分诊点

二、预检分诊护士的个人防护

承担预检分诊工作的护士按一级防护要求做好个人防护,防护要求如下:

1.穿戴一次性工作帽、一次性医用外科口罩和工作服(白大褂)、一次性隔离衣,必要时戴一次性乳胶手套。

2.戴口罩前和摘口罩后须进行手卫生。

3.下班时进行个人卫生处置,并注意呼吸道与黏膜的防护。

应急情况下进入发热门诊执行二级防护,见本章第四节。

三、预检分诊工作内容

1.所有访客进入医院范围,由预检分诊点护士给病人及家属发放医用外科口罩,分诊护士指导其正确佩戴口罩。

2.预检分诊点接诊病人时,须对每名病人做好预检分诊工作,询问流行病学史和测量体温等。

分诊护士对病人的流行病学史进行询问,内容如下:

(1)发病前14天内有无武汉市及周边地区,或其他有病例报告社区的旅行史或居住史。

（2）发病前 14 天内是否曾接触过来自武汉市及周边地区，或来自有病例报告社区的发热或有呼吸道症状的病人。

（3）有无与聚集性发病或与确诊病例有流行病学关联。

（4）有无与新冠病毒感染者有接触史。

有以上任何一项，并出现不明原因发热、咳嗽、乏力、其他上呼吸道感染症状或消化道感染症状之一者，属于可疑新冠病毒感染病例。由分诊护士指引陪同病人到发热门诊就诊。

3. 普通门诊遇到可疑新冠病毒感染疑似病例时，立即电话报告医院有关管理部门，同时做好如下工作：

（1）在门诊接诊台：若病情允许，指导病人及其家属正确佩戴医用外科口罩，并要求病人留在原地或指定地点（与其他病人之间保持至少 1m 的距离），等待医院有关管理部门安排专人护送至发热门诊。

（2）在诊室：将病人留在诊室，医生离开诊室（出诊室后手消毒、更换口罩与工作服、使用 75% 乙醇消毒听诊器），等待医院有关管理部门安排专人护送病人去发热门诊。

（3）工作人员需做好防护后方能给病人与家属做健康教育，如落实手卫生、呼吸卫生和咳嗽礼仪。

（4）护送人员需做好防护（戴帽子、戴医用防护口罩、穿隔离衣、戴手套），电话联系发热门诊后，将病人护送至发热门诊。

第二节　发热门诊物理环境的设置及管理

设立发热门诊和隔离观察室，对于发热病人的筛查和新冠病毒疫情的监测具有重要的意义。因此，护士应掌握新冠病毒的相关医学知识，熟悉发热门诊的护理特点，以高度的工作责任感、精湛的护理技术投入到各项护理工作中，确保新冠肺炎病人的"五早"（早发现、早诊断、早报告、早隔离、早治疗）措施得到有效实施，防止疫情扩散和蔓延。

一、发热门诊布局

（一）要求

1. 根据传染病门诊设置要求，发热门诊应当设立在医疗机构内独立的区域，出入口与普通门（急）诊分开，要与其他门（急）诊和病区相隔离，成人、儿童门诊独立设区，远离为健康或亚健康人群提供服务的各类保健门诊。

2. 普通门（急）诊的显著位置设有引导标志，指引发热病人抵达发热门诊就诊。

3. 发热门诊应设有备用诊室，诊室消毒期间在备用诊室接诊病人（图 3-2、图 3-3）。

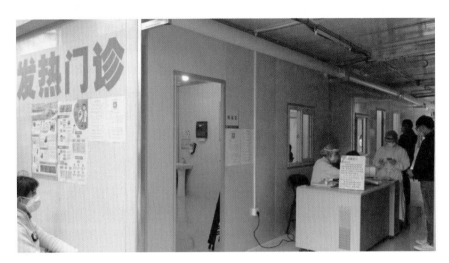

图 3-2 发热门诊的环境

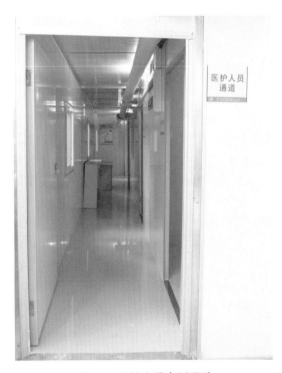

图 3-3 医护人员专用通道

（二）指导原则

1.因地制宜，合理布局，区分清洁区、潜在污染区和污染区，防止交叉感染。出入口有明显标志，分别设医务人员专业通道和病人通道，防止人员误入。

2. 设立发热病人专用挂号室、候诊区、诊室、治疗室、放射检查室（配备移动式 X 线摄片机）、检验室和取药专用通道、隔离卫生间等，为病人提供计价交费、抽血检查、取药等服务。

3. 诊室内与诊室外自然通风对流，配有良好的通风设施（如排气扇），禁用中央空调。

4. 设立专人发放医用外科口罩，进行健康宣教和咨询服务。

5. 完善分诊叫号系统及语音宣教内容，不定期播放新冠肺炎相关知识及就诊注意事项。

二、主要设备及防护物品

1. 感应水龙头、速干手消毒液、非接触红外线体温计、听诊器、血压计、一次性压舌板。

2. 氧气装置、血氧饱和度监测仪、心电图机等急救用物。

3. 防护衣裤、隔离衣、连身衣、工作帽、手套、鞋套、循环风紫外线消毒机、防护眼罩、N95 口罩、一次性口罩等消毒防护物品。

4. 建立终末消毒登记本，内容包括空气、地面、物体表面及使用过的医疗用品等消毒方式和持续时间，医疗废物及污染衣物的处理等，最后有实施消毒人和记录者的签名，并注明记录时间。

三、医务人员的配备和培训

（一）医务人员的配备

1. 发热门诊实行 24h 值班制，需配备一定数量并接受过专门培训合格的主治医师职称以上的感染内科医生、急诊科医生、儿科医生及护师。发热门诊实行首诊负责制，首诊医生不得以任何理由和方式拒绝、推诿病人或延误治疗；对新冠肺炎疑似病人，应按照有关规定登记、报告和处理，不得擅自允许其自行转院或离院。护士必须认真做好流行病学及相关临床资料的记载和保存工作。

2. 设医生组长一名，护士长一名，负责管理发热门诊的各项工作，包括对医务人员、清洁工人的培训，消毒防护物品的供给，报卡制度及各个环节消毒隔离措施的执行等。

3. 医务人员要增强体质，提高抵抗力，实行科学合理的排班，保证充足的休息时间，避免过度劳累。注意饮食的调节，保证医务人员营养的全面、合理搭配，以提高对疾病的抵抗力。

（二）医务人员的培训

在发热门诊工作的医务人员除了筛查新冠肺炎的病人外，还要警惕流感、普通肺炎、流行性出血热、流行性脑脊髓膜炎及各种呼吸道和胃肠道的传染病。为了提高医务人员对新冠肺炎疫情的应对能力，必须加强医务人员应对突发公共卫生事件的知识培训。

培训内容包括新冠肺炎的诊断标准、临床表现，发热门诊的特点，消毒隔离制度，个人防护，各种诊疗规范的流程指引等。通过培训，医务人员掌握了相关知识后才能对新冠肺炎与其他发热疾病进行诊断及鉴别诊断，才能更好地进行各项诊疗护理工作。

四、完善发热门诊的各项规章制度

为了规范病人的就诊、治疗和护理，医院护理部要有针对性地修订发热门诊护理管理和消毒隔离等规章制度，特别制定《发热门诊护士工作职责》《发热门诊护士长工作职责》《发热病人处理流程》《发热门诊消毒隔离制度》《门急诊发热病例诊疗处置流程图》（图 3-4）等，简化就诊流程，加强与其他科室的密切配合，使发热病人能得到准确、快速、合理的处置，为各项工作顺利进行奠定基础，提高工作效率。

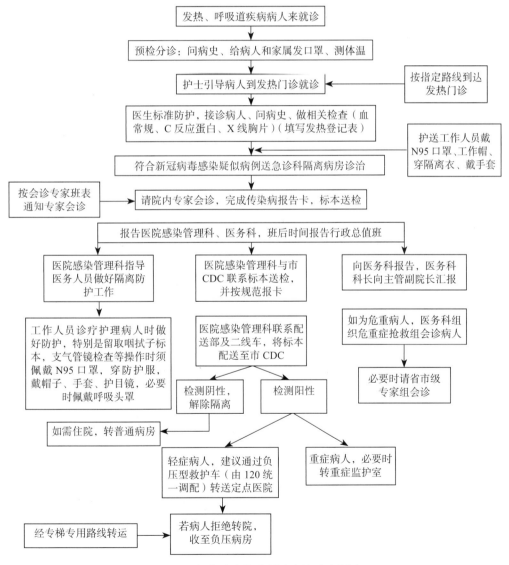

图 3-4　门急诊发热病例诊疗处置流程图

（一）发热门诊护士工作职责

1. 有高度的责任感、使命感，做好发热门诊各项护理工作。

2. 认真做好个人防护工作，督促当班医务人员、工勤人员各项消毒防护措施的落实。

3. 每班接班前准备好各种诊疗物品，确保物品处于有效期及备用状态。

4. 重点对病人的流行病学史进行询问，详细登记病人资料，填写"发热门诊呼吸系统疾病发热病人登记表"（表3-1）等。

5. 认真做好健康教育及心理护理工作，为病人发放新冠肺炎健康教育小册子等各种宣传资料。

6. 协助完成血常规、拍摄X线胸片等检查，根据医嘱指引病人在指定路线或区域完成院内CT、计价收费、取药等。

7. 严密观察病情变化，对有症状的病人优先照护。

8. 对疑似病人按规定送留观隔离治疗，并按要求做好消毒工作。

（二）发热门诊护士长工作职责

1. 合理布局发热门诊，配置合适的设备，确保发热门诊符合传染病门诊设置要求。

2. 帮助医务人员舒缓心理压力，合理排班、劳逸结合、增加营养，以良好的心态投入工作。

3. 加强医务人员对新冠肺炎相关知识的培训，强化无菌防护观念和技术，不定时督导医务人员防护和消毒隔离工作的落实。

4. 督导工作区域内非医务人员（清洁工等）消毒隔离措施到位。

5. "7S"（整理、整顿、清扫、清洁、素养、安全、节约）管理防护用品，保障防护物品合理、安全的使用。

6. 了解汇报每天发热就诊病人的鼻咽拭子检测信息，发现特殊情况及时上报。

（三）发热病人处理流程

1. 发热病人到达发热门诊就诊时，听从医生、护士的安排。

2. 发热门急诊室内每一次只允许一位病人就诊，其余的病人及家属必须在指定区域内等待，不能随意走动，戴好口罩，不得随地吐痰。

3. 发热病人应如实向医生汇报病情，配合护士进行各项检查及留取检验标本。

4. 发热肺炎查因病例或是诊断不明，不能排除新冠肺炎的病人，均须隔离留观。新冠肺炎的病人须在定点医院接受隔离治疗。

5. 新冠肺炎或疑似病例的家属或密切接触者应在当地疾病预防控制中心指导下，按《中华人民共和国传染病防治法》要求，接受医学检查、随访和隔离治疗措施。

6. 病人隔离期间，家属限制探视，可以通过远程语音或视频探视沟通。

表 3-1　发热门诊呼吸系统疾病发热病人登记表

报告日期	报告科室	病人姓名	性别	年龄	现住址/病床	联系电话/住院号	发病日期	流行病学史	症状与体征							是否为不明原因肺炎病人	病人去向	医生签名
									体温	咳嗽	咳痰	流涕	白细胞数（×10⁹/L）	淋巴细胞数（×10⁹/L）	X线胸片			

注：1. 表中各个项目请务必填写齐全。

2. 无某项症状和体征者，在相应项目上填"×"，否则填"√"。

3. "流行病学史"按下列标准填写：（0）无；（1）病人或接触者中有到过疫区；（2）接触过禽类或野生动物；（3）与新冠肺炎病例有密切接触史。

4. "白细胞数"填写检验的数值结果，未检出者填"—"。

5. "X线胸片"项目，有肺炎改变则填"√"，没有改变则填"×"，未检出者填"—"。

6. "病人去向"包括门诊治疗、留观、住院治疗、转院治疗。

五、新冠肺炎有关涉外处置工作指引

1. 确认身份　医院发现所收治的病人为外国籍人士（含海外华侨）以查验病人护照为准，以此确认收治的外国人国籍。

2. 做好登记　记录所收治外国病人的身份信息，登记（姓名、性别、出生日期、国籍、护照号码）。

3. 明确意愿　由接受医院告知外国籍病人，我政府准备将其患病事通报有关驻华使领馆，征求其意见，病人同意与否均需签名并注明日期。如无法签名，医务人员做好记录。

4. 及时报告　收治外国人的医院做好上述事宜后，及时将上述材料报告当地卫生健康部门。

5. 对外通报　向社会公众的通报工作由省卫健委负责。对有关驻华使领馆的通报，由所在省人民政府外事办公室负责。

第三节　发热门诊的护理工作

发热门诊病种多而复杂，且以发热为主要临床表现，但发热只是一种症状，引起发热的原因有很多。发热病人在发热门诊筛查时能尽早识别和控制传染源。作为突发公共卫生事件，新冠肺炎疫情的暴发是人类面临的全新挑战。因此，国家卫健委对发热门诊的建设和管理提出了更高的要求，其中发热门诊的护理工作尤为重要。

一、发热门诊病人的处理程序

1. 病人经预检分诊后，到达发热门诊候诊，护士给其发放就诊须知。诊室每次只允许一位病人进入，其他病人则由护士指引在指定区域范围内候诊，减少和其他病人近距离的接触。

2. 候诊病人由发热门诊护士详细询问病史及症状，尤其是流行病学史，并做好"发热门诊呼吸系统疾病发热病人登记表"（见表 3-1）的登记工作。重点询问的流行病学史内容如下：

（1）发病前 14 天内有无疫区，或其他有病例报告社区的旅行史或居住史。

（2）发病前 14 天内是否曾接触过来自疫区，或来自有病例报告社区的发热或有呼吸道症状的病人。

（3）有无与聚集性发病或与确诊病例有流行病学关联。

（4）有无与新冠病毒感染者的接触史。

有以上任何一项，并出现发热、咳嗽、乏力、其他上呼吸道感染症状或消化道感染症状之一者，属于可疑新冠病毒感染病例，应尽快引导病人至隔离病房。

3. 为控制传染源，切断传播途径，医务人员应及时做好新冠肺炎疑似病人的诊疗护理工作，要求医务人员对待每一位病人时既要做好传染源的消毒隔离，又要做好易感者的保护性隔离，防止医院获得性感染的发生。

（1）首诊医生详细询问病人的流行病学史、临床表现，如发热、咳嗽及发病时间、地点、生活和工作环境情况等，病人应如实向接诊医生汇报病情。

（2）对无明确病因的呼吸道发热病人，应在护士的指引下，进行便捷、快速的检查，除进行详细的体格检查外，还根据病人的情况进行血常规、胸透或X线胸片检查，根据初步检测结果分诊治疗，以上检查项目尽可能在发热门诊内完成，尽量缩短病人候诊及就诊时间。

（3）发热病人被排除新冠肺炎时，护士应指导其在门诊治疗；诊断为发热肺炎查因病例或者是诊断不明、不能排除新冠肺炎时，立即予以隔离留观。护士采取必要的防治措施，防止疫情扩散，迅速采集各种标本并按要求送相关实验室检查；没有条件收治新冠肺炎病人或疑似病人的医院，由职能科室联系新冠肺炎定点收治医院，安排救护车或其他专用车辆转运病人（参见第二章相关内容）。首诊医院（医生）不能让确诊或疑似病人自行乘坐公共交通工具到其他医院诊治。

（4）如果家人或朋友被诊断为疑似病例，为保证病人家庭成员、接触者及他人的健康，护士要指导他们采取以下措施：

1）保持居家通风：每天尽量开窗门通风，不能自然通风的用排气扇等机械通风。

2）个人卫生：日常佩戴一次性医用口罩，与家里其他人尽量避免近距离的接触（间隔1m以上距离），最好处于下风向。注意咳嗽礼仪和手卫生。咳嗽、吐痰或者打喷嚏时用纸巾遮掩口鼻或采用肘护，在接触呼吸道分泌物后应立即使用流动水和洗手液洗手。

3）医学观察要求：为控制疫情，与病人密切接触者应配合疾病预防控制机构进行医学观察或相对隔离，休息在家，不参加集体活动、不远游，如有身体不适，应尽早就医。

4）接受医学检查、随访和隔离治疗措施者，隔离医学观察期限为自最后一次与病例发生无有效防护的接触后14天。

5）拒绝隔离治疗或者隔离期未满擅自逃离者，由公安部门协助治疗单位采取强制隔离治疗措施。

二、发热门诊病人的病情观察

1. 在发热门诊就诊的病人，常有发热、咳嗽、乏力等症状，其中以发热症状最为显著。持续高热者，应采用物理降温等措施，并注意及时更换汗湿的衣服，以防止受凉。

2. 新冠肺炎是以侵犯肺部为主的疾病，护士应严密观察病人咳嗽、咳痰、呼吸困难等症状及肺部体征，监测血氧饱和度并做好记录。如果病人自觉气短、憋气时，应给予半坐位或坐位和持续吸氧，减轻呼吸困难的症状和低氧血症。测量血氧饱和度时应在病人平静状态下，避免由活动导致的血氧饱和度不准确。

3. 护士要动态监测病情，注意观察病人生命体征的变化，掌握其临床症状和其他检验结果，如有异常及时报告医生。

三、发热门诊病人的护理对策

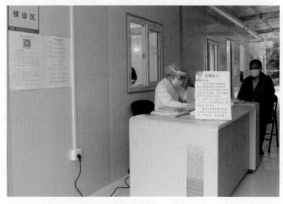

图 3-5 发热门诊接诊台

1. 询问病人症状、体征、病史及流行病学史，根据病人病情严重程度，合理安排就诊顺序（图 3-5）。

2. 发热门诊护士应根据病人的就诊症状给予护理，对于有表述障碍、老年人和慢性基础疾病的人群及轻型病人的表现可能很不典型，应给予高度关注，并进行新冠病毒核酸检测。

3. 测量病人生命体征变化。重点监测体温，呼吸节律、频率和深度及血氧饱和度等。

4. 婴幼儿病人以发热为典型症状，护士要做好家属健康宣教，包括正确降温方法、发生寒战抽搐时的应急处理措施等。

5. 普通型病人以发热、咳嗽、乏力为主诉，其一般症状较轻，嘱其耐心候诊、多饮水，注意休息。

6. 早期识别感染重症病人有助于早期及时、合理的救治，减少反复院内转诊和病人在急诊科的滞留时间。重症病人常出现发热伴有呼吸窘迫或血氧饱和度≤ 93%，此时护士应密切关注病人生命体征的变化，应优先予以处理。

7. 发热病人常伴有紧张、焦虑及恐惧心理，担心新冠病毒的传染性，给予心理护理也是至关重要的。给予病人心理疏导，帮助病人及家属减轻不良情绪，同时提醒病人及家属做好自我防护，树立战胜疾病的信心。

8. 加强巡视，维持候诊秩序。个别家属和病人不了解预检分诊的重要性，出现不配合医护人员问诊的情况及不服从分诊人员的安排时，分诊人员要耐心、温和地为病人讲解原因，消除病人及家属的不良情绪，维持就诊秩序，提高就诊效率（图 3-6）。

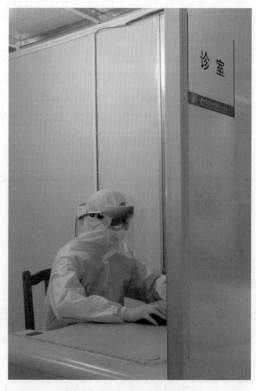

图 3-6 发热门诊诊台

四、发热门诊病人标本的采集

发热门诊病人标本的采集参见第六章第三节相关内容。

第四节　发热门诊消毒隔离

一、发热门诊医务人员的个人防护

2003 年抗击 SARS 的一线医务人员感染率高达 20%，甚至有医务人员献出了宝贵的生命。因此，在烈性呼吸道传染病的应急体系中，医务人员的防护极其重要。医务人员均应根据诊疗区域和从事的医疗活动评估相应的暴露风险，并选取适宜的个人防护方式。医疗机构应在全力保证发热门诊和隔离病房防护用品供应的基础上采取院感防控的强化措施，减少对外界环境的污染，确保医务人员零感染。

（一）凡是进入发热门诊的医务人员，必须落实个人防护措施

1. 进入发热门诊的医务人员必须穿戴一次性工作帽、护目镜（屏）、医用防护口罩（N95）、防护服或工作服（白大褂），外套一次性防护服和一次性乳胶手套，穿一次性鞋套。每 4h 更换一次，疑有污染立即更换。

2. 严格按照清洁区、潜在污染区和污染区的划分，正确穿戴和脱摘防护用品，并注意呼吸道、鼻腔黏膜及眼睛的卫生与保护。

（二）医务人员穿脱防护用品的流程

医务人员穿脱防护用品的流程详见第六章第二节。

（三）注意事项

1. 一次性医用外科口罩、医用防护口罩、防护服或者隔离衣等防护用品被病人血液、体液、分泌物等污染时应当立即更换。

2. 科室指定位置脱摘防护用品，脱下的防护用品置于双层黄色医疗垃圾袋中，清洁人员做好防护，清理检查室污物时一起清理。

二、发热门诊的空气消毒

（一）发热门诊的候诊室、诊室、走廊需定期进行空气消毒

1. 在有人的情况下可采用的消毒方法

（1）循环风紫外线空气消毒机消毒法：这类消毒机采用紫外线杀菌，加以过滤系统，可有效地杀灭空气中的微生物，滤除空气中的带菌尘埃，并且可以在有人的房间中进行消毒。

（2）静电吸附式空气消毒机消毒法：这类消毒机采用静电吸附原理，加以过滤系统，不仅可过滤和吸附空气中带菌的尘埃，也可吸附微生物，可以在有人的房间中进行消毒。

此消毒方法的注意事项：① 所用消毒器的循环风量（m^3/h）必须是房间体积的 8 倍以上；② 所选用的消毒器必须经有关部门检验合格，持有卫生行政部门颁发的有效卫生许可批文；③ 对有人的房间进行消毒时，必须采用对人体无毒无害的消毒方法。

2. 在无人的情况下可采用的消毒方法

（1）超低容量喷雾法：采用 3% 过氧化氢、5000mg/L 过氧乙酸、500mg/L 二氧化氯等消毒液，按照 20～30ml/m^3 的用量加入到电动超低容量喷雾器中，接通电源，即可进行喷雾消毒。消毒前关好门窗，喷雾时按先上后下、先左后右、由里向外，先表面后空间，循序渐进的顺序依次均匀喷雾。作用时间：过氧化氢、二氧化氯为 30～60min，过氧乙酸为 1h。消毒完毕，打开门窗彻底通风。

（2）臭氧空气消毒机消毒法：由管式、板式或沿面放电式臭氧发生器产生臭氧的空气消毒机均可选用。要求在臭氧浓度 ≥ 20mg/m^3，相对湿度（Rh）≥ 70% 条件下，消毒时间 ≥ 30min。消毒时，人员必须离开房间。消毒后待房间内闻不到臭氧气味时方可进入（大约在关机后 40min）。

（3）紫外线消毒法：可选用产生臭氧的紫外线灯，以利用紫外线和臭氧的协同作用。一般按每立方米空间装紫外线灯瓦数 ≥ 1.5W，计算出装灯瓦数。若需要紫外线灯兼有表面消毒和空气消毒的双重作用，可将其安装在待消毒表面上方 1m 处。不考虑表面消毒的房间，可吸顶安装。也可采用活动式紫外线灯照射。上述各种方式使用的紫外线灯，照射时间一般为 60min，每天 2～3 次。

紫外线灯的使用注意事项：①消毒时，应关闭门窗，人员要离开房间，避免直接暴露在紫外线灯的照射下而伤害眼睛和皮肤；②要注意保持紫外线灯管的清洁，每周用 75% 乙醇擦拭灯管表面；③要定期监测紫外线灯管的辐照强度，新紫外线灯的辐照强度不得低于 100μW/cm^2，使用中紫外线灯的辐照强度不得低于 70μW/m^2。凡低于 70μW/cm^2 时应及时更换紫外线灯管。

（4）化学消毒液熏蒸法：采用 0.5%～1.0%（5000～10 000mg/L）过氧乙酸水溶液（1g/m^3）或二氧化氯（10～20mg/m^3），加热蒸发或加激活剂；或采用臭氧（20mg/m^3）熏蒸消毒。消毒剂用量、消毒时间、操作方法和注意事项等应遵循产品的使用说明。消毒前应关闭门窗，消毒完毕，打开门窗彻底通风。

化学消毒液熏蒸法或喷雾法消毒的注意事项：①所用消毒液必须有卫生部门的卫生许可批文，且在有效期内；②消毒时室内不得有人，密闭门窗进行喷雾，30～60min 后，方能开门窗通风；③应用过氧乙酸溶液消毒，空气的相对湿度为 20%～80%，湿度越大，杀菌效果越好，当相对湿度低于 20% 时，杀菌作用较差，应适当增加使用剂量；④食醋很难达到空气消毒的要求，一般不在医院采用。

（二）在气候条件允许的情况下，应注意病房的通风

应特别强调的是自然风的通风对流，应根据季节、室外风力和气温，保持室内空气与室外空气的交换。如自然通风不良，则通过安装通风设备，利用风机、排风扇等运转产生的动力，使空气流动。

三、发热门诊的地面、物体表面消毒

1. 物体表面、地面都应进行消毒，受到病原微生物污染时，应先清洁，再进行消毒。所有清洁后的物体表面、地面应保持干燥。

2. 地面要湿式拖扫。用 0.1% 过氧乙酸溶液拖地或用 200mg/L（150ml/m²）含氯消毒液喷洒（拖地），每天 3 次。拖把应有明显标记，严格区分清洁区、污染区及潜在污染区，各区域专用拖把严禁不同区域混用，防止交叉污染。拖把使用后，应先消毒，用消毒液浸泡 30min，再用清水洗干净，悬挂晾干备用。

3. 桌子、椅子、诊台、诊床、门把手、电话等物体表面用 1000mg/L 含氯消毒液擦拭消毒，每天 3 次。

4. 所有诊查器械应一人一用一消毒，尽量使用一次性用品，如一次性压舌板；就诊病人尽量使用非接触红外线体温计；玻璃体温计使用后用 75% 乙醇浸泡 30min，蒸馏水冲洗干燥备用。血压计、听诊器、门把手等物品，使用后立即用 75% 乙醇擦拭消毒。血压计袖带每 4h 更换一次。血压计袖带消毒，用 2000mg/L 含氯消毒液浸泡 30min，清洗干净，晾干备用。

四、发热门诊布类、污物处理

（一）布类

布类用 2000 ～ 5000mg/L 含氯消毒液洗涤消毒应不少于 30min。

（二）污物

1. 使用过的一次性物品（帽子、口罩、鞋套、衣物等）置于双层黄色医疗垃圾袋内密闭运送，做焚烧处理。

2. 使用一次性压舌板，使用后的压舌板放在有盖小型污物桶内（桶内套双层黄色加厚胶袋，袋内装足量 2000mg/L 含氯消毒液），浸泡 60min 以上，然后按常规处理。消毒液常规每天更换 3 次。

第五节　发热门诊健康宣教

健康教育是通过信息传播和行为干预，帮助个人和群体掌握健康卫生保健知识，树立健康观念，自愿采纳有利于健康的行为和生活方式的教育活动与过程。其目的是消除或减轻影响健康的危险因素，预防疾病，促进健康和提高生活质量。在新冠肺炎流行期间，开展有关防治新冠肺炎的健康教育活动能够增强大众自我防范和保护意识，控制疫情的发展。

在发热门诊病人及其陪同人员中，他们常因对疾病的病因、转归、预后不明确而过分担忧，对诊断半信半疑，有恐惧、抑郁心理，有些人甚至处于急性应激状态。发热门诊护士应对病人针对性地进行健康教育，帮助病人正确对待疾病，使其更好地配合治疗和护理。

一、健康教育策略

新冠肺炎疫情暴发以来，确诊病例只占了发热门诊的小部分，绝大多数都是普通肺炎的发热病例，护士对病人及其家属的健康教育，使他们对疾病有一个正确的认识。可利用广播不定时地在候诊区域宣教就医指南和各种知识，张贴疾病相关健康教育的海报，保证病人安全、放心就医，发放疾病相关健康教育宣传册。接诊后护士根据病人病情对其宣教个人、家庭预防新冠病毒的措施，如居家隔离及佩戴口罩的方式、咳嗽礼仪、留观隔离注意事项等，使社会公众掌握相关预防措施，有效控制疫情的传播。

护士应根据病人不同的年龄、文化程度、职业等特点，用通俗易懂的语言向病人讲解政府和国家卫健委对防治新冠肺炎工作的高度重视情况及《中华人民共和国传染病防治法》《突发公共卫生事件应急条例》等法律法规的实施情况；当地政府出台的防治新冠肺炎的相关政策，各地公布就诊的定点医院及发热门诊；新冠病毒的传播途径、主要临床表现，以及预防、护理与消毒隔离等方面的知识。这样可以使病人消除紧张和恐惧的心理，放心并积极接受治疗（图3-7）。

二、健康教育重点内容

1.护士应加大对传染病"三环节"（传染源、传播途径、易感人群）、"二因素"（社会因素、自然因素）控制措施的宣传力度，加强科学防治的宣传，以科学抵御迷信说法。

2.加强对《中华人民共和国传染病防治法》《突发公共卫生事件应急条例》等法律法规及与此次新冠病毒病例相关信息和当前防控实际情况的宣传。

3.宣传开展流行病学调查的目的、意义，以及对来自流行地区人员进行追踪观察的重

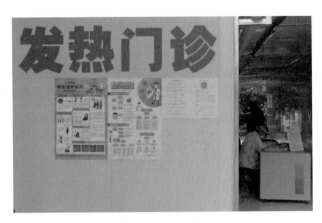

图 3-7　发热门诊的健康教育

要性；对密切接触者、疑似病例和临床诊断病例进行医学观察的必要性。

（张树增　苏湘芬）

第四章　普通新冠肺炎病人的治疗和护理

第一节　临床表现与护理诊断

基于目前的流行病学调查，新冠肺炎的潜伏期为 1 ～ 14 天，多为 3 ～ 7 天。潜伏期可无任何症状但仍具传染力，发病期的临床表现可以归纳为发热和相关症状，呼吸系统症状和并发症，以及其他症状。

一、临床表现

1. 发热和相关症状　以发热、咳嗽、干咳为主要表现。少数病人伴有鼻塞、流涕、咽痛和腹泻等症状。轻型病人仅表现为低热，轻微乏力等，无肺炎表现。值得注意的是，重型及危重型病人病程中可为中低热，甚至无明显发热。

2. 呼吸系统症状和并发症　多数为干咳，少痰，合并胸闷、呼吸不畅。重症病人多在发病 1 周后出现呼吸困难和（或）低氧血症，严重者快速进展为急性呼吸窘迫综合征、脓毒症休克、难以纠正的代谢性酸中毒和出凝血功能障碍。

3. 其他症状　部分病人合并腹泻等消化道症状，以肺部病变为主，还可引起肠道、肝脏和神经系统的损害及相应症状。从目前收治的病例情况看，多数病人预后良好，少数病人病情危重。老年人和有慢性基础性疾病者预后较差。儿童病例症状相对较轻。

二、护理诊断

1. 体温过高　与新冠病毒感染有关。
2. 气体交换受损　与肺部炎症导致有效呼吸面积减少和气道内分泌物增加有关。
3. 有传播感染的可能　与病原体的播散有关。
4. 疼痛　与病毒血症导致的全身中毒症状及肺部炎症有关。
5. 低效性呼吸型态　与疾病致肺通气功能降低有关。
6. 活动无耐力　与疾病导致体力下降有关。
7. 知识缺乏　与缺乏病毒性肺炎预防保健知识有关。

8. 焦虑　与缺乏新冠病毒的知识、呼吸困难导致的不适感、担心预后等有关。

9. 潜在并发症　休克、呼吸衰竭、多器官功能障碍综合征。

10. 社会支持缺乏　与缺乏照顾者有关。

11. 睡眠型态紊乱　与不适应环境、担心病情有关。

12. 清理呼吸道无效　与呼吸道分泌物增多有关。

13. 自主呼吸障碍　与气道炎症有关。

14. 有情境性低自尊的风险　与患传染性疾病有关。

15. 悲伤　与病情恶化有关。

三、诊断标准

1. 临床特点　参见第一章第三节。

2. 实验室检查

（1）早期外周血白细胞总数正常或减低，淋巴细胞计数减少，部分病人出现肝酶、乳酸脱氢酶、肌酶和肌红蛋白升高；部分危重病人可见肌钙蛋白升高。多数病人 CRP 和血沉升高，降钙素原正常。严重者 D- 二聚体升高，外周血淋巴细胞进行性减少。

（2）在鼻咽拭子、痰、下呼吸道分泌物、血液、粪便等标本中可检测出新冠病毒核酸。

3. 胸部影像学　早期呈现多发小斑片影及间质改变，以肺外带明显。进而发展为双肺多发磨玻璃影、浸润影。严重者可出现肺实变，胸腔积液少见。

病例 1　男性，20 岁。因发热、咳嗽来院就诊。肺部 CT 显示左下肺背段、后外基底段胸膜下可见斑片状磨玻璃密度影及片状实变影像，边缘模糊，其内可见血管增粗影及网络状影，邻近胸膜稍增厚。右上肺后端可见一磨玻璃小结节，直径约 2mm（图4-1）。采集咽拭子核酸检测结果显示阳性（图 4-2），结合其临床表现综合考虑诊断为新冠肺炎。

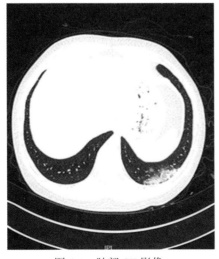

图 4-1　肺部 CT 影像

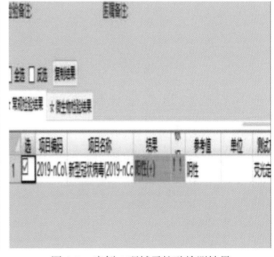

图 4-2　病例 1 咽拭子核酸检测结果

病例2 男性，57岁。因发热、咳嗽来院就诊。胸部 DR 报告结果显示两肺见散在斑片、片状淡薄密度影，边缘稍模糊，呈炎症性渗出（图 4-3）。但病人咽拭子采集结果呈阳性（图 4-4），考虑结合临床相关检查及 CT 检查进一步诊断。

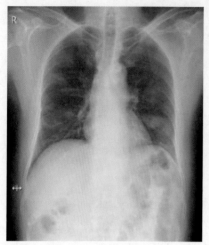

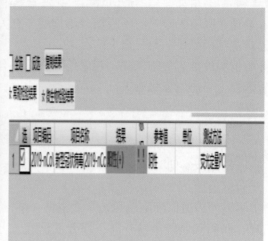

图 4-3　胸部 DR 影像　　　　　　　　　图 4-4　病例 2 咽拭子核酸检测结果

四、鉴别诊断

应与流感病毒（甲型、乙型）、副流感病毒、腺病毒、呼吸道合胞病毒、鼻病毒、人偏肺病毒、SARS 冠状病毒等其他病毒性肺炎相鉴别，与肺炎支原体、衣原体、肺炎军团菌及其他细菌性肺炎等相鉴别。此外，还应与肺感染性疾病，如血管炎、皮肌炎和机化性肺炎等相鉴别。需要时，进行院内专家会诊，院内专家会诊流程详见图 4-5。

第二节　治疗方案

一、根据病情严重程度确定治疗场所

对于疑似病例及确诊病例，应当在具备有效隔离条件和防护条件的定点医院隔离治疗，需要就地医学隔离。疑似病例应当单人单间隔离治疗，确诊病人可多人收入同一病室，危重型病人应尽早收入 ICU 治疗。

二、一般治疗

详见第一章第三节。

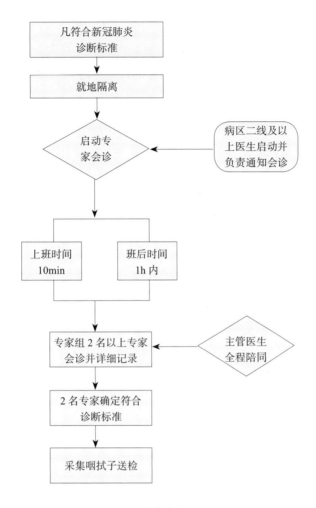

图 4-5　院内专家会诊流程图

三、重型、危重型病例的治疗

详见第一章第三节。

四、中医治疗

本病属于中医"疫"病范畴，病因为感受"疫戾"之气，各地可根据病情、当地气候特点及不同体质等情况，参照下列方案进行辨证论治。涉及超药典剂量，应当在医生指导下使用。

（一）医学观察期

临床表现1：乏力伴胃肠不适。推荐中成药：藿香正气胶囊（丸、水、口服液）。

临床表现2：乏力伴发热。推荐中成药：金花清感颗粒、连花清瘟胶囊（颗粒）、疏风解毒胶囊（颗粒）。

（二）临床治疗期（确诊病例）

1. 清肺排毒汤

（1）适用范围：适用于轻型、普通型、重型病人，在危重型病人救治中可结合病人实际情况合理使用。

（2）基础方剂：麻黄9g、炙甘草6g、杏仁9g、生石膏15～30g（先煎）、桂枝9g、泽泻9g、猪苓9g、白术9g、茯苓15g、柴胡16g、黄芩6g、姜半夏9g、生姜9g、紫菀9g、冬花9g、射干9g、细辛6g、山药12g、枳实6g、陈皮6g、藿香9g。

（3）服法：传统中药饮片，水煎服。每天1剂，早晚两次（饭后40min），温服，3剂一个疗程。

（4）如有条件，每次服完药可加服大米汤半碗，舌干津液亏虚者可多服至一碗（注：如病人不发热则生石膏的用量要小，发热或壮热可加大生石膏用量）。若症状好转而未痊愈则服用第二个疗程，若病人有特殊情况或其他基础病，第二个疗程可以根据实际情况修改处方，症状消失则停药。

（5）处方来源：国家卫健委办公厅、国家中医药管理局办公室《关于推荐在中西医结合救治新型冠状病毒感染的肺炎中使用"清肺排毒汤"的通知》（国中医药办医政函〔2020〕22号）。

2. 轻型

（1）寒湿郁肺证

1）临床表现：发热，乏力，周身酸痛，咳嗽，咳痰，胸紧憋气，纳呆，恶心，呕吐，大便黏腻不爽。舌质淡胖齿痕或淡红，苔白厚腐腻或白腻，脉濡或滑。

2）推荐处方：生麻黄6g、生石膏15g、杏仁9g、羌活15g、葶苈子15g、贯众9g、地龙15g、徐长卿15g、藿香15g、佩兰9g、苍术15g、云苓45g、生白术30g、焦三仙各9g、厚朴15g、焦槟榔9g、草果9g、生姜15g。

3）服法：每天1剂，水煎600ml，分3次服用，早中晚各1次，饭前服用。

（2）湿热蕴肺证

1）临床表现：低热或不发热，微恶寒，乏力，头身困重，肌肉酸痛，干咳痰少，咽痛，口干不欲多饮，或伴有胸闷脘痞，无汗或汗出不畅，或见呕恶纳呆，便溏或大便黏滞不爽。舌淡红，苔白厚腻或薄黄，脉滑数或濡。

2）推荐处方：槟榔10g、草果10g、厚朴10g、知母10g、黄芩10g、柴胡10g、赤芍10g、连翘15g、青蒿10g（后下）、苍术10g、大青叶10g、生甘草5g。

3）服法：每天 1 剂，水煎 400ml，分 2 次服用，早晚各 1 次。

3. 普通型

（1）湿毒郁肺证

1）临床表现：发热，咳嗽痰少，或有黄痰，憋闷气促，腹胀，便秘不畅。舌质暗红，舌体胖，苔黄腻或黄燥，脉滑数或弦滑。

2）推荐处方：生麻黄 6g、苦杏仁 15g、生石膏 30g、生薏苡仁 30g、茅苍术 10g、广藿香 15g、青蒿草 12g、虎杖 20g、马鞭草 30g、干芦根 30g、葶苈子 15g、化橘红 15g、生甘草 10g。

3）服法：每天 1 剂，水煎 400ml，分 2 次服用，早晚各 1 次。

（2）寒湿阻肺证

1）临床表现：低热，身热不扬，或未热，干咳，少痰，倦怠乏力，胸闷脘痞，或呕恶，便溏。舌质淡或淡红，苔白或白腻，脉濡。

2）推荐处方：苍术 15g、陈皮 10g、厚朴 10g、藿香 10g、草果 6g、生麻黄 6g、羌活 10g、生姜 10g、槟榔 10g。

3）服法：每天 1 剂，水煎 400ml，分 2 次服用，早晚各 1 次。

4. 重型

（1）疫毒闭肺证

1）临床表现：发热面红，咳嗽，痰黄黏少，或痰中带血，喘憋气促，疲乏倦怠，口干苦黏，恶心不食，大便不畅，小便短赤。舌红，苔黄腻，脉滑数。

2）推荐处方：生麻黄 6g、杏仁 9g、生石膏 15g、甘草 3g、藿香 10g（后下）、厚朴 10g、苍术 15g、草果 10g、法半夏 9g、茯苓 15g、生大黄 5g（后下）、生黄芪 10g、葶苈子 10g、赤芍 10g。

3）服法：每天 1～2 剂，水煎服，每次 100～200ml，一天 2～4 次，口服或鼻饲。

（2）气营两燔证

1）临床表现：大热烦渴，喘憋气促，谵语神昏，视物错睛，或发斑疹，或吐血、衄血，或四肢抽搐。舌绛少苔或无苔，脉沉细数，或浮大而数。

2）推荐处方：生石膏 30～60g（先煎）、知母 30g、生地 30～60g、水牛角 30g（先煎）、赤芍 30g、玄参 30g、连翘 15g、丹皮 15g、黄连 6g、竹叶 12g、葶苈子 15g、生甘草 6g。

3）服法：每天 1 剂，水煎服，先煎石膏、水牛角，后下诸药，每次 100～200ml，每天 2～4 次，口服或鼻饲。

4）推荐中成药：喜炎平注射液、血必净注射液、热毒宁注射液、痰热清注射液、醒脑静注射液。功效相近的药物根据个体情况可选择一种，也可根据临床症状联合使用两种。中药注射剂可与中药汤剂联合使用。

5. 危重型（内闭外脱证）

（1）临床表现：呼吸困难、动辄气喘或需要机械通气，伴神昏、烦躁、汗出肢冷，舌质紫暗，苔厚腻或燥，脉浮大无根。

（2）推荐处方：人参 15g、附子 10g（先煎）、山茱萸 15g，送服苏合香丸或安宫牛黄丸。

（3）推荐中成药：血必净注射液、热毒宁注射液、痰热清注射液、醒脑静注射液、参附注射液、生脉注射液、参麦注射液。功效相近的药物根据个体情况可选择一种，也可根据临床症状联合使用两种。中药注射剂可与中药汤剂联合使用。

注：重型和危重型中药注射剂推荐用法

中药注射剂的使用遵照药品说明书从小剂量开始、逐步辨证调整的原则，推荐用法如下：

病毒感染或合并轻度细菌感染：0.9% 氯化钠注射液 250ml 加喜炎平注射液 100mg，每天 2 次，或 0.9% 氯化钠注射液 250ml 加热毒宁注射液 20ml，或 0.9% 氯化钠注射液 250ml 加痰热清注射液 40ml，每天 2 次。

高热伴意识障碍：0.9% 氯化钠注射液 250ml 加醒脑静注射液 20ml，每天 2 次。

全身炎症反应综合征和（或）多器官功能衰竭：0.9% 氯化钠注射液 250ml 加血必净注射液 100ml，每天 2 次。

免疫抑制：0.9% 氯化钠注射液 250ml 加参麦注射液 100ml，每天 2 次。

休克：0.9% 氯化钠注射液 250ml 加参附注射液 100ml，每天 2 次。

6. 恢复期

（1）肺脾气虚证

1）临床表现：气短，倦怠乏力，纳差呕恶，痞满，大便无力，便溏不爽。舌淡胖，苔白腻。

2）推荐处方：法半夏 9g、陈皮 10g、党参 15g、炙黄芪 30g、炒白术 10g、茯苓 15g、藿香 10g、砂仁 6g（后下）、甘草 6g。

3）服法：每天 1 剂，水煎 400ml，分 2 次服用，早晚各 1 次。

（2）气阴两虚证

1）临床表现：乏力，气短，口干，口渴，心悸，汗多，纳差，低热或不热，干咳少痰。舌干少津，脉细或虚无力。

2）推荐处方：南北沙参各 10g、麦冬 15g、西洋参 6g、五味子 6g、生石膏 15g、淡竹叶 10g、桑叶 10g、芦根 15g、丹参 15g、生甘草 6g。

3）服法：每天 1 剂，水煎 400ml，分 2 次服用，早晚各 1 次。

五、高危人群治疗管理

（一）血液净化病人

血液净化病人由于免疫力低下，更易感染新冠肺炎。

1. 轻症新冠肺炎感染病人按照上述治疗原则进行。洛匹那韦 / 利托那韦 80% 经粪便排泄，经肾脏的清除率极低，因此肾功能不全的病人不会发生血药浓度蓄积。由于洛匹那韦 / 利托那韦具有很强的蛋白结合能力，血液透析亦不会显著影响其清除。

2. 重症新冠肺炎感染病人在上述治疗的基础上则需视情况进行呼吸支持、循环支持等。

（二）新冠病毒感染合并糖尿病病人的血糖管理

1. 血糖管理的目标分层（表 4-1）

（1）年轻、新诊断或病程短的糖尿病病人、发生低血糖的低危人群，控制目标严格。

（2）高龄、无法耐受低血糖、存在器官功能不全或严重心脑血管疾病者，控制目标宽松或一般。

（3）新冠肺炎重症或危重症病例，控制目标宽松。

表 4-1　住院糖尿病病人血糖管理分层

项目	严格	一般	宽松
空腹或餐前血糖（mmol/L）	4.4 ～ 6.1	6.1 ～ 7.8	7.8 ～ 10.0
餐后 2h 或随机血糖（mmol/L）	6.1 ～ 7.8	7.8 ～ 10.0	10.0 ～ 13.9

若病人有较高低血糖发生风险，建议根据临床情况及合并症予以个体化控制目标。低血糖高危人群：糖尿病病程 ≥ 15 年、存在无感知性低血糖病史、全天血糖波动大并反复出现低血糖、有严重并发症或伴发病，如肝肾功能不全病人。

2. 治疗原则　糖尿病合并严重感染时，首选胰岛素治疗。

（1）非急危重病人，建议皮下胰岛素注射，基础量可参考院外剂量；如院外未使用胰岛素，可按 0.1 ～ 0.2U/（kg·d）计算；进餐时根据病人进餐情况及血糖监测结果调整胰岛素用量。

（2）若病人临床状况较稳定，进食规律，可继续入院前口服降糖药治疗；存在严重感染时建议暂停使用二甲双胍治疗。

（3）糖皮质激素使用期间，可使用中效或长效胰岛素控制血糖，注意监测血糖，根据结果调整胰岛素的使用。

（4）胰岛素治疗期间，建议监测 7 次血糖，必要时加测夜间血糖。

（5）糖尿病健康指导。

第三节　一　般　护　理

一、病区环境准备及医务人员准备

1. 设立专用病区与其他病区（包括疑似病区）相隔离，病区有明显标志，防止误入。

2. 专用病区内分清洁区（值班室、配餐室），潜在污染区（走廊、医护办公室、更衣室），污染区（病房、清洁室、病人厕所），缓冲区，各区无交叉。

3. 重症病人应收治在重症病房或具有监护和抢救条件的病房。

4. 医护人员办公室与病房分隔无交叉并尽可能保持一定距离。

5. 疑似病人与确诊病人分区域安置，谢绝探视。

6. 进入隔离区应佩戴 N95 口罩、帽子，穿鞋套、隔离衣裤，病人住院期间佩戴医用外科口罩。

7. 病区出入口应有专门人员检查出入人员是否符合隔离要求。

8. 住院病人应严格管理，严格隔离，不得擅自离开病区，病人均需戴口罩。

9. 严格探视制度，不设陪护，不得探视，如有病人危重等确需探视者必须严格做好个人防护。

10. 制定各项规章制度及培训流程，各级工作人员必须经过严格培训，严格执行。

11. 新冠肺炎基本知识及相关技能培训

（1）以点带面，通过培训种子选手覆盖全院，护理部对各科种子选手进行培训，各科种子选手受训并考核合格后培训所在大科护士长。

（2）对医务人员进入及离开隔离病区的防护用品的穿脱流程进行培训，详见第六章第二节。

二、入院宣教

1. 入院介绍：当病人到达病区时，主管护士向病人介绍病区环境、设置等，同时说明隔离治疗的必要性及必须采取的隔离措施，如住院期间病人必须戴口罩，不能离开病房，严禁病人间的相互接触。

2. 入院宣教：收治新冠肺炎病人的同时发放新冠肺炎病人入院须知和宣教计划，主管护士详细为其介绍病区的管理规定、消毒隔离制度、疾病相关知识及如何配合消毒隔离措施的落实等。

3. 入院处置：常规更衣，将换下的衣物用 1000mg/L 含氯消毒液浸泡 30min 后清洗；对运载病人的交通工具、车床、电梯等按医院消毒隔离要求进行消毒处理。

4. 严格监测生命体征并做好记录，严格执行医嘱。

三、病情观察及护理

（一）生命体征的监测和护理

1. 体温　发热是新冠肺炎病人的重要体征，应每 4h 测一次体温，并做好每班登记上报（院内体温登记表见表 4-2），对于体温高于 37.3℃的病人进行上报并作为严密监测对象。

（1）护士应嘱发热病人多饮水，补充体内因发热散发掉的水分，必要时对病人采取保暖措施。

（2）对于高热病人，机体消耗大，病人乏力、寒战，甚至无力起身倒水、喝水，因此护士应加强巡视，及时了解病人的需要。

（3）高热降温期间要及时更换汗湿的衣被，防止病人受凉。整理床单元，及时为病人添加饮用水，让病人感觉到温暖。

表 4-2　院内体温登记表

科室	病区	床号	住院号	姓名	诊断	备注（标注发热第几天，热峰）

2. 脉搏　测量脉搏的频率、节律及强弱，注意与心率的同步变化。

3. 呼吸　应正规测量病人的呼吸频率，测量时间为 1min，测量的次数视病情或呼吸状况决定。

4. 血压　轻症病人每 4h 测量一次血压并做好登记记录，病情较重时使用心电监护仪，随时监测生命体征，发现血压异常者立即上报医生进行处理。

（二）呼吸系统的观察与护理

1. 新冠肺炎病人呼吸道症状主要表现为干咳和低氧血症，严重者可快速进展为急性呼吸窘迫综合征，因此做好病情监测和护理显得尤其重要。

2. 护士应密切观察病人的呼吸频率、节律、深度，有无呼吸困难、气促、发绀、胸闷；监测血氧饱和度，病情变化及时向医生汇报。护士应遵医嘱给予低氧血症病人合理氧疗，氧疗方式根据病人具体情况而定，轻症病人给予鼻导管吸氧或面罩吸氧，当血氧饱和度与氧合指数较低时，报告医生考虑无创面罩或气管插管有创呼吸机辅助通气。

3.如使用鼻导管吸氧要注意妥善固定，不要刺激鼻腔；采取面罩吸氧时要选取适合病人脸型、松紧适宜的面罩，防止因面罩过大导致的氧疗效果不佳或面罩过小给病人带来不舒适；注意对吸入气体进行湿化，防止呼吸道黏膜干燥，并定时更换湿化瓶；病人氧疗期间应严密观察神志、面色、咳嗽、发绀的程度，呼吸频率和幅度，注意有无呼吸抑制情况的发生；病人上卫生间及做检查期间，尽量缩短其离开氧气的时间。保持呼吸道通畅。

4.咳嗽的病人按医嘱给予止咳药物，剧烈干咳者须报告医生使用中枢性镇咳药物，防止剧烈咳嗽引起肺泡破裂而导致气胸发生。尽量减少病人的活动量，协助完成日常活动，以降低耗氧量。

5.新冠肺炎病人多为干咳，如确实需要吸痰者，注意使用密闭式吸痰管，减少医务人员感染概率。

（三）消化系统的观察与护理

1.腹泻病人的观察和护理　少数新冠肺炎病人会伴有腹泻等消化道症状，因此护士应观察记录病人大便的次数、颜色、量及性状，并遵医嘱给予止泻药如蒙脱石散、小檗碱等，做好病人肛周皮肤的护理，防止发生溃烂。对于腹泻的病人要加强大便及其污染物的消毒处理，在实施三级防护措施下，正确采集病人粪便标本、呼吸道分泌物及血标本。

2.严格处理病人呼吸道分泌物、排泄物、呕吐物等　使用专门容器收集，避免接触污染物，直接加入固体或液体含氯消毒液使最终浓度达到2g/L有效氯浓度后混合搅拌均匀，作用2h以上即可。

3.肝脏损害的护理　新冠病毒的病原学特点决定了其主要会损害人的肺脏，但同时也会对人的心脏、肝脏、肾脏造成一定的损害，其中最常见的是肝脏损害，具体表现为血清丙氨酸转氨酶（ALT）增高，这与新冠病毒的特性，大量使用激素、抗生素有关。因此在遵医嘱使用保肝药物的同时，强调病人卧床休息，因卧床时肝脏血流量较直立时增加30%～50%，有利于肝细胞的修复和肝功能的恢复。

4.用药观察及护理

（1）抗病毒药物：注意观察有无恶心、呕吐等胃肠道反应，肝肾功能损害等情况，如发现上述情况应及时上报医生。

（2）抗生素：注意观察有无胃肠道反应、肝肾功能损害、神经系统损害及相关并发症等情况，如发现上述情况应及时上报医生。

（3）皮质激素：注意观察有无消化道出血、白细胞计数降低、头晕、复视、水肿等情况，保证其安全。

（4）解热类药物：定期测量并记录体温，对于高热大汗者及时补充液体，以免引起虚脱，同时注意及时更换汗湿的衣服，以免受凉。

（5）药物知识：详细向病人讲解所用药物的作用及可能产生的不适感，增加病人治疗依从性，减少其心理负担。

（四）意识及全身症状

1. 观察病人精神状况，有无头痛、头晕、焦虑、嗜睡等症状。

2. 观察病人有无全身肌肉疼痛、乏力、食欲下降等症状；口腔黏膜有无糜烂、出血或白斑，必要时为病人做好口腔护理。注意进行口腔护理时做好自我防护。

3. 注意保持床单清洁干燥，卧床病人落实皮肤护理，注意翻身，做好压力性损伤的预防和护理，防止压疮形成。对于可以自行翻身的轻症病人，护士应鼓励其根据舒适度自行锻炼翻身；不能自行翻身的病人由两名护士共同完成。

4. 观察评估病人静脉穿刺部位有无红肿疼痛、渗液、感染等导致静脉炎发生的情况。

5. 预防并及时发现病人并发症，遵医嘱正确实施护理措施。

（五）生活护理

1. 为病人提供一个安静、整洁、舒适的休息环境。保持室内通风良好，每天通风 2～3 次，每次不少于 30min。

2. 物体表面可选择用 1000mg/L 含氯消毒液或 75% 乙醇，采用擦拭或浸泡方法消毒。地面可用 1000mg/L 含氯消毒液擦拭或喷洒消毒。室内空气消毒在无人条件下可选择过氧乙酸、过氧化氢和二氧化氯等消毒剂，采用超低容量喷雾法进行消毒。

3. 护士坚持每天为病人做晨晚间护理，并主动协助病人床上擦浴、更换被服、口腔护理、大小便等，使病人处于舒适清洁状态。护士应尽量将各种治疗操作集中进行，减少打扰病人的次数，从而将病人机体的耗氧量降到最低。

4. 给予病人足够营养支持，增强抵抗力。高热会使病人机体处于高耗能状态，同时由于疾病带来的不舒适，病人食欲下降，营养摄入受限从而影响病人机体恢复。护士应指导病人摄入高营养、高蛋白、高维生素、易消化的丰富饮食，改善机体营养状况，增强病人的机体抵抗力。对于低蛋白血症病人，护士应主动与营养科医生配合，在做好肠内营养的同时，配合做好肠外营养，适当补充蛋白和血浆。使用激素的病人要保证充足的蛋白质供应，如牛奶、鸡蛋等。保证病人良好的进餐环境，病人进餐时保持安静，以免分散病人注意力。

（六）不同特殊群体营养膳食指导

1. 轻症病人一日三餐　一是保证能量充足，确保优质蛋白质类食物的摄入，如瘦肉、蛋、大豆、奶、鱼、虾等。轻微症状也会使基础代谢提高，能量充足、蛋白质充足是提高免疫力的基础。二是增加新鲜蔬菜水果的摄入，尽量多吃深色蔬菜。三是适当增加富含单不饱和脂肪酸等茶油、橄榄油、菜籽油的摄入，这些都对康复有好处。四是保证充足饮水量，水是营养素运输的载体和保持内环境稳定所必需的，也有润滑呼吸器官作用。白开水或淡茶水、菜汤、鱼汤、鸡汤等也是不错的选择。五是保持适量身体活动，三餐吃好，规律作息，保证睡眠。最后一点很重要，如有进食不足，可考虑选用营养素补充剂、营养强化食品、奶粉等进行补充。

2.重症病人营养支持　很多研究证明营养支持和治疗对危重症病人的治愈非常重要。根据病人的机体总体情况、出入量、肝肾功能及糖脂代谢情况等，建议请营养科医生或临床营养师在营养诊断的基础上，采用序贯营养支持的原则制定个体化营养方案。如能进食，根据重症病人的实际情况，考虑少量多餐，每天6～7次利于吞咽和消化的流质食物，以蛋、大豆及其制品、奶及其制品、果汁、蔬菜汁、米粉等食材为主，注意优先补充足量的优质蛋白质食物。病情逐渐缓解的过程中，可摄入半流质状态、易于咀嚼和消化的食物，随病情好转逐步向普通膳食过渡。如单纯依靠食物未能达到营养需求，可在医生或者临床营养师的指导下，规范使用肠内营养制剂（特殊医学用途配方食品）。

3.重症病人无法经口进食　对于已经无法正常经口进食的危重症病人，可放置鼻胃管或鼻空肠管，应用重力滴注或肠内营养输注泵泵入营养液。一般经口营养无法开展时，首选肠内营养，它的使用需根据通路建立及消化道功能酌情制定方案。若短时间内不能达标，则应及时开展全肠外营养或补充性肠外营养。在早期阶段给予推荐营养需要量的60%～80%，病情减轻后再逐步补充能量及营养素，直至达到营养目标。营养治疗过程中应严格监测血糖、出入量、肝肾功能及电解质变化，并依此即时调整营养治疗方案。

4.重症老年病人　老年人免疫功能减弱，慢性病、共病等基础性疾病的患病率高，是传染病的易感人群和高危易发人群。增加营养，食养食补是保证老年人健康、增强免疫力、减少感染风险、促进康复的基础。首先仍然是要平衡膳食、荤素搭配、粗细搭配，餐餐有蔬菜，天天吃水果；保证充足蛋白质摄入；增加全谷物（燕麦和小米等）、薯类、菌菇、酸奶等食物；主动少量多次喝水；食物细软，易于咀嚼和消化。高龄和体弱消瘦的老年人，要在三餐基础上增加2～3次，可选用牛奶、鸡蛋、面包、糕点、水果等。营养不良的老年人，在医生和临床营养师指导下，合理补充营养，包括维生素和矿物质、蛋白粉、肠内营养制剂/特殊医学用途配方食品。

5.糖尿病病人营养膳食指导　糖尿病病人，尤其是血糖不稳定病人本身免疫力低下，容易并发感染性疾病。糖尿病病人要做到吃动平衡，保持血糖稳定。若目前居家活动比平时活动量明显减少，建议每餐可比平时酌情减少主食量5%～10%（每餐少吃2～3口主食）。可适当增加优质蛋白质的摄入，减少肥肉和加工肉制品的摄入。增加蔬菜摄入量可以降低混合膳食的血糖指数。建议每天饮水1500～1700ml，提倡饮用白开水、茶水和咖啡。注重自我管理，定期监测血糖。

四、高风险护理操作要点

（一）高风险护理操作的识别

1.高风险护理操作的定义

（1）可能被病人体液、血液、分泌物喷溅的操作。

（2）为疑似病人或确诊病人实施可能产生气溶胶的操作。

2. 常见的高风险护理操作　吸痰护理、雾化吸入、机械通气、气管切开护理、动静脉穿刺、气管插管、鼻/咽拭子采集等。

（二）高风险护理操作的防控原则

1. 操作者可能被病人体液、血液、分泌物喷溅时，需戴医用防护口罩、护目镜，穿长袖防渗隔离衣和防护服，戴双层乳胶手套及鞋套。

2. 为疑似病人或确诊病人实施可能产生气溶胶的操作时（开放式吸痰、气管切开护理、无创通气、雾化吸入、气管插管、咽拭子采集等），需注意以下问题：

（1）在接触隔离和飞沫隔离的基础上采取空气隔离措施。

（2）佩戴医用防护口罩（N95及以上），并进行密闭性能检测。

（3）眼部防护（如护目镜或面罩）。

（4）穿长袖防渗隔离衣，戴乳胶手套。

（5）操作应当在通风良好的房间（即每小时至少要换气12次的负压病区，或至少达到每人160L/s的换气量的自然通风房间）内进行。

（6）房间中人数限制在病人所需护理及支持的最低数量。

（三）高风险护理操作的操作要点

1. 雾化吸入　雾化吸入产生的气溶胶能污染室内空气，可能导致医患之间及患患之间的交叉感染，因此操作者应该遵循以下原则。

（1）非负压病区不建议通过雾化吸入途径给药，以防气溶胶的产生和聚集。

（2）不具备负压病区条件又必须进行雾化吸入时，需使用面罩进行雾化，开窗通风。不能通风者在每次雾化后，在每天2次室内循环风消毒的基础上追加循环风消毒和房间内物体表面清洁消毒。

（3）无创正压通气过程中需雾化吸入治疗的应使用螺纹T型雾化装置，串联于呼吸机管路和面罩间。

（4）在选用雾化药物时，应选用雾化专用剂型进行雾化，关注各种雾化药物的不良反应，尤其是药物对孕期和哺乳期妇女、幼儿和儿童、老年病人、重症及特殊病人的影响；雾化药物储存装置、呼吸管路、雾化面罩等设备应该专人专用，使用一次性耗材；医务人员在对新冠肺炎病人进行雾化时，应注意执行严密的个人防护措施。

2. 吸痰护理

（1）对于气管切开及气管插管病人，原则上使用密闭吸痰技术。

（2）痰液通过传染病区设定的标准污水排放管网排放。若无，痰液收集器中加入20 000mg/L含氯消毒液，按痰、药比1∶2比例，作用2h后，及时倾倒入病人卫生间下水道，立即冲走。

3. 鼻/咽拭子标本采集

（1）环境宽敞，通风良好。

（2）限制操作间人数，由操作者单人完成。

（3）每天 3 次操作间物体表面擦拭消毒（用 2000mg/L 含氯消毒液），每天 2 次空气消毒。

五、心理护理

（一）新冠肺炎病人隔离治疗初期心理特征与心理护理

1. 当病人得知自己患上了新冠肺炎时，心理会首先表现出否认和震惊，不承认这个事实，认为是医生的误断，企图逃避现实，逃避进入隔离病房；有些病人出现愤怒和抱怨，甚至把怒气无端地发到医护人员和家人身上；有些病人刚入院对隔离病房环境不熟悉，再加上对病毒的恐惧、对亲人的挂念、对治疗结果的担心、缺少社会支持等，表现出明显的焦虑不安、悲观、绝望，甚至轻生。

2. 为了让病人更快地适应新环境，积极配合治疗，护士应该做好其心理护理。首先，强化病人的心理防卫机制，改善其情绪调控能力，使病人有足够的心理准备去认清自己目前的处境，正确面对疾病，处理内心对疾病的恐惧。鼓励病人转移注意力，多与家人和护士沟通，减少不良情绪，减少心中的无助感和孤独感。其次，虽然病人住在隔离病房，但也要加固其社会支持系统，让家属多与病人联系，并通过手机、电视、报纸满足病人与外界沟通的需要。积极鼓励病人讲出内心需求及住院期间遇到的困难，护士协助其家属尽快解决，使病人感受到家人的关怀和温暖。然后，护士要多与病人沟通交流，引导其说出内心的担忧和顾虑，交流期间避免因隔离服和口罩带来的不便。谈话时语速适中，态度和蔼，恰当地问话，表示出对病人的同情与理解。同时注意运用形体语言表达对病人的支持与尊重，如手势、眼神等，以增强沟通效果。最后，护士要设身处地地为病人着想，以实际行动取得病人的信任。由于隔离环境的特殊要求，需要护士承担病人的大量日常生活护理，满足其生活需求，如购买生活用品、打扫卫生、清洁消毒等。注意指导病人使用松弛术，在病人紧张恐惧时，指导他们控制呼吸，慢慢地思考问题，同时允许病人适当宣泄紧张的情绪。

（二）新冠肺炎病人隔离治疗期心理特征与心理护理

1. 新冠肺炎病人住院期心理问题

（1）恐惧：由于新冠病毒治疗目前尚无特效药，且对预后缺乏全面的认识，病情急、危、重，进展相对较快，病人容易出现气促、呼吸困难等症状造成的恐惧心理。

（2）焦虑：新冠肺炎病人一经确诊立即收治入院严密隔离，突如其来的变化导致病人角色适应不良；发病前病人多与家人朋友有密切接触，该病的传染性使病人忧心忡忡，担心亲人朋友也会染病。

（3）抑郁自卑：新冠病毒的传染性使周围人惶而躲之，隔离措施使病人感到被遗忘和被嫌弃，医护人员身穿防护服，使病人感到被人看不起或被社会遗弃而产生抑郁、自卑感；部分危重病人生活无法自理，也使其产生抑郁、自卑的心理；部分病人会变得很敏感，听到医务人员低声交谈，便疑心自己病情加重，医生在隐瞒病情，进而出现各种猜疑，不信任医务人员。

（4）孤独：隔离病区严格的隔离制度禁止家属探视，病人家属及朋友不能随时陪伴在身边，生活单调枯燥，所以深感寂寞无聊而产生孤独的心理；愤怒与敌对，病人无法忍受隔离期间乏味、单调、枯燥的生活，向医护人员发泄愤怒，不配合甚至拒绝治疗。

2. 新冠肺炎病人住院期心理护理　针对以上病人可能存在的心理问题，可采取以下护理对策。

（1）加大卫生宣教力度，提高病人对疾病的认知能力，指导病人用科学的态度正确对待本病，鼓励病人与疾病做斗争。可印制小册子发给病人，帮助病人了解防治新冠肺炎的有关知识，向病人强调隔离治疗的重要性，鼓励病人积极配合治疗，争取早日战胜疾病。

（2）医院的环境和疾病同样都是不可忽视的应激源，能导致心理疾病，因此要努力为病人营造温馨的环境，日常护理工作要以尊重病人、关爱病人、维护病人利益、满足病人需求为核心。如病人病情允许，可在病房适当播放轻柔、欢快的音乐，从而让病人放松心情。

（3）动员病人身边的亲朋好友通过各种方式给予病人鼓励与安慰，让病人知道其身后有坚强的后盾为其支撑。

（4）尊重病人，体现病人的自我价值。对于新冠肺炎病人在护理过程中不应该歧视，做到与其他病人一视同仁，甚至应该给予更多的关注。及时传送政府和社会各界人士对他们的关注，使病人感到自己被社会所重视。

（5）鼓励引导病人诉说内心的恐惧和担忧。病人的焦虑往往源于不知自己病情进展如何，担心家人会被自己传染，以及与自己有过接触史的人员情况等。护理人员可根据每个病人的具体情况解释、疏导、安慰、鼓励、耐心地倾听病人诉说，使病人获得信心和希望，缓解焦虑情绪。

（三）新冠肺炎病人出院前心理特征与心理护理

1. 新冠肺炎病人出院前心理特征

（1）焦虑：表现出面容紧张，疑虑重重，眉头紧锁，情绪激动，动作有紧张震颤，出院前有心悸症状。其原因主要是担心回到社会后，被人们歧视，亲朋好友疏远，以大多数女性较常见。

（2）抑郁：表现出情绪低落，面容呆板，少言，动作木讷或迟缓，神情沮丧。原因主要为担心重回社会后生活和工作受到影响。

（3）疑虑：常见于身为医护人员的病人，表现为过于关心自己的病情，反复询问各种检验检查结果，在各项治疗护理上自主意识较强。

（4）病人角色行为依赖：表现为不愿意出院、紧张、强调自己有多处不适症状，要求再次测体温或做检查。原因为对新冠病毒的恐惧心理及对疾病知识的不了解，病人怕出院后会把病毒带给别人；出院后突然要面对生活、工作的压力，害怕自己不能完全适应。此类见于文化水平较低的病人。

2. 新冠肺炎病人出院前心理护理

（1）运用移情技巧与病人交流：移情是指感情进入的过程，即设身处地地站在病人的位置，通过认真的倾听和提问，确切理解对方感受。护士应鼓励病人倾诉出院的困难及心中的不满，从而使心理压力得到缓解。强调正面有能量的观点，使病人调整心态，帮助病人建立生活的勇气，明确自己出院后应承担的责任。对于表现异常的病人，如沉默不语、拒食、哭泣、无故发脾气等，护士应理解病人的行为，不要一味地责怪，尽量满足其一切正当要求。

（2）帮助病人进行生活自理能力训练，如行走、如厕、洗浴等，使病人逐渐恢复自理能力，建立自我照顾的信心。

（3）向病人做好出院前知识教育，使其正确认识其预后。

（4）发挥病人社会支持系统的作用，与病人一起度过心理过渡期。

（四）新冠肺炎病人出院时心理特征与心理护理

1. 新冠肺炎病人出院时心理特征　病人由在医院被隔离变为可以与亲人朋友见面、握手、拥抱，心情甚是激动，脸上洋溢着掩饰不住的喜悦表情。

2. 新冠肺炎病人出院时心理护理　向病人及家属详细讲解病人已达到严格出院标准，减轻其心理压力；耐心讲解出院后注意事项；指导病人保持积极乐观的心态；指导病人出门、公共场合戴口罩。

（五）心理评估量表及新冠肺炎病人个案调查表

1. 目前对病人进行心理评估常用且成熟的量表有焦虑评估量表（SAS）和抑郁评估量表（SDS）。

2. 对于新收入院的新冠肺炎病人需进行基本信息及个案情况调查登记，新冠肺炎病例个案调查表详见表4-3。

3. 由于新冠肺炎病人具有较强传染性，因此为了降低医务人员感染的概率，提高医务人员工作效率，有条件的医疗机构可以联合使用智能辅助新冠肺炎问诊量表。

表4-3　新冠肺炎病例个案调查表

问卷编号：　　　　　　　身份证号：

一、基本信息

以下项目与大疫情传染病报告卡相同，相关信息直接转入个案调查信息系统，不需要在信息系统中重新录入，如调查信息与大疫情传染病报告卡信息不一致，请核对后在大疫情报告卡中修改。

1. 姓名　　　若为儿童，则监护人姓名

2. 性别：□男　□女

3. 出生日期：　年　月　日，年龄（如出生日期不详，则实足年龄：　岁）

4. 现住址：　省　　市　　县（区）　　乡（街道）　　村（小区）

5. 联系电话：

6. 发病日期：

7. 诊断日期：

8. 诊断类型：□疑似病例 □临床诊断病例（仅限湖北省）□确诊病例 □阳性检测（无症状感染者）

9. 临床症状严重程度：□无症状感染者 □轻型 □普通型 □重型 □危重型

二、密切接触者情况

姓名	性别	与病人关系	联系方式 1	联系方式 2	现住址	备注

三、发病与就诊

10. 症状与体征：□发热：最高体温 ℃ □寒战 □干咳 □咳痰 □鼻塞 □流涕 □咽痛 □头痛 □乏力 □肌肉酸痛 □关节酸痛 □气促 □呼吸困难 □胸闷 □胸痛 □结膜充血 □恶心 □呕吐 □腹泻 □腹痛 □其他

11. 有无并发症：□有 □无

如有，请选择（可多选）：□脑膜炎 □脑炎 □菌血症 / 脓毒症 □心肌炎 □急性肺损伤 / ARDS □急性肾损伤 □癫痫 □继发细菌性肺炎 □其他

12. 血常规检查是否检测：□否 □是

若是，检测时间： 年 月 日（若多次检测者填写首次检测结果）

检测结果：白细胞数（WBC） ×10^9/L；淋巴细胞数（L） ×10^9/L；淋巴细胞百分比 %；中性粒细胞百分比 %

13. 胸部 X 线检查是否有肺炎影像学特征：□未检测 □无 □有

如有，检查时间 年 月 日

14. 胸部 CT 检查是否有肺炎影像学特征：□未检测 □无 □有

如有，检查时间 年 月 日

15. 发病后是否就诊：□否 □是

如是，首次就诊日期： 年 月 日，就诊医院名称：

16. 是否隔离：□否 □是，如是，隔离开始日期： 年 月 日

17. 是否住院：□否 □是，如是，入院日期： 年 月 日

18. 是否收住 ICU 治疗：□否 □是，如是，入 ICU 日期： 年 月 日

四、危险因素与暴露史

19. 病人是否为以下特定职业人群：□医务人员 □医院其他工作人员 □病原微生物检测人员 □野生动物接触相关人员 □家禽、家畜养殖人员 □其他

20. 病人是否为孕妇： □是 □否

21. 既往病史（可多选）： □无 □高血压 □糖尿病 □心脑血管疾病 □肺部疾病（如哮喘、肺心病、肺纤维化、硅肺等） □慢性肾病 □慢性肝病 □免疫缺陷类疾病 □其他

发病或检测阳性前 14 天是否有以下暴露史：

22. 是否有武汉市及周边地区，或其他有病例报告社区的旅行史或居住史：
□旅行史 □居住史 □否

23. 是否接触过来自武汉市及周边地区，或来自有病例报告社区的发热或有呼吸道症状的人：
□是 □否

24. 是否接触过来自武汉市及周边地区，或其他有病例报告社区的旅行史或居住史的人：
□是 □否

25. 是否有医疗机构就诊史： □否 □是

26. 病人同一家庭、工作单位、托幼机构或学校等集体单位是否有聚集性发病？
□是 □否 □不清楚

27. 是否有医疗机构就诊史： □否 □是

28. 居住地点（村庄/居民楼）周围是否有农贸市场： □是，距离您家大约　　　米
□否 □不清楚

29. 是否去过农贸市场： □是 □否 □不清楚
若去过，病例是农贸市场的： □市场从业人员 □供货/送货商 □消费者 □其他（含送饭、找人、途经等）

五、实验室检测

30. 标本采集与新冠病毒检测情况列表如下（可多选）。

新冠肺炎标本采集检测表

标本类型	采样时间（　年 月 日）	检测结果（阳性/阴性/待测）
咽拭子		
鼻拭子		
痰液		
气管分泌物		
气管吸取物		
肺部灌洗液		
血标本		
粪便		
其他（填写标本名称）		
未采集（不填写采样时间和结果）		

附：智能辅助新冠肺炎问诊量表及判断逻辑

一、问诊量表及流程

通过机器直接发问，快速收集病人基础信息，同时根据病人给出的信息，智能化推送后续需要收集的问题，按需个性化了解病人基本情况。具体问题方案如下。

（一）症状采集

题目类型	先验条件	具体题目	选项答案	选项类型
症状采集	无	是否有以下症状？	发热、咽喉痛、咳嗽、鼻塞、流鼻涕、胸闷、气急、呼吸困难、全身酸痛、乏力、腹泻、都没有	多选互斥：选择"都没有"时不可选择其余选项
症状详情采集	【症状采集】选择答案为发热	目前体温时多少？	＜37.3℃，≥37.3℃	单选
		最高体温是多少？	范围 37.3～42℃	单选
		发热时有没有以下情况？	体温持续不降、体温一直大于38℃、都没有	单选
		发热后有没有吃退热药？	有吃退热药、没有吃退热药	单选
		吃退热药后的体温情况如何？	体温下降、体温下降又升高、体温没有下降	单选
	【症状采集】选择答案为咳嗽	有没有咳痰？	没有咳痰（干咳）、有咳痰	单选
	【症状采集】选择答案为腹泻	有没有腹泻加重？	有、没有	单选
	【症状采集】选择答案为胸闷	有没有胸闷加重？	有、没有	单选
	【症状采集】选择答案为气急	有没有气急加重？	有、没有	单选

（二）症状时长

题目类型	先验条件	具体题目	选项答案	选项类型
症状时长	无	本次不舒服有多久了？	14天以内、14天以上	单选

（三）接触史询问

题目类型	先验条件	具体题目	选项答案	选项类型
接触史	无	近14天有没有以下情况？	有疫区旅游史或居住史 有接触过来自疫区的人员 有接触过疑似或确诊新冠病毒感染者 身边有多人出现发热、乏力、咳嗽、咽痛等 都没有	多选互斥：选择"都没有"时不可选择其余选项

二、判断逻辑

通过机器收集的病人信息，进行规则逻辑判断，并给出医生推荐的智能答案。具体判断逻辑如下：

（一）判断逻辑列表

病人信息	答案序号
（发热/咽喉痛/咳嗽/鼻塞/流鼻涕/胸闷/气急/呼吸困难/全身酸痛/乏力/腹泻）&［有疫区旅游史或居住史/有接触过来自疫区的人员/有接触过疑似或确诊新冠病毒感染者/身边有多人出现发热、乏力、咳嗽、咽痛等］	1
（发热/咽喉痛/咳嗽/鼻塞/流鼻涕/胸闷/气急/呼吸困难/全身酸痛/乏力/腹泻）& 没有接触史	2
没有典型症状 &［有疫区旅游史或居住史/有接触过来自疫区的人员/有接触过疑似或确诊新冠病毒感染者/身边有多人出现发热、乏力、咳嗽、咽痛等］	3
没有典型症状 & 没有接触史	4

说明："/"代表"或"，"&"代表"且"。

（二）智能推荐答案列表

答案序号	智能推荐答案
1	建议立刻去发热门诊就诊，并且佩戴好口罩，做好防护。佩戴医用外科口罩或N95口罩，避免乘坐公共交通工具
2	结合提供的病情症状及接触史特点，建议继续在家监测体温，可适当服用治疗感冒的中成药，注意手卫生，多饮水，以休息为主。若体温持续不退或体温≥37.3℃或不适症状加重，及时就诊
3	建议全家及密切接触者居家隔离至少2周，在家期间建议交流时戴口罩，条件允许时，尽量单独居住或居住在通风良好的单人房间 多休息，多饮水，注意手卫生和常用物品卫生消毒。若出现发热及呼吸道症状，需马上前往医院就诊
4	建议戴口罩、勤洗手，避免人群聚集，减少不必要外出

六、病区人员出入护理管理

病区人员出入管理的评估

1. 病区人员出入的类型
（1）本病区医护和工勤人员。
（2）其他相关病区医护和工勤人员。
（3）其他业务往来的来访者。
（4）病人。
2. 病区人员出入护理管理的干预重点
（1）病人管理：病人进入病区前应佩戴口罩，并进行"三询问"：近期是否去过疫区？是否曾接触过疫区返乡人员？有无发热、咳嗽和乏力？
（2）建立病区出入人员管理登记本，测量体温并登记姓名、身份证号码、体温，是否有疫区接触史，进入目的地。
3. 病人护理重点
（1）日常密切监测病人的体温，呼吸道症状及体征，有异常时及时报告并处置。有发热者引导其去发热门诊就诊，有疫区接触史者立即隔离并上报医院。
（2）住院病房严格执行 24h 门禁制。
（3）疫情期间取消探视制度。
（4）住院期间病人均需按要求严格佩戴口罩，并做好手卫生等防护工作。

第四节　特　殊　护　理

一、新冠肺炎肝功能异常的观察与护理

（一）肝功能损伤判断标准

1. 轻度肝损伤　ALT 40 ～ 200U/L，总胆红素＜ 34.2μmol/L。
2. 中度肝损伤　ALT 200 ～ 500U/L 和（或）总胆红素 34.2 ～ 85.5μmol/L。
3. 重度肝损伤　ALT ＞ 500U/L 和（或）总胆红素＞ 85.5μmol/L。

（二）肝功能损伤的特点

1. 约半数病人合并肝损伤，以 ALT 增高为主，部分病人有轻度黄疸升高。
2. 肝损伤与临床病型、病期有一定的关系。各型新冠肺炎均于病程进展期、极期肝损伤明显，重型、极重型病人的肝损伤相对较重，出现较早。
3. 一般预后良好，不导致肝衰竭。

（三）护理

1.病情监测　密切监测各型新冠肺炎病人病情变化，尤其是在病程的进展期和极期，严密观察有无肝损伤发生，鼓励病人接受和配合无创正压通气治疗，改善低氧血症，减轻对肝脏造成的缺氧损伤。

2.指导病人正确服药　在治疗过程中大量使用如抗生素、抗病毒药、糖皮质激素及水杨酸类退热药等均可不同程度地加重肝脏负担，从而造成肝损害。因此，要教育病人不要擅自用药或增减剂量，以免加重肝脏的损伤或减弱对新冠肺炎的治疗作用。同时，向病人讲解给予护肝药物治疗的重要性，使其积极配合使用。

3.心理护理　了解和掌握新冠肺炎病人肝功能损伤的主要原因和特点，为新冠肺炎合并肝损伤的病人做好心理护理和健康指导，给予病人关心、支持和安慰，可减轻病人心理负担，稳定情绪，使其心情愉快，增强战胜疾病的信心，以便配合治疗，早日康复。

4.饮食指导　在病人合并肝功能损伤时，应给予富含营养易消化的食物，以补充体内营养物质的需要，减轻因肝损伤引起的消化道症状。嘱病人多饮水以促进代谢产物及毒素的排泄。对进食少者给予静脉补充葡萄糖及维生素 C 等，从而增强体质，提高机体免疫力。

5.休息　向病人强调卧床休息可以使肝脏的血流量增加30%～50%，有利于肝细胞的营养，促进肝功能的恢复。避免病人在肝功能损害期活动量过大，增加体力消耗，不利于肝功能的恢复。

6.调动社会支持系统　充分利用病人强大的社会支持系统，调动病人身边的亲戚朋友督促病人按正确治疗方案服药，注意休息，饮食清淡。同时病人由于疾病在身，可能会情绪有所躁动，心情不舒畅，因此家人朋友应该给予更多的体谅，安抚其情绪，使其保持身心愉悦才能有利于病人康复。

二、老年新冠肺炎的护理

老年人机体抵抗力下降，尤其是对于长期合并慢性基础疾病病人，感染新冠病毒后更容易引起身体各个系统的并发症，从而进一步造成心理紧张和身体不适。

（一）老年病人病情监测及临床表现

1.一般老年护理及病情监测详见本章第三节。

2.不典型症状老年人的临床表现

（1）仅以消化系统为首发表现，如轻度食欲缺乏、乏力、精神差、恶心、呕吐、腹泻等。

（2）以神经系统症状为首发表现，如头痛。

（3）以心血管系统症状为首发表现，如心悸、胸闷等。

（4）以眼科症状为首发表现，如结膜炎。

（5）仅有轻度四肢或腰背部肌肉酸痛。

3.合并慢性基础疾病老年人的监测要点

（1）合并心血管疾病老年人监测要点：严密监测生命体征及心电图变化，防止心律失常、心力衰竭等的发生；严密观察心血管药物如洋地黄等使用引起的心律、心率变化，同时注意新冠病毒感染引起的心律、心率变化。

（2）合并慢性阻塞性肺疾病（慢阻肺）老年人监测要点：慢阻肺主要累及老年人的肺脏，以气道、肺实质和肺血管的慢性炎症为特征，引起肺部炎症，新冠病毒的感染会造成肺部炎症的加重。因此，要重点观察老年人的呼吸频率及血氧饱和度，早期发现有无出现呼吸困难及呼吸困难的程度；监测指标要注意血气分析结果，低氧血症轻度表现为动脉血氧分压 60～80mmHg，低氧血症中度表现为动脉血氧分压 40～60mmHg，低氧血症重度表现为动脉血氧分压＜40mmHg。同时注意观察有无慢性呼吸衰竭、肺性脑病、慢性肺源性心脏病等并发症的发生。

（二）护理措施

1.对于有恶心、呕吐表现的老年人，一方面要嘱其多补充水分，防止因丢失水分过多造成机体脱水；另一方面，老年人皮肤条件较差，腹泻容易造成肛周皮肤破损，因此应该重点关注其肛周皮肤情况，必要时给予药膏涂抹。

2.对于合并有冠心病等心血管疾病的老年人，严格控制补液量和速度，防止补液量太多和补液速度太快引起心力衰竭；嘱病人饮食清淡，多吃水果和蔬菜，形成良好的饮食习惯，防止便秘以致排便时用力过度诱发心力衰竭。

3.合并慢阻肺的老年人出现不同程度的呼吸困难时，要严格限制病人的活动程度，防止因新冠病毒感染及活动过度加重喘息和呼吸困难，从而引起呼吸衰竭等一系列并发症。

4.对于有肌肉酸痛、乏力的老年人，要做好防跌倒的护理。在遵循病区出入人员管理标准条件下留陪护人，防止下床如厕活动等跌倒。

5.护士应积极主动帮助老年人进行心理疏导，给予足够的安慰和鼓励；老年人由于听力会有所下降，语速减慢，护士沟通交流要适当放慢语速，增高音量，耐心讲解，细致周到地做好各项基础护理和心理护理。

6.老年人容易产生心理孤独，护士应该换位思考，设身处地地为病人着想，让老年人感受到家和亲人的温暖。

7.确保老年人掌握新冠肺炎的个人防护措施、手卫生要求、卫生和健康习惯，避免共用个人物品，注意通风，落实消毒措施。倡导老年人养成经常洗手的好习惯。

8.针对长期卧床、肢体活动受限的老年人，应进行肢体康复训练，定期翻身，预防深静脉血栓及压疮。

9.慢性疾病老年人管理：提醒患慢性病需要长期服药的老年人要规律服药，不轻易自行换药或停药，有身体不适要及时告知护理人员。同时密切监测血压、血糖、呼吸状况、体重等，观察慢性病老年人身体状况，注意有无用药不足或过量的表现及药物不良反应（特别是直立性低血压、低血糖），预防跌倒。

三、孕产妇新冠肺炎的护理

（一）孕产妇新冠肺炎临床特点

孕产妇是该病毒的易感人群，且妊娠期妇女对病毒性呼吸系统感染的炎症应急反应性明显增高，病情进展快，尤其是中晚期妊娠妇女，易演变为重症病人；因围生期抵抗力下降，易合并感染，需严密监测病情变化。

（二）孕产妇新冠肺炎的病情监测

1. 除普通新冠肺炎病人检测项目外，孕妇还应该每周测体重一次，监测胎心音，每天听诊 3～4 次，发现异常立即报告；观察有无腹痛、胎动、阴道出血等；围生期持续监测记录 PaO_2，动态监测母亲和胎儿的情况。

2. 人工终止妊娠者术后 24h 严密监测阴道排出物，阴道出血情况，宫缩情况，会阴伤口是否有血肿等；每天测量宫底高度，观察恶露及乳房情况，做好会阴、乳房护理。

3. 目前没有证据证实新冠病毒感染分娩的孕产妇是否存在母婴传播风险，因此对感染期母亲分娩新生儿应隔离观察，同时采集咽拭子检测，连续 2 次阴性，1 周内未出现临床表现者方可解除隔离。产妇痊愈前不建议母乳喂养。

4. 心理护理　孕产妇对生命的期待与担忧使自己变得自相矛盾，加上来自病毒感染造成的压力，会造成孕妇较大的情绪波动，甚至导致先兆流产或死胎，危及生命。因此，护士应及时进行疏导沟通，缓解其内心担忧和压力，让其保持身心愉悦，从而有足够的信心和勇气面对未来的生活及即将到来的新生命。

5. 健康指导　无论孕妇、产妇都应保证充足的睡眠，饮食清淡、易消化、高营养。佩戴防护口罩，根据自身情况，选择舒适性比较好的口罩。

四、隔离病区护理要点

（一）环境及隔离要求

1. 病人安置　疑似病人与确诊病人分开安置，疑似病人单间隔离，经病原学确诊的病人可以同室安置，病床距离应大于 1.1m。

2. 隔离要求　在实施标准预防的基础之上采取接触隔离、飞沫隔离及空气隔离等措施。

3. 消毒管理

（1）地面、墙壁消毒：先清除污染物再消毒，用 1000mg/L 含氯消毒液擦拭或喷洒消毒，作用时间不少于 30min，每天 1 次；物体表面消毒方法同前，每天 2 次。

（2）诊疗设施设备表面消毒：先清除污染物再消毒，用 75% 乙醇或消毒湿巾擦拭，每天 2 次。

（3）病房保持空气流通或每天空气消毒 2 次。

（4）病人用品：病人血压计、听诊器等医疗用品专人专用，下一位病人用之前用75%乙醇擦拭2遍以上。疑似病人的床单元用品放双层黄色医疗垃圾袋，并标识"疑似新冠病人用"，由消毒供应中心消毒，确诊病人尽量使用一次性床单元用品。

4.医疗废物　病人生活垃圾应丢在有盖的黄色垃圾桶内，按医疗废物处理。医疗废物用双层黄色医疗垃圾袋盛装。专人、专车收集，按固定路线定时转运并焚烧处理。

（二）病人管理

1.自我防护

（1）病人入院后统一发放并佩戴医用外科口罩，定期更换。

（2）拒绝病人亲友探视和陪护，允许使用通信设备与外界沟通联系。

（3）住院期间，病人禁止串病房，没有必要情况严禁出病房。

2.生活起居

（1）轻症病人的饭盒等生活用品放置在病房门口的专用柜上自行取用。

（2）自觉规范佩戴口罩、正确实施咳嗽礼仪和手卫生等。

（3）病人通过呼叫系统呼叫医生、护士。

（4）新冠病毒不排除粪－口传播和气溶胶传播，病人大小便应确保进入专用卫生间，马桶或坐便器最好有盖子。

（三）医务人员管理

1.医务人员进入隔离病房应严格按照标准正确实施手卫生和穿脱个人防护用品。

2.减少与病人接触的人数

（1）限制进入病人房间的人员，非必要情况不与病人直接接触。

（2）一定时段固定人员在污染区工作，支持或辅助人员不进入污染区。

3.缩短与病人接触的时间

（1）尽量使用纸质的健康教育资料，张贴于病室内，方便病人阅读。

（2）使用电话或对讲机在房间外进行沟通，或可为清醒病人提供白板进行沟通，条件允许时可使用视频。

（3）若无护理操作，与病人保持1m以上的距离，尽量采用呼叫器沟通。

4.减少与病人接触的操作

（1）有条件者采用电子设备监测，通过窗户或中央监测站可看到所有病人监护仪并听到报警。

（2）有条件者使用无线体外监测系统监测体温。

（3）病房门口设立专用柜,护士将相应物资放于专用柜,在护士视线下病人自行领取。

五、出院、转院、死亡病人的护理

（一）新冠肺炎出院病人所带物品的消毒

1. 病人必需品及贵重物品（如手机、手表）必须经过消毒处理后方可带出。酌情选择紫外线灯照射消毒 60min 后，予以 1000mg/L 含氯消毒液或 75% 乙醇擦拭消毒。护士在消毒前写好清单一式两份，病人与护士双方签字，然后送消毒，这样可以避免物品丢失产生纠纷。

2. 新冠肺炎病人出院指导

（1）出院后到对应指定场所隔离 2 周，避免与其他人密切接触，出门必须戴口罩。

（2）保持室内良好通风，注意个人卫生，勤洗手，注意休息和保持良好饮食习惯。

（3）适当增强体育锻炼，保持良好心态，增强抵抗力。

（4）每天测量体温两次，定期随诊，发现异常立即到医院就诊。

（二）死亡病人尸体料理

1. 病人死亡后，要尽量减少尸体移动和搬运，由接受过培训的工作人员在严密防护下及时处理。

2. 用 3000 ～ 5000mg/L 含氯消毒液或 0.5% 过氧乙酸棉球或纱布填塞病人口、鼻、耳、肛门、气管切开处等所有开放通道或创口。

3. 用浸有消毒液的双层布单包裹尸体，装入双层尸体袋中，由民政部门派专用车辆直接送至指定地点尽快火化。

（常飞飞　宫玉翠）

第五章　重症新冠肺炎病人的治疗和护理

第一节　新冠肺炎 ICU 病区设置与护理人力管理

新冠肺炎重症病人病情危急，变化快，常合并多种并发症，严重威胁病人生命。为提升危重症护理质量，提高救治成功率，护理管理者需合理做好 ICU 病区设置和护理人力资源管理。

一、病区设置

病区应因地制宜、合理布局，严格划分污染区、潜在污染区和清洁区。在污染区、潜在污染区和清洁区之间设立缓冲区。各区域张贴醒目标识，防止误入。同时，设置医务人员通道和病人通道，确保不交叉。

二、设备设施

1. 急救物品及药品　配备一定数量的急救车及急救药品、血糖仪、心电监护仪、心电图机、除颤仪、注射泵、输液泵、气管插管用物、负压吸引器、纤维支气管镜、吸氧装置、无创呼吸机、有创呼吸机、血滤机及 ECMO 等设备。

2. 消毒设备　移动或固定式紫外线灯、空气消毒机、床单元消毒设备、空气净化器、喷壶等。

3. 气体及负压设备　准备足够压力的壁氧系统、压缩空气系统及负压系统。

4. 其他设施　电子病历系统、冰箱、治疗车、轮椅、平车等。

三、护理人力配置与排班原则

1. 按照床护比 1 : 6 配置护理人力，建议每班次 4h，合理排班。

2. 护士应具有 ICU 专业背景，有较强的业务能力和较高的职业素养。

3. 身体健康，能承担高强度医疗救治工作。

<h1 style="text-align:center">第二节　临床表现与护理</h1>

重症新冠肺炎是指除了具有发热、呼吸道症状等肺炎表现以外，还伴有呼吸功能障碍或者其他器官功能衰竭。重症肺炎的发生是导致病人发生死亡的重要原因，及时的诊断和治疗是救治重症新冠肺炎的关键。本节重点介绍成人重症新冠肺炎病人的治疗和护理。

一、临床表现

重症新冠肺炎的临床表现详见第一章第三节。

二、重症分型

（一）重型

除了具备普通轻症肺炎的基本症状以外，还符合下列任何一条：

1. 呼吸窘迫，呼吸频率 ≥ 30 次 / 分。

2. 静息状态下，指氧饱和度 ≤ 93%。

3. 动脉血氧分压（PaO_2）/ 吸氧浓度（FiO_2）≤ 300mmHg（1mmHg=0.133kPa）。肺部影像学显示，24 ～ 48h 病灶明显进展 > 50% 者按重型管理。

（二）危重型

符合以下情况之一者：

1. 出现呼吸衰竭，且需要机械通气。

2. 出现休克。

3. 合并其他器官功能衰竭需 ICU 监护治疗。

三、临床治疗

一般治疗内容详见第四章第二节。

（一）治疗原则

在对症治疗的基础上，积极防治并发症，治疗基础疾病，预防继发感染，及时进行器官功能支持。

（二）呼吸支持

1. 氧疗 重型病人应接受鼻导管或面罩吸氧，并及时评估呼吸窘迫和（或）低氧血症是否缓解。

2. 高流量鼻导管氧疗或无创机械通气 当病人接受标准氧疗后呼吸窘迫和（或）低氧血症无法缓解时，可考虑使用高流量鼻导管氧疗或无创通气。然而，此类病人使用无创通气治疗的失败率很高，应进行密切监测。若短时间（1～2h）内病情无改善甚至恶化，应及时进行气管插管和有创机械通气。

3. 有创机械通气 采用肺保护性通气策略，即小潮气量（6～8ml/kg理想体重）和低吸气压力（平台压＜30cmH₂O）进行机械通气，以减少呼吸机相关肺损伤。保持气道温化湿化，避免长时间镇静，早期唤醒病人并进行肺康复治疗。较多病人存在人机不同步，应当及时使用镇静药及肌松剂。根据气道分泌物情况，选择密闭式吸痰，必要时行支气管镜检查采取相应治疗。

4. 挽救治疗 对于严重ARDS病人，建议进行肺复张。在人力资源充足的情况下，每天应进行12h以上的俯卧位通气。俯卧位通气效果不佳者，如条件允许，应尽快考虑体外膜式氧合（ECMO）。其相关指征：①在$FiO_2 \geqslant 90\%$时，氧合指数小于80mmHg，持续3～4h以上；②气道平台压$\geqslant 35cmH_2O$。单纯呼吸衰竭病人，首选VV-ECMO模式；若需要循环支持，则选用VA-ECMO模式。在基础疾病得以控制，心肺功能有恢复迹象时，可开始撤机试验。

（三）循环支持

在充分液体复苏的基础上，改善微循环，使用血管活性药物，密切监测病人血压、心率和尿量的变化，以及动脉血乳酸和碱剩余，必要时进行无创或有创血流动力学监测。在救治过程中，注意液体平衡策略，避免过量和不足。

如果发现病人心率突发增加大于基础值的20%或血压下降大约基础值20%以上时，若伴有皮肤灌注不良和尿量减少等表现时，应密切观察病人是否存在脓毒症休克、消化道出血或心力衰竭等情况。

（四）肾衰竭和肾替代治疗

对于危重型病人，应积极寻找导致肾功能损伤的原因，如低灌注和药物等因素。对于肾衰竭病人的治疗应注重体液平衡、酸碱平衡和电解质平衡，在营养支持治疗方面应注意氮平衡、热量和微量元素等补充。重症病人可选择连续性肾替代治疗（CRRT）。其指征：①高钾血症；②酸中毒；③肺水肿或水负荷过重；④多器官功能不全时的液体管理。

（五）其他治疗措施

可根据病人呼吸困难程度、胸部影像学进展情况，酌情短期内（3～5天）使用糖皮质激素，建议剂量不超过甲泼尼龙 1 ～ 2mg/（kg·d），应当注意较大剂量糖皮质激素的免疫抑制作用会延缓对冠状病毒的清除；可静脉给予血必净每次 100ml，每天 2 次治疗；可使用肠道微生态调节剂，维持肠道微生态平衡，预防继发细菌感染；有条件情况下，对于有高炎症反应的危重病人，可以考虑使用体外血液净化技术；有条件时可采用恢复期血浆治疗。

病人常存在焦虑、恐惧情绪，应加强心理疏导。

第三节　呼吸支持治疗技术

重症新冠肺炎病人的病情发展迅速，随着肺部炎症的进一步影响，病人会出现明显的急性呼吸衰竭（Ⅰ型呼吸衰竭），有效的呼吸支持是确保病人度过急性危险期和康复的关键。临床中常用的呼吸支持手段包括氧气吸入疗法、无创呼吸机支持治疗和有创呼吸机支持治疗。

一、氧气吸入疗法

氧气吸入疗法是采用吸氧装置，通过增加吸入氧浓度，提高肺泡内氧分压，提高动脉血氧分压和血氧饱和度，增加可利用氧的方法。合理的氧疗可减轻呼吸做功和降低缺氧性肺动脉高压，减轻右心负荷。同时可避免严重的低氧血症对中枢神经系统的损害，加速多器官功能衰竭发生，以争取更充分的时间来治疗病人的原发疾病，避免病人发生死亡。

（一）吸氧的方式

临床医护人员应根据病人的组织缺氧情况和氧流量需求情况选择正确的吸氧方式，常见的吸氧包括鼻导管吸氧、普通面罩吸氧、储氧面罩吸氧、文丘里面罩吸氧和经鼻高流量湿化氧疗等。氧流量的一般计算公式：实际吸氧浓度（%）=21+4× 氧流量（L/min）。

1. 氧流量需求在 1 ～ 5L/min，宜选择鼻导管给氧。

2. 氧流量需求在 5 ～ 10L/min，不存在高碳酸血症风险，宜选择普通面罩。

3. 氧流量需求在 6 ～ 15L/min，不存在高碳酸血症风险，宜选择储氧面罩。

4. 氧流量需求在 2 ～ 15L/min，不存在高碳酸血症风险，宜选择文丘里面罩。

5. 氧流量需求在 8 ～ 60L/min，pH ≥ 7.3，可选择经鼻高流量湿化氧疗，氧流量需求≥ 15L/min 者，尤其适用。

（二）吸氧的护理过程

1. 应根据氧疗医嘱及环境情况，准备供氧设备（氧气瓶或中心供氧装置）、流量表、湿化装置、给氧装置及吸氧用物。适用氧气瓶时，应先连接压力表，打开氧气阀，确保氧气瓶内气体压力≥ 0.2MPa。

2.核对病人信息，吸氧时间、吸氧方法及流量。

3.病人取舒适卧位，解释吸氧目的、方法及注意事项。

4.确认流量表、给氧装置（含管路）、湿化装置，连接紧密。

5.调节氧流量，并检查装置是否通畅。

6.佩戴氧疗装置。

（1）使用鼻导管者，应将前端置于病人鼻孔中，深度小于1.5cm。

（2）使用普通面罩者，面罩应置于病人面部，将系带放于枕后，松紧适宜，保持面罩与面部贴合。

（3）使用储氧面罩者，在连接病人前，应检查单项活瓣是否工作正常，调节氧流量，充盈储气袋。应置于病人面部，将系带放于枕后，松紧适宜，保持面罩与面部贴合，使用过程中应保持储气袋充盈避免塌陷。

（4）使用文丘里面罩者，面罩应置于病人面部，将系带放于枕后，松紧适宜，保持面罩与面部贴合。应先设定吸氧浓度，再调节氧流量，氧流量与文丘里装置标记保持一致。

7.停止氧疗时，应先取下鼻导管（面罩、鼻塞），再关闭流量表及氧气开关，停用氧气瓶时，先关闭总开关，释放余氧后，再关闭流量开关。停止经鼻高流量氧疗时，应待装置上的氧浓度降至21%后，再关机，拔除电源、气源；装置冷却后，取下湿化液罐。

（三）吸氧的湿化护理

1.吸氧流量≥4L/min，或环境干燥，呼吸道分泌物多、黏稠不易排出，吸氧流量<4L/min但病人主诉上呼吸道干燥不适时，应给予湿化。

2.吸氧流量>15L/min，采用经鼻高流量湿化氧疗及经气管插管、气管切开等人工气道行氧疗者，宜使用加温湿化。

3.湿化液应使用无菌蒸馏水或灭菌注射用水，并严格无菌操作。

4.宜使用一次性湿化装置。重复使用的湿化装置，其湿化液和湿化瓶的清洁、消毒与更换应遵循WS/T510—2016规定。

（四）氧疗过程中的观察与检测

1.应观察病人的意识状态、心率、呼吸、发绀改善程度及氧疗并发症。

2.应观察鼻腔黏膜情况，黏膜干燥时宜使用水基润滑剂涂抹。

3.应观察管路与病人的连接情况，管道破损、断裂和可见污染时应立即更换。经鼻高流量管路存有积水时，应立即清除。

4.应评价SpO_2或动脉血气分析结果，未达目标SpO_2范围、临床表现或动脉血气分析结果未改善或进一步恶化，应及时告知医生。

二、无创呼吸机的支持治疗

无创正压通气（non-invasive positive pressure ventilation，NIPPV）是指不需要侵入性

或有创性的气管插管或气管切开，只是通过鼻罩、口鼻罩、全面罩或头罩等方式将病人与呼吸机相连接而进行正压辅助通气的技术。通过无创正压通气治疗可以改善呼吸困难的症状，改善肺的氧合功能，有利于病人度过危险期，是一项挽救重症新冠肺炎病人生命的重要治疗措施。由于重症新冠肺炎病人的病情进展迅速，护士必须掌握无创正压人工通气上机前的准备、正确的应用步骤、病情的监测及不良反应和并发症的预防等知识。

（一）无创呼吸机治疗的适应证和禁忌证

1. 适应证　NIPPV 主要适用于轻 - 中度呼吸衰竭的早期救治；也可用于有创→无创通气的序贯治疗和辅助撤机。

（1）病人状况：①神志清醒；②能自主清除气道分泌物；③呼吸急促（频率＞ 25 次 / 分），辅助呼吸肌参与呼吸运动。

（2）血气指标：海平面呼吸室内空气时，动脉血氧分压（PaO_2）＜ 60mmHg 伴或不伴二氧化碳分压（$PaCO_2$）＞ 45mmHg。

2. 禁忌证

（1）绝对禁忌证：心搏骤停或呼吸骤停（微弱），此时需要立即进行心肺复苏、气管插管等生命支持。

（2）相对禁忌证：①意识障碍；②无法自主清除气道分泌物，有误吸的风险；③严重上消化道出血；④血流动力学不稳定；⑤上呼吸道梗阻；⑥未经引流的气胸或纵隔气肿；⑦无法佩戴面罩的情况如面部创伤或畸形；⑧病人不配合。

（二）无创正压通气治疗的护理操作过程

1. 选择治疗场所和监护的强度　进行无创正压通气的重症新冠肺炎病人应以重症监护室为宜，如果在普通病房进行无创正压通气治疗，应设置专门的护士进行病情监护和护理。

2. 病人的健康教育　与有创通气不同，NIPPV 需要病人的合作，因此对病人的教育可以消除恐惧，争取配合，提高病人的依从性与舒适感，也有利于提高病人的应急能力，如在咳嗽、咳痰或呕吐等紧急情况下能够迅速拆除连接，提高安全性。教育的内容包括治疗的作用和目的（缓解症状、帮助康复）；连接和拆除的方法；治疗过程中可能会出现的各种感觉，帮助病人正确区分和客观评价所出现的症状；可能出现的问题及相应措施，如鼻 / 面罩可能使面部有不适感，使用鼻罩时要闭口呼吸，注意咳痰和减少漏气等；指导病人有规律地放松呼吸，以便与呼吸机协调；鼓励主动排痰并指导吐痰的方法；嘱病人出现不适及时通知医务人员等。

3. 病人的体位选择　让病人取半卧位（30°～ 45°）或坐位，使头、颈、肩在同一平面上，头稍向后仰，以保持呼吸道通畅，防止枕头过高使呼吸道变窄，影响气流通过，降低疗效。

4. 选择和试佩戴合适的连接器　由于不同病人的脸型和对连接方法的偏好不一样，应提供不同大小和形状的连接器供病人试用。通常轻症病人可先试用鼻罩，老年或无牙齿的病人口腔支撑能力较差，可尝试使用全面罩。佩戴的过程本身对病人的舒适性和耐受性有影响，建议在吸氧状态下将罩或接口器连接（此时不连接呼吸机或给予持续正压通气，压力为 4 ～ 5cmH$_2$O），摆好位置并调节好头带松紧度后，再连接呼吸机管道，避免在较高的吸气压力状态下佩戴面（鼻）罩。

5. 呼吸机的选择　依据病人的病情选择操作简单、人机同步性高、模式多样、监测内容齐全的呼吸机。

6. 通气参数的初始化和适应性调节　由于病人从完全的自主呼吸过渡到正压通气，需要有一个适应过程，因此通常给予比较低的吸气压力。调节过程是指当病人逐渐适应正压通气后，逐渐增加吸气压，以利于提高舒适性和依从性及保证辅助通气的效果。具体方法：从持续正压通气（4 ～ 5cmH$_2$O）或双相气道正压通气（吸气压 8 ～ 10cmH$_2$O、呼气压 4 ～ 5cmH$_2$O）开始，经过 2 ～ 20min 逐渐增加到合适的治疗水平，建议压力支持 10cmH$_2$O 以上。整个 NIPPV 治疗过程都需要根据病人病情的变化随时调整通气参数，最终达到改善临床状况包括动脉血气的目标。

7. 固定头带　调节好呼吸机模式和参数后，连接鼻罩或面罩，用手固定鼻罩或面罩于适当的位置，调节头带的松紧度，以无明显漏气的最小张力为宜，过松造成漏气，影响效果；过紧影响面部血液循环及造成病人不适，为防止鼻梁、鼻翼两侧皮肤受压破损，可在该处垫上安普贴或泡沫敷料。

8. 病人的密切监测　应用 NIPPV 期间，密切监测是判断疗效、发现不良反应和问题继而调节合理参数的重要措施，是提高病人耐受性和疗效的重要条件，也是避免因 NIPPV 治疗无效而延误气管插管的重要环节。监测内容可根据实施 NIPPV 的场所、导致呼吸衰竭的疾病、是否合并其他并发症等有所不同。常规监测包括临床表现、通气参数和生理学指标。

9. 无创正压通气的疗效评估　起始治疗后 1 ～ 2h 基于临床表现和动脉血气的变化来评价 NIPPV 是否有效，进而对其后的治疗决策起重要作用。评价 NIPPV 有效的最佳指标：①临床表现，气促改善、辅助呼吸肌运动减轻和反常呼吸消失、呼吸频率减慢、心率改善等；②血气分析，PaO$_2$ 和氧合指数改善，PaCO$_2$ 下降，pH 改善。

（三）无创正压通气治疗的注意事项

1. 根据病人的呼吸功能情况，并遵医嘱使用无创正压通气治疗，如病情需要持续 24h 应用无创正压通气，中途间歇时间应 < 30min。

2. 连接的舒适性、紧密性和稳定性对疗效和病人的治疗效果影响非常大，通常对清醒、合作的病人可先使用鼻罩，使用鼻罩者必须保持口腔闭合，配合呼吸机呼吸。而比较严重的呼吸衰竭、不能合作的病人则通常选用面罩通气，此时需观察是否有胃胀气的情况，避免低通气及误吸。

3. 在病人咳嗽剧烈时，应考虑暂时断开呼吸机，并用纸巾捂住嘴巴，以避免气压伤的发生，同时避免飞沫污染环境。

4. 无创正压通气治疗的压力接触面容易产生压力性损伤，所以鼻罩、面罩应固定得松紧合适，同时可适当应用皮肤保护垫以防止压伤。

5. 保持呼吸道湿化，防止干燥。由于病人持续通气，注意持续应用加温加湿器进行湿化。

6. 鼓励病人做有效咳嗽排痰，无力咳嗽排痰者，必要时进行鼻导管吸痰。

7. 无创正压通气病人，宜采取半卧位或坐位，每餐不宜过饱，进食易消化的食物，防止胃内容物反流引起吸入性肺炎和窒息。

8. 若应用 NIPPV 两小时仍没达到预期效果，可考虑尽早建立人工气道改为有创正压通气。

9. 在进行无创通气的过程中，病人呼出含有大量病毒的气体，如果病室内没有良好的通风设备，应加强气体的交换，大量具有传染性的气溶胶悬浮在室内空气中，对医护人员构成极大的威胁，此是导致医护人员感染的重要原因。因此，必须保证室内的通风换气，强调医务人员做好个人防护，操作时必须站在上风口处，避免受到感染。有条件时在呼气阀增加呼吸过滤器，以滤过病毒（图 5-1）。

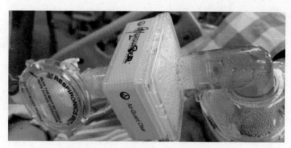

图 5-1　病毒过滤器连接在呼气阀前

（四）无创正压通气治疗的并发症护理

1. 胃胀气　主要是由气道压力过高或反复吞气所引起，多见于使用面罩正压通气的情况，对已发生胃胀气而又需要进行无创正压通气者，可在留置胃管、持续引流下进行无创正压通气。

2. 误吸　口咽部分泌物或呕吐物误吸可以引起和加重肺部感染、呼吸衰竭等产生严重后果。因此，应该注意以预防为主，有误吸倾向的病人应考虑为无创正压通气的禁忌证；一旦误吸发生，应及时鼓励病人咳出吸入物或用吸痰管清除吸入物。同时应用抗菌药物防治感染。

3. 口咽干燥　通过加用加温湿化器，加强呼吸道湿化，间歇喝水，多数病人可以减轻此症状。

4. 鼻面部皮肤损伤　鼻梁及鼻翼两侧皮肤损伤比较常见，主要为长时间鼻 / 面罩压迫所致，间歇松开鼻面罩或轮换使用不同类型的鼻面罩，预防性使用皮肤减压敷料，可以避免此并发症的发生。

5. 漏气　是最常见的问题，可以引起人机不同步，病人出现呼吸困难。因此，必须经常检查鼻罩或面罩与病人连接的部位有无漏气，并及时调整鼻罩、面罩或固定带的张力，以避免漏气。

6. 排痰障碍　进行无创正压人工通气期间，特别是用面罩通气的病人，排痰有困难，建议间歇让病人主动咳痰或用吸痰管吸痰，从而保证痰液引流的通畅。

7. 恐惧　病人对该项治疗的不了解和不适应，导致产生恐惧的心理。因此，在实施前，对病人做好有关该项治疗的解释和指导，是提高病人对无创正压通气适应、消除恐惧的主要方法。另外，成功的举例也有助于消除病人的恐惧心理。

8. 不耐受　是指病人由于接受无创正压通气治疗后，感觉不舒服而不愿接受治疗，这也是无创通气失败的重要原因。

9. 人机不同步　人机不同步造成呼吸对抗，使呼吸困难加重，无法坚持治疗。常见的原因有不能触发吸气、漏气、通气模式和参数设置不合理等。应常规检查漏气量，采用同步触发性能较好的呼吸机和选用同步性能较好的模式，有利于改善人机的同步性。对于呼吸明显增快的病人，较难达到人机同步时，可以先用手控同步或用简易人工呼吸气囊辅助呼吸，使病人的呼吸困难情况得到初步改善后，再连接呼吸机，有利于达到理想的同步。

（五）撤机护理

1. 首先要向病情好转的病人解释脱离呼吸机的目的、过程及配合要求，避免病人产生恐惧和对呼吸机的依赖。并且采用逐渐停用呼吸机的办法，即每天减少上呼吸机的时间，改用鼻导管中流量吸氧，密切观察自主呼吸的情况及血氧饱和度、血气的变化，并逐渐过渡到完全脱离呼吸机。停用呼吸机后仍予以鼻导管吸氧，观察呼吸、血氧饱和度、血气的情况。

2. 脱机后，将病人使用过的一次性头带、面罩等按传染性医疗垃圾集中处理。

三、有创呼吸机支持治疗

在新冠肺炎病人进行无创正压通气治疗效果不佳或者不耐受的情况下，应采用有创呼吸机进行支持治疗。

（一）人工气道的建立

当发现病人有气管插管等有创人工通气的指征时，应立即通知医生，并在通知医生的同时，加大吸入氧浓度，或用手控简易人工呼吸气囊为病人通气，准备插管的用物和药物。用物的准备、术中的配合和术后的护理除按常规进行外，应特别注意，由于新冠肺炎具有强烈的传染性，并且病人呼吸道受到刺激会引发咳嗽而排出带有大量病毒的痰液，加上医护人员在操作过程中，需近距离甚至是零距离地与病人接触，有可能被病人呼吸道分泌物污染而感染新冠病毒。因此，需要特别强调做好消毒隔离与个人的防护工作，所有参与该操作过程的医护人员必须严格按要求穿全套保护装置，如穿隔离衣和防护服，戴帽子、护目镜、N95 口罩、手套、鞋套、全面型呼吸防护器或正压式头套等，防止病人呼吸道分泌物的喷射污染（图 5-2）。

护士要熟练掌握建立人工气道的流程，严格按照操作规程配合医生建立人工气道。同时，呼吸机应装上密封式的吸痰系统，细菌、病毒过滤器和排气系统，以防止机械通气时病人呼出的气散播至环境四周，并在室内积聚，引起院内的交叉感染（图 5-3、图 5-4）。

（二）人工气道的护理

1. 人工气道的固定　保持人工气道与病人的头部处于同一纵轴上，防止气管插管移

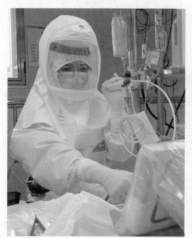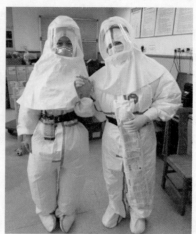

图 5-2　操作人员全套保护装置

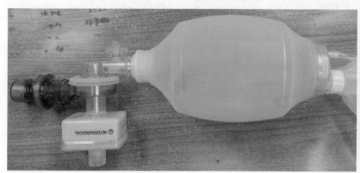

图 5-3　安装病毒过滤器后的简易呼吸球囊

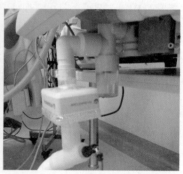

图 5-4　呼吸机呼气端连接病毒过滤器

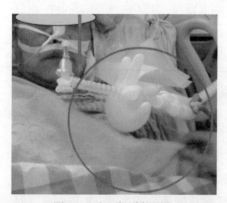

图 5-5　人工气道的固定

位，边带的松紧以容纳一个手指为宜，要注意固定处皮肤的清洁和干燥，固定带如有污染潮湿，应随时更换（图 5-5）。与人工气道连接的呼吸机管道也要适当地固定，防止牵拉使人工气道脱落或移位。护士还应经常检查气管导管或气管套管上的标记以确定导管位置是否正确，也可通过听诊病人肺部以确定两侧肺叶的呼吸音是否对称，或通过 X 线胸片来确定导管的位置。床边常规备有气管插管及气管切开用物，做好随时紧急更换人工气道的准备。

2. 气囊的监测和管理　气囊的压力保持在 25 ～ 30cmH$_2$O，即低于正常的毛细血管灌注压，既可有效封闭气道，又不高于气管黏膜毛细血管灌注压，可预防气道黏膜缺血性损伤及气管食管瘘。如病情需要放气囊，一定要在放置之前吸干净气管及口鼻腔分泌物，也可以采用可冲洗气管插管或套管，定时冲洗、抽吸气囊以上部位的分泌物,防止气囊以上部位的分泌物滑落到深部的肺组织,加重感染。

3. 气道湿化 机械通气时的气道湿化包括主动湿化和被动湿化。主动湿化指在呼吸机管路内应用加热湿化器(图 5-6)进行呼吸气体的加温加湿(包括不含加热导线,含吸气管路加热导线,含吸气呼气双管路加热导线);被动湿化指应用人工鼻(热湿交换器型,图 5-7)吸收病人呼出气的热量和水分进行吸入气体的加温加湿。不论何种湿化,都要求近端气道内的气体温度达到 37℃,相对湿度为 100%,以维持气道黏膜完整、纤毛正常运动及气道分泌物的排出,降低呼吸道感染的发生。人工鼻(热湿交换器型)可较好进行加温加湿,与加热型湿化器相比不增加堵塞呼吸机管路的发生率,并可保持远端呼吸机管路的清洁。

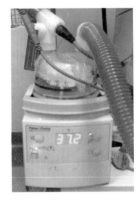
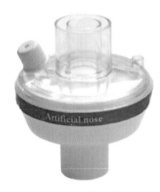

图 5-6 加热湿化器　　　　图 5-7 人工鼻

4. 气道分泌物的处理 每 2h 给病人翻身,并辅以拍背利于气管分泌物的排出,但要注意不能过分用力,防止气胸发生。对于气囊上方的分泌物,可进行持续声门下吸引,以清除声门下至插管气囊之间的分泌物。

(1)吸痰管的选择:对于气道内的分泌物,应采用密闭式吸痰管进行吸除,吸痰管的外径小于气管插管或气管套管内径的 1/2,由于重症新冠肺炎病人伴有严重的低氧血症,吸痰时,若断开呼吸机,会使氧气供给突然中断而导致血氧饱和度迅速下降,并且会增加呼吸道分泌物污染环境的机会,反复脱机吸痰,对 PEEP 治疗效果也有一定的影响,可能加重肺泡损伤和低氧。因此,在呼吸机送气管与人工气道之间连接一个三通接头或使用密封式的吸痰管,使其形成密封式的吸痰系统,既保证吸痰时病人的通气,避免脱机吸痰影响通气效果,加重低氧血症,又防止痰液喷溅引起传播,达到保护病人和医护人员的目的。

(2)吸痰的时机:重症新冠肺炎病人的气道分泌物量可依据其病情和感染情况而不同,护士必须根据痰液的量、性质、气管压力变化、肺部听诊及临床观察结果判断吸痰的需要,强调按需吸痰。一般来说,当病人出现下列情况时应及时吸痰:①清醒病人主诉有痰时;②在正常机械通气下,监护仪显示血氧饱和度突然下降时;③在病人身旁听到明显的痰鸣音或见气管内套内有分泌物时;④ 听诊有痰鸣音或双侧肺呼吸音不对称,有肺不张的可能时。

(3)痰液观察:注意观察痰液的颜色、性状及量,判断是否合并细菌感染,如有出血现象，则应及时止血处理，防止血块堵塞，保持气管通畅。

（4）吸痰过程管理：重症新冠肺炎病人的肺容量减小和肺顺应性下降，影响氧合效果，易出现严重低氧血症，为了减轻因吸痰而导致缺氧加重，护士应注意以下方面：①在吸痰前后调大呼吸机的吸入氧浓度，可给纯氧吸入 1～2min，让病人有一定的氧储备；②采用密闭式吸痰法，在维持机械通气的状态下进行吸引，并防止痰液喷溅引起传染；③吸痰的时间不超过 15s，密切监测病人的血氧饱和度变化，若需反复抽吸，应待血氧饱和度回复正常范围后再进行。④护士应严格执行无菌操作原则，吸痰操作要柔、准、稳、快。插管动作应轻柔，施加负压的同时，边旋转吸引边向外退出吸痰管。

（5）医护人员在吸痰过程中的自我保护（按三级预防）：医护人员应采取以下严格的防护措施。①穿防护服，戴防护头罩或护目镜、N95 口罩、双层手套，穿防护靴等。②吸痰时，操作者宜站在靠近病人头部的地方，同时应采用密闭式吸痰（图 5-8），防止痰液向外喷射到操作者身上引起感染（图 5-9）。③使用一次性吸痰管、吸痰储液袋，更换下来后按感染性医疗废物处置，离开污染区前用双层黄色医疗垃圾袋封装医疗废物，外贴标签注明"传染性疾病"和疾病的名称。由专人、专车收运至指定存放点，不得与一般医疗废物和生活垃圾混放、混装。④医护人员做完吸痰操作后，按消毒隔离程序脱去防护用物，注意洗手、漱口、清洁鼻腔、沐浴更衣。

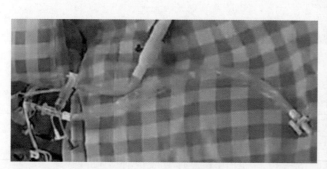

图 5-8　密闭式吸痰管

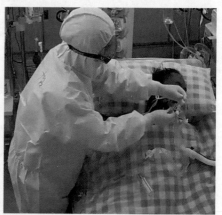

图 5-9　密闭式吸痰操作

（三）有创机械通气的监测护理

重症新冠肺炎病人的病情进展较快，除有肺部功能损害外，部分还会出现心肌和肝肾等多器官功能障碍。故在病人进行机械通气的过程中，除密切观察生命体征和气促改善的情况外，还应特别注意血氧饱和度和气道压力的变化。

1. 密切观察病人的体温、脉搏、心率、血压、末梢循环、呼吸及呼吸机运转是否正常：持续高热或反复发热是本病的临床特点之一，观察热型的变化，警惕其他合并症引致的体温异常。当通气量过大时，胸膜腔内压和肺内压升高，影响回心血量，可使血压下降，调节通气量后血压继续下降者，应监测中心静脉压和单位时间尿量，若有效循环量不足，及时补充。当病人面部出现潮红、心动过速、呼吸深而慢、血压偏高时，应考虑是否通气量不足、缺氧、二氧化碳潴留等问题。及时调整呼吸机，增加潮气量，促进二氧化碳的排出。根据观察病人的呼吸音、血压、脉搏、胸廓运动、皮肤颜色和血气分析，调整通气量和氧浓度。若病人有自主呼吸，应密切观察与呼吸机是否同步，如不同步，其常见原因可有呼吸机调节不当、通气不足、呼吸道痰液阻塞或肺内严重病变等，应及时处理。

2. 严密观察病人的神志情况，在病人缺氧现象得以改善后，可以表现为安静，呼吸节律平稳，昏迷病人逐渐清醒。如果病人表现为神志逐渐模糊、烦躁不安、发绀加重等，应立刻检查机器运转是否正常，呼吸道是否通畅，以及呼吸管道连接处是否严密等，针对发生的情况予以处理。

3. 观察胸部运动的幅度是否对称，如病人突然烦躁、呼吸困难、发绀加重，应考虑是否有气管插管脱落、堵塞、肺不张、气胸发生等情况，必须立即检查并对症处理。

4. 观察呼吸功能，通过对血氧饱和度的监测，可以随时了解病人氧合状况，及时纠正低氧血症。结合血气分析结果，观察病人的呼吸频率、节律、形态及皮肤、口唇、指甲颜色的变化。如病人呼吸急速、表浅，发绀逐渐加重，血氧饱和度明显降低，胸痛，一侧肺部呼吸音降低或消失，应高度警惕有气胸情况的发生。

5. 观察与监听呼吸机的运转情况，准确记录呼吸机工作时的各项监测指标，包括呼吸频率、气道峰压、潮气量、分钟通气量及湿化温度等。

6. 呼吸机报警的原因及处理。处理报警的原则：报警静音后在最短的时间内查明引起报警的原因，进行相应处理，最后复位。切忌在不了解报警原因情况下盲目消除报警。

（1）高压报警原因：提示气道阻力增加、顺应性下降、人工气道或管道出现问题。

1）由病人激动、烦躁不安或想要交谈引起。处理：安慰和稳定病人情绪。

2）由病人咳嗽引起。处理：检查原因，相应处理。

3）病人出现病情变化，如呼吸急促、气道峰压增高、心率增快、血氧饱和度下降等，应考虑有并发症的发生，如气胸、支气管痉挛、肺水肿、肺不张、ARDS等。处理：立即通知医生，协助进行抢救。

4）呼吸机管道内积水过多，管道打折、受压等。处理：清除管道内积水，固定好呼吸机管道，防止打折和受压。

（2）低压报警原因

1）由于气囊漏气、气囊充气不足造成。处理：重新给气囊充气，如气囊破裂，则需要重新更换气管导管。

2）由于呼吸机管道破裂、断开或接头连接不紧造成漏气。处理：首先断开呼吸机，接简易呼吸器进行人工呼吸，再仔细检查管道，接紧管道的接头，如是管道破裂漏气，则马上更换呼吸机管。

（3）低呼气潮气量或低分钟通气量报警原因

1）病人的气管内导管与呼吸机脱开或某处有漏气。处理：接紧呼吸机管道的接头，对有胸腔闭式引流者，需重新设置报警限，调节潮气量以补偿漏气。

2）病人主诉"气不够"。处理：检查吸气流速、潮气量设置是否合适，还是病情本身的问题，做相应处理。

（4）高潮气量或高分钟通气量报警原因

1）病人因为焦虑、疼痛、低氧血症等原因，引起呼吸增快或潮气量增高。处理：按医嘱使用镇静药或止痛药，减轻病人的焦虑和疼痛；检查导致低氧血症的原因，给予相应处理。

2）呼吸机方式设置或调节不当。处理：观察有无人机对抗及呼吸肌疲劳征象，如有，通知医生重新调整通气方式和呼吸机参数。

（四）撤机和拔管的护理

1. 撤机的护理　指导配合和适应的方法，使病人有良好的心理准备。撤机前，一般采用 PSV 的呼吸模式进行自主呼吸试验（SBT），观察病人生命体征及血氧饱和度的变化，有无呼吸肌疲劳的征象，并抽血进行血气分析，如有异常情况，须及时通知医生调整呼吸机参数。

2. 拔管的护理

（1）拔管前向病人讲明拔管的程序及要求，以取得合作，床边备好全套的气管插管、气管切开、简易人工呼吸气囊等抢救物品。

（2）拔管过程：先清除病人的口咽和鼻咽部积存的分泌物，更换吸痰管清除呼吸道内的分泌物；然后让病人深吸气，于吸气末放出气囊内的气体，边在导管内吸痰边快速拔出插管或套管；拔管后立即给予双腔鼻氧管供氧或无创呼吸机序贯通气。

（3）拔管后：按医嘱继续给病人鼻导管吸氧或无创呼吸机通气，观察病人的呼吸、血氧饱和度及血气分析的情况，警惕有无喉头水肿阻塞气管的发生，一旦发生呼吸困难及血氧饱和度下降情况，立即做好重新置管的准备，鼓励病人自行咳嗽排痰，拔管后至少在 2h 内不能进食，同时密切观察生命体征的变化及有无声音嘶哑、咽喉疼痛等情况，及时报告医生处理。

（五）相关并发症

1. 导管易位　插管过深或固定不佳，均可使导管进入支气管。因右主支气管与气管所成角度较小，插管过深进入右主支气管，可造成左侧肺不张及同侧气胸。插管后应立即听诊双肺，如一侧肺呼吸减弱并叩诊呈浊音，提示肺不张；呼吸音减低伴叩诊呈鼓音，提示气胸。发现气胸应立刻处理，同时摄 X 线片确认导管位置。

2. 气道损伤　困难插管和急诊插管容易损伤声门与声带，长期气管插管可以导致声带功能异常，气道松弛。注意插管时动作轻柔、准确，留管时间尽可能缩短可减少类似并发症的发生。气囊充气过多、压力太高，压迫气管，气管黏膜缺血坏死，形成溃疡，可造成出血。应使用低压高容量气囊，避免充气压力过高，有条件者监测气囊压力。

3. 人工气道梗阻　是人工气道最为严重的临床急症，常威胁病人生命。导致气道梗阻的常见原因包括导管扭曲、痰栓或异物阻塞管道、管道坍陷、管道远端开口嵌顿于隆嵴、气管侧壁或支气管。

采取措施防止气道梗阻可能更为重要，认真的护理、密切的观察、及时的更换管道及有效的人工气道护理，对气道梗阻起着防患于未然的作用。一旦发生气道梗阻，应采取以下措施：调整人工气道位置、气囊气体抽出、试验性插入吸痰管。如气道梗阻仍不缓解，则应立即拔除气管插管或气管切开管，然后重新建立人工气道。

4. 气道出血　人工气道的病人出现气道出血，特别是大量鲜红色血液从气道涌出时，此常威胁病人生命，需要紧急处理。气道出血的常见原因包括气道抽吸、气道腐蚀等。一旦出现气道出血，应针对原因，及时处理。

第四节　生命支持技术的护理

一、体外膜式氧合技术

除了常规的呼吸功能辅助治疗以外，体外膜式氧合（extracorporeal membrane oxygenation，ECMO）技术是临床救治重症新冠肺炎的重要治疗手段，ECMO 是重症病人体外生命支持（extracorporeal life support，ECLS）技术较常用的一种，用于部分或完全替代病人心肺功能，使其得以充分休息，从而为原发病的诊治争取时间。

（一）工作原理与治疗作用

1. 工作原理　ECMO 通过泵（其作用类似人工心脏）将血液从体内引至体外，经膜式氧合器（其作用类似人工肺，简称膜肺）进行气体交换之后再将血液回输入体内，完全或部分替代心和（或）肺功能，并使心肺得以充分休息。按照治疗方式和目的，ECMO 主要有静脉 - 静脉 ECMO（VV-ECMO）和静脉 - 动脉 ECMO（VA-ECMO）两种。VV-ECMO 适用于仅需要呼吸支持的病人，VA-ECMO 可同时进行呼吸和循环支持。重症新冠肺炎病人存在严重的呼吸衰竭，VV-ECMO 最为常用。

（1）VV-ECMO：ECMO 引血端（多为股静脉）及回血端（多为颈内静脉）均位于腔静脉内，相当于膜肺与病人肺串联，从而病人动脉血氧含量得以改善。改善程度与以下因素相关：① ECMO 血流量；②静脉回心血量；③再循环血流量，引血端及回血端之间距离过近造成部分回血端血流再循环至 ECMO 引血端，这种再循环血流会减少经膜肺充分氧合的血液进入肺循环，从而影响氧合；④混合静脉血氧饱和度；⑤病人残存肺功能。

尽管 VV-ECMO 不能提供循环支持，但由于其运行中所需正压通气支持压力的降低及冠状动脉氧供的增加，病人的心功能也能在一定程度上得到改善。

（2）VA-ECMO：通过腔静脉（股静脉或颈内静脉）置管，人工泵将体循环血流引至体外，经膜肺氧合后再经股动脉或腋动脉导管回到体内，相当于膜肺与病人肺进行并联。运行过程中的动脉血氧饱和度（SaO_2）受 ECMO 和病人自身心功能的共同影响：当左心室不具有射血功能时，病人 SaO_2 完全由 ECMO 回血端血氧饱和度决定；当左心室具有一定射血功能时，SaO$_2$由来自ECMO和左心室的混合血流血氧含量共同决定。因此当肺功能严重障碍且ECMO回血端位于股动脉时，由于左心室射血血流的氧含量很低，病人存在上半身（冠状动脉、颅内血管及上肢血管供血区）缺氧的潜在危险。如果病人尚有部分残存肺功能，或者ECMO回血端位于主动脉近端，以上风险可规避。

2. 治疗作用　ECMO治疗的终点目标是提供相对于常规机械通气更为有效和安全的支持，为诊断和治疗原发病争取更多的时间，最终改善病人的预后。ECMO有多方面的治疗作用，临床中需要深刻理解ECMO的治疗作用（就像药物的药理作用），综合考虑在不同临床情况下应用ECMO可能给病人带来的益处。

（1）改善氧合与通气：对于常规呼吸支持手段不能维持足够氧合与通气需求的重症呼吸衰竭，利用ECMO可以获得部分或完全呼吸支持，使病人不至于因严重缺氧或二氧化碳潴留而死亡，即所谓的挽救治疗（rescue therapy）。目前大多数ECMO病人属于此应用范畴。

（2）肺休息：在建立ECMO之后应尽快下调潮气量、通气频率等参数以使肺能从常规通气的"工作"状态转换至"休息"状态。对于常规通气可以维持相对稳定的通气与氧合，但需要较高的气道压及FiO$_2$者，或合并气压伤者，为减少肺损伤的风险，可给予ECMO或体外二氧化碳去除（extracorporeal carbon dioxide removal，ECCO$_2$R），同时采用"超保护通气"，也可达到肺休息的目的。

（3）减少人工气道及正压通气的应用：清醒ECMO（awake ECMO）是指利用ECMO替代间歇指令通气，避免人工气道，同时保持病人清醒和自主呼吸的状态。其具有明显的临床优势：避免呼吸机相关性肺炎（VAP）和呼吸机相关肺损伤的发生；减少镇静药的使用，利于进行早期活动；保留自主呼吸，能够促进肺通气的均匀分布，并减少机械通气相关性膈肌功能障碍（VIDD）的发生等。

（二）体外膜式氧合的建立

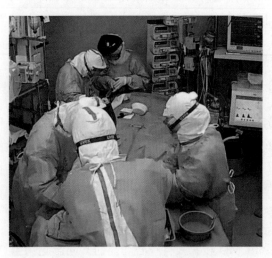

图 5-10　ECMO 建立过程

1. 建立前的准备

（1）环境准备：ICU床旁置管需要有足够的操作空间，限制人数，避免感染。

（2）病人准备：腹股沟双侧备皮。颈内静脉穿刺部位可剃除局部或全部头发，便于穿刺前消毒及置管后护理。股静脉穿刺部位皮肤准备范围为脐到膝盖水平。为预防导管相关血流感染，穿刺置管时应建立最大无菌屏障，无菌铺单须完全覆盖病人及床单元，穿刺前应充分吸痰、固定导管，保证足够的静脉通路并延长静脉通路，以便置管过程中给药（肝素、血管活性药等）时不会影响操作区域（图5-10）。

（3）管路预冲：使用生理盐水预冲管路，因管路及膜肺有肝素涂层，所以不需要使用肝素盐水预冲。如病人存在严重低血容量，为避免引血造成严重低血压，可在预冲后使用血浆、白蛋白或其他胶体液灌满管路。预冲时即开启水箱预热，避免大量低温预冲液短时间进入体内导致低体温的发生。

（4）仪器、物品准备：准备好穿刺置管的用物，准备所需仪器设备（ECMO 主机、手摇泵、水箱、空氧混合器、氧源等）、抢救设备及药物。可配置用物准备核查单（表 5-1）及用物车，便于快速、全面地准备。

（5）备血：常规准备 2U 悬浮红细胞或相应容量负荷的液体。ECMO 开机运行前，应提前补充悬浮红细胞和胶体，以避免开机后血容量减少而出现低血压状态。

表 5-1　ECMO 术前备物清单

（当医生决定给病人进行 ECMO 时请护士准备以下物品）

贵重耗材（专柜保管）			
ECMO 穿刺套包	1 个	体外膜氧合器套包	1 个
动脉管道套包（型号※）	1 个	静脉管道套包（型号※）	1 个
远端灌注管（VA-ECMO）	1 个（6F/8F）	备用导丝（150cm）	1 条
常规消毒物品			
碗包	2 个	消毒液（Ⅲ型）	1 瓶
纱布	10 包	电极贴	4 个
加温水箱			
灭菌注射用水	1000ml	插线板	1 个
预冲耗材			
1000ml 生理盐水	1 个	管道钳	2 把
10ml 注射器	1 个	10ml 生理盐水	1 个
手术衣	2 件	无菌手套（6½、7）	各 2 个
消毒棉签	1 包	耦合剂	1 支
穿刺置管用品			
手术衣	6 件	无菌手套（6½）	3 个
无菌手套（7）	5 个	无菌手套（7½）	2 个
一次性介入手术铺巾	1 包	气管切开包	1 个
2-0 针带线	10 包	5ml 注射器	3 个
50ml 注射器	4 个	胃管注射器	4 个
单腔中心静脉导管	2 个	无菌管道钳	4 把
500ml 生理盐水	4 包	普通肝素（2ml/12 500U）	2 支
2% 利多卡因	1 支	安舒妥透明贴	10 张
弹力胶带（20cm）	2 个	弹力绷带（固定 0.5m）	2 段
超声保护套	1 个	超声耦合剂	1 个

※ 动脉管道（回血管）型号：15F、17F（有 15cm 和 23cm 两种有效长度规格）、19F；静脉管道（引血管）型号：19F、21F、23F。

2. 操作过程的护理配合

（1）置管：有外科切开和经皮穿刺两种方式。在 ICU 通常采用经皮穿刺技术，如穿刺失败应随时改为切开置管。对于成年病人，静脉引血端插管的大小为 21 ～ 23F，静脉回血端插管的大小为 15 ～ 17F。置管后使用床旁超声、胸部 X 线检查了解导管位置。导管位置过浅可导致引血不畅、达不到目标血流量；导管位置过深、与颈内静脉回血导管距离过近，可导致再循环增加，影响氧合效果。穿刺过程中应遵循严格无菌操作。

（2）连接 ECMO 套包：将完成预冲、夹闭循环的 ECMO 系统移至床旁，接通电源，开机并进行流量校零；连接并打开氧气；确定水箱温度达到 37℃。由辅助人员将 ECMO 系统的引血、回血管路递给穿刺操作者，由穿刺操作者将 ECMO 系统引血、回血管路分别与引血、回血导管紧密连接，连接时注意避免管路扭曲、缠绕或者空气进入。

（3）启动 ECMO：全面、仔细检查 ECMO 系统管路连接无误、牢固可靠后，逐渐调高离心泵转速至 1500r/min，打开管路上的血管钳，可见血液引出，经过膜肺后血液迅速变为鲜红色，病人氧合逐渐改善。随后逐渐调到所需的血流量。

（4）管路固定：应用床旁超声确定导管位置合适、ECMO 可正常运转后，对 ECMO 血管内导管进行缝线固定及应用固定器等辅助固定，并使用无菌敷料覆盖，要求走行顺畅，无牵拉、扭曲、打折等。

1）股静脉、股动脉导管固定

A. ECMO 运转后明确导管置入深度正确后，对穿刺口周围进行再次消毒，穿刺口予以荷包缝合，距离穿刺口 5cm、10cm 处分别予以缝合固定。

B. 穿刺口干燥后予以透明敷料覆盖（图 5-11），若伤口有渗血情况，可予以无菌纱布覆盖后加透明敷料覆盖。

C. 在 ECMO 管道后端予以固定夹固定，在其下方皮肤依次粘贴保护膜［透明敷料 + 弹力敷料（2 层）］，应用针线将固定夹四个角分别缝合在保护膜上，防止缝针处渗血（图 5-12）。

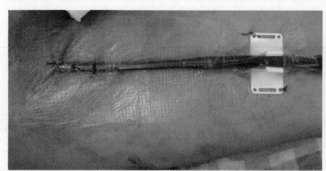 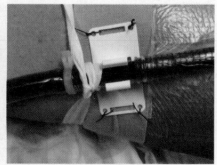

图 5-11　穿刺口以透明敷料覆盖　　　　图 5-12　将固定夹四个角分别缝合在保护膜上

D. 各接头处需下方垫纱布后固定，以免造成皮肤压迫损伤。最后使用弹力绷带将管道妥善固定于大腿处，注意松紧度。

2）颈内静脉导管固定

A. ECMO 运转后术者固定导管，以管路稳定为原则。

B. 穿刺口消毒，穿刺后予以荷包缝合，距离穿刺口 5cm、10cm 处分别予以缝合固定。

C. 穿刺口干燥后予以透明敷料覆盖（图 5-13），若伤口有渗血情况，可予以无菌纱布覆盖后加透明敷料覆盖。

D. 应用棉垫垫在管道下方防压迫。

E. 用弹力绷带环绕额头、管道，环绕位置为眉上及耳上，勿将耳朵包覆进去（图 5-14）。

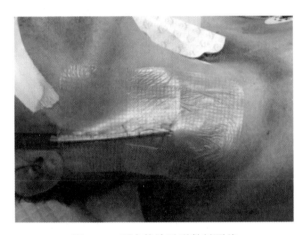

图 5-13　颈内静脉透明敷料覆盖

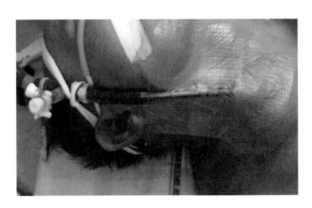

图 5-14　用弹力绷带环绕额头、管道

F. 注意松紧度，避免环绕太紧而造成压迫损伤。

（5）操作完毕，整理记录。循环管道固定：应用皮钳将其固定于床单元，防重力脱出；管道不要被覆盖以便于观察。氧管固定：保证通畅。启用 ECMO 检查记录单、ECMO 运转记录单（表 5-2，表 5-3）。

表 5-2 ECMO 每日检查记录单

病人姓名　　　　　　　性别　　　　　年龄　　　　　床号　　　　　住院号

日期																	
时间	A	P	N	A	P	N	A	P	N	A	P	N	A	P	N
护士交换班检查项目															
主机电源是否在交流电下工作															
主机风扇是否转动															
水箱电源是否正常															
水箱是否运转															
水箱水量是否足够															
空氧混合器接头															
氧气管连接固定															
引流管位置是否渗血															
引流管道外露长度															
回流管位置是否渗血															
回流管道外露长度															
各个三通接头位置															
管道血块检查															
膜肺血块检查															
膜肺排气口是否通畅															
血浆渗漏情况															
膜肺水管连接牢固		–			–			–			–			–	
双下肢大腿周径（cm）（左/右）		–			–			–			–			–	
双下肢小腿周径（cm）（左/右）		–			–			–			–			–	
签名															

表 5-3 ECMO 运转记录单

病人姓名　　　　　　　性别　　　　　年龄　　　　　床号　　　　　住院号

日期/时间											
泵转速（r/min）											
流量（ml/min）											
SvO_2（%）											
SaO_2（%）											
Hb（g/dl）											
Hct（%）											
FiO_2（%）											

续表

日期/时间									
气流量（L）									
肝素用量（U/h）									
ACT（S）									
预设水温									
实测水温									
足背动脉搏动									
肢端皮温									
尿液颜色									
尿量									
签名									

注：SvO$_2$，静脉血氧饱和度；SaO$_2$，动脉血氧饱和度；Hb，血红蛋白；Hct，血细胞比容；FiO$_2$，吸氧浓度；ACT，活化凝血时间。

（三）运行过程中的护理常规

ECMO 运行过程中的护理至关重要，可直接影响 ECMO 的成败。

1. 在 ECMO 运行中，ECMO 管路绷带捆扎后分别固定于腿部或头部，保证引血和回血通畅。避免扭曲和成角。在为病人翻身或活动时固定 ECMO 管路，防止穿刺管滑脱或位置变动。

2. 穿刺口的护理：插管处用无菌敷料覆盖保护，覆盖范围大于穿刺口 10cm，穿刺口有明显渗血时，需用纱布块加压包扎并随时更换敷料，严格执行无菌操作及进行清洁护理。

3. 每班检查并记录 ECMO 穿刺管的外露长度。

4. 密切关注 ECMO 血流量变化，监测 ECMO 管道的血流量、血泵的转速、膜前膜后的氧合情况、管路有无抖动，在一定转速下血流速度较基础降低 0.5L/min，立即通知医生。

5. 在 ECMO 治疗期间，肝素抗凝的目标是抗凝充分，尽量减少血栓的形成，同时避免抗凝过度引起大出血；每 2 ~ 4h 监测活化凝血时间（ACT），根据监测结果调整肝素维持用量，病人有活动性出血时，ACT 的值维持在 130 ~ 180s，无活动性出血时，ACT 值维持在 180 ~ 200s。输注血小板、血浆或大量蛋白后病人会出现凝血功能改变，需要输注之前调整肝素剂量或输注后 30min 测定 ACT。

6. 关注管道是否打折扭曲，其次观察离心泵泵头或膜肺是否有凝血发生；管路进气或漏血时，立即以止血钳钳夹动静脉插管处，阻止气体或血栓进入病人体内，并立即通知医生，立即重新预冲或更换套包。

7. 密切观察病人的生命体征变化：血压、呼吸、心率、神志等情况。定期复查病人的血常规、白蛋白水平、凝血功能、动静脉血气分析。

8. 密切观察病人有无颅内、腹腔内、黏膜或者皮下的出血倾向，尽可能减少不必要的血管穿刺或侵入性操作,给予病人穿刺后需延长按压时间;气道吸引时注意有无气道出血,降低吸引负压;口腔护理使用柔软的洗护用具,避免用物过于粗糙而损伤口腔黏膜引起出血。

9. 充分镇痛镇静,减少对病人的刺激。同时禁用脂性药物,如丙泊酚、脂肪乳等,以减少膜式氧合器堵塞的发生。

10. 转流期间利用保温水箱控制体温于约 37℃,静脉引流负压 ≤ 30mmHg。

11. 给予病人留置或更换尿管、胃管时,需充分润滑管道,在插管时动作要轻柔,避免损伤黏膜引起出血。

12. 做好病人的皮肤护理和生活护理,皮肤受压部位可给予泡沫敷料保护以预防压疮的发生。

(四)紧急情况的处理

临床中罕见的紧急事件包括管道脱出、管路进气、停电且机器无储电、机器故障等。可按图 5-15 进行处理。

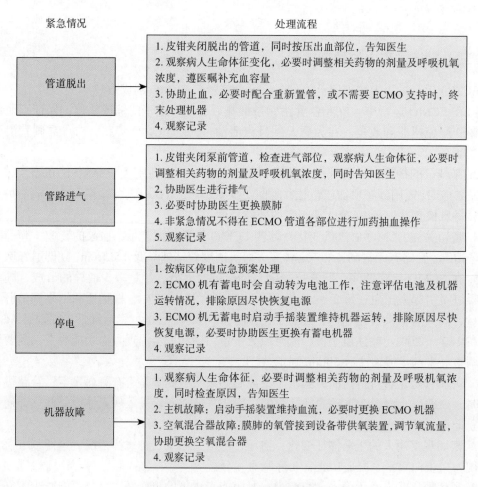

图 5-15　ECMO 应急预案处理流程

（五）撤离护理

1. 评估　由于 ECMO 相关并发症可造成较为严重的临床后果，ECMO 的撤离应尽早进行。目前 ECMO 撤离主要分为 2 种情况。一种情况为出现严重并发症（如颅内出血、消化道出血、ECMO 相关血流感染）、穿刺部位感染、病情不可逆、不可逆的意识障碍等问题；另一种情况为导致此次呼吸衰竭的病因已经去除或改善，且通过其他呼吸支持手段能够满足目前的气体交换需要。对于肺功能恢复情况的评估指标主要参考以下标准：原发病的控制及改善、肺顺应性、二氧化碳清除能力、氧合情况及胸部 X 线片情况等，当上述条件改善后可考虑撤除 ECMO 装置。

撤离前的呼吸机条件应保持在：吸入氧浓度＜ 50%，潮气量为 6 ～ 8ml/kg 的情况下气道峰压＜ 30cmH$_2$O、气道平台压＜ 25cmH$_2$O，PEEP ≤ 10cmH$_2$O，满足上述条件后，可将 ECMO 气流氧浓度降至 21%，若 SaO$_2$ 可以维持 90% 以上，则继续下调 ECMO 血流量至 3 ～ 4L/min，或在不变动 ECMO 气流氧浓度的情况下，直接将 ECMO 血流量下调至 2L/min，观察 24 ～ 48h，若生命体征稳定可考虑试验性脱机。

2. 拔管前准备

（1）病人准备：评估病人的配合程度，协助病人准备体位。拔管前停用肝素至少 30 ～ 60min，以减少拔管过程中及拔管后出血风险。

（2）物品准备：常规消毒物品（碗包、纱布块、消毒液），手术衣，无菌手套，穿刺包，针线，加压绷带等。

3. 拔管管路的撤除

（1）经外科切开后留置的管路，应由外科修补后拔除。

（2）经皮穿刺留置的管路，可局部压迫穿刺口后拔除，但压迫力量不宜过大，以避免插管远端可能存在的血栓脱落，拔管瞬间可有少量血液随拔管溢出，而后适当力度压迫止血。

（3）穿刺部位局部压迫 30min 以上，其间切勿反复观察出血情况，压迫 30min 后仍有出血需继续压迫 20 ～ 30min。

（4）撤除后 6h 以内应：①保持平卧；②减少屈腿、翻身；③翻身采用平板滚动法；④前 2h 以内每半小时检查伤口渗血情况，以后每小时检查 1 次；⑤若为股动脉穿刺，应每小时检查足背动脉搏动情况。撤除后 24h 内可超声评估病人血栓形成情况。

二、连续性肾脏替代治疗

新冠肺炎的防控进入攻坚阶段，重症病人救治是降低病死率的关键环节。目前临床研究结果显示，新冠肺炎病人的急性肾损伤的发生率为 3% ～ 10%，连续性肾脏替代治疗（CRRT）应用率为 9% ～ 23%。并且，新冠肺炎病人存在严重全身炎症反应综合征（systemic inflammatory response syndrome，SIRS），多伴有多器官功能障碍综合征等危及生命的合并症。国家卫健委 2020 年 3 月 4 日发布的《新型冠状病毒肺炎诊疗方案（试行第七版）》，建议合并高炎症反应的危重病人，可以考虑使用血液净化治疗。

CRRT 应用于新冠肺炎治疗的优势如下：①纠正并维持水电解质及酸碱平衡紊乱，维持内环境稳定，提供生命支持；②清除代谢产物等毒性物质；③有效治疗容量超负荷；④有效控制高热；⑤改善炎症状态、内皮功能及免疫状态。因此，合理应用 CRRT 有利于提高重症病人治疗水平，降低病人病死率。

（一）新冠肺炎连续性肾脏替代治疗适应证

1. 合并多器官功能障碍综合征、脓毒血症或感染性休克、ARDS 等高炎症反应的病人。
2. 严重容量负荷及乳酸酸中毒等严重的水电解质和酸碱平衡紊乱者。
3. 合并急性肾损伤，需要血液净化治疗者。
4. 合并新冠肺炎的维持性血液透析病人。
5. 其他：合并新冠肺炎的重症胰腺炎、慢性心力衰竭等病人。

（二）新冠肺炎连续性肾脏替代治疗禁忌证

无绝对禁忌证，但存在以下情况时应慎用。
1. 难以建立合适的血管通路。
2. 难以纠正的低血压。

（三）新冠肺炎连续性肾脏替代治疗时机

在评估 CRRT 适应证和禁忌证基础上，肾脏专科或 ICU 医生和病人及其家属共同决定是否采用和开始 CRRT。下列情况建议进行 CRRT。
1. 药物治疗难以纠正的水电解质及酸碱平衡紊乱。
2. 合并乳酸酸中毒。
3. 合并急性肾损伤。
4. 合并新冠肺炎的维持性血液透析病人未行血液透析治疗 2 天以上。
5. 合并急性肺水肿、ARDS 或 SIRS，以及心力衰竭、重症胰腺炎等建议尽早实施 CRRT。

（四）新冠肺炎连续性肾脏替代治疗模式选择

1. 建议采用连续性静脉 - 静脉血液滤过（continuous veno-venous hemofiltration，CVVH）。若采用后稀释治疗模式，治疗剂量应达到 20 ～ 25ml/（kg·h）。若采用前稀释治疗模式，治疗剂量应增加 5% ～ 10%。

2. 以严重电解质和酸碱平衡紊乱为治疗目的时，可采用 CVVH 或连续性静脉 - 静脉血液透析滤过（continuous veno-venous hemodiafiltration，CVVHDF），并依据病情程度和治疗效果适当增加治疗剂量。

3. 以单纯清除严重容量负荷为治疗目的时，可采用缓慢连续超滤（slow continuous ultrafiltration，SCUF），超滤率一般设定为 2 ～ 5ml/min，可根据临床实际情况适时调整，原则上一次 SCUF 的超滤液总量不宜超过 4L。

4. 以改善炎症状态为治疗目的时，建议采用 CVVH 治疗剂量后稀释 ≥ 35ml/（kg·h），和（或）应用连续性血浆滤过吸附（continuous plasma filtration adsorption，CPFA）治疗，也可根据病情需要并用血液灌流治疗。

5. 治疗严重 ARDS 时，可联合应用 ECMO 治疗。

6. 合并新冠肺炎的维持性血液透析病人，可采用 CVVH 或 CVVHDF，建议治疗时间为隔日 6 ～ 8h。

（五）新冠肺炎病人连续性肾脏替代治疗的抗凝治疗

CRRT 抗凝方案应在充分评估病人凝血状态和是否存在抗凝药物禁忌证的基础上实施。

1. 合并动脉氧分压 < 60mmHg 和（或）组织灌注不足（血乳酸 > 4mmol/L）、代谢性碱中毒、高钠血症及严重肝功能障碍，为枸橼酸局部抗凝治疗的禁忌证。

2. 合并严重肝功能障碍，为应用阿加曲班的禁忌证。

3. 既往存在肝素类药物过敏或肝素诱发血小板减少症（HIT），为肝素和低分子量肝素的禁忌证。

4. 无活动性出血，且凝血功能正常或亢进的病人，建议选择肝素或低分子量肝素。

（1）肝素用法：采用前稀释的病人，首剂量 15 ～ 20mg 静脉注射，追加剂量 5 ～ 10mg/h 持续性静脉输注；采用后稀释的病人，首剂量 20 ～ 30mg 静脉注射，追加剂量 8 ～ 15mg/h 持续性静脉输注；治疗结束前 30 ～ 60min 停止追加。抗凝药物的剂量依据病人的凝血状态个体化调整；治疗时间越长，给予的追加剂量应逐渐减少。

（2）低分子量肝素用法：首剂量 60 ～ 80U/kg 静脉注射，每 4 ～ 6 小时给予 30 ～ 40IU/kg 追加剂量静脉注射，随着治疗时间延长，给予的追加剂量应逐渐减少。

5. 合并活动性出血或高危出血风险的病人

（1）治疗前国际标准化比值（international normalized ratio，INR）≥ 1.5 的病人，可不用抗凝药物。

（2）治疗前 INR < 1.5 的病人

1）无枸橼酸使用禁忌的病人，建议使用标准枸橼酸抗凝方案：4% 枸橼酸钠溶液以血流速度（ml/min）的 1.3 倍剂量于滤器前持续给药，维持滤器后游离钙 0.25 ～ 0.35mmol/L，静脉血游离钙 1.0 ～ 1.35mmol/L，直至 CRRT 治疗结束。不建议采用无钙置换液或透析液的改良枸橼酸抗凝方案。

2）存在使用枸橼酸禁忌，但无阿加曲班禁忌的病人，可使用阿加曲班抗凝，1 ～ 2μg/（kg·min）持续滤器前给药，也可给予一定的首剂量（250μg/kg 左右），控制外周静脉或 CRRT 管路动脉端采血样本的活化部分凝血活酶时间（activated partial thromboplastin time，APTT）或 INR <基础值的 1.5 倍，CRRT 管路静脉端采血样本的 APTT 或 INR 为

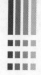

基础值的 1.5 ～ 2.5 倍。

3）合并弥散性血管内凝血（disseminated intravascular coagulation，DIC）的病人补充凝血因子和肝素类药物基础抗凝治疗后，如 INR ＞ 1.5，则不用抗凝药物；如 INR ＜ 1.5 可适当增加肝素类药物剂量。

（六）新冠肺炎病人连续性肾脏替代治疗停止指征与时机

1. 病人生命体征稳定、血流动力学正常、心肺等重要器官功能恢复、水电解质和酸碱平衡紊乱纠正，以及未使用利尿剂每天尿量≥ 1000ml。

2. 仅肾功能未恢复，且新冠肺炎未痊愈的病人，可改为隔日 6 ～ 8h 的间断性治疗。

3. 肾功能未恢复，但新冠肺炎痊愈的病人，可进行血液透析或腹膜透析，直至病人肾功能恢复，或长期维持血液透析或腹膜透析治疗。

第五节 常用药物治疗及护理

在重症新冠肺炎的治疗方面，临床尚无特异的针对性治疗方案，多在对症治疗的基础上，积极防治并发症，治疗基础疾病，预防继发感染，及时进行器官功能支持。由于较多重症病人存在人机不同步的现象，镇静及肌松药常用于辅助治疗，同时还可依据病人的呼吸困难情况和胸部影像学情况酌情使用糖皮质激素。

一、镇痛镇静及肌松药物的使用和护理

机械通气是危重型新冠肺炎病人的常用救治措施，为了保证人工通气顺利进行，促进与呼吸机的协调同步，使病人合作和易于唤醒，配合治疗和护理，常应用镇痛镇静药物辅助治疗。肌松药一般只在镇静基础上应用，由于对黏液清除功能的损害及肌松药可诱发其他并发症，如肺不张、压疮、无意造成的神经压迫、角膜溃疡、深部血栓形成和肌肉瘫痪的倾向等。在护理过程中，要注意观察镇静的深浅，及时调整药物的浓度和速度，尤其是在深度镇静基础上应用肌松药的情况下，病人的自主呼吸被打断，完全依赖呼吸机来维持通气，一旦呼吸机管道与气管插管脱离或呼吸机发生障碍，病人将处于完全无通气的"窒息"状态，如不能及时发现和处理，将威胁病人的生命，要特别做好病人镇静过程的观察和护理。

（一）常规监测

用药后注意每小时监测病人的每分通气量、呼吸频率、外周血氧饱和度、平均动脉压、心率等生命指标。加强对呼吸机参数报警的监测和处理，防止因为呼吸机故障或管道脱落而造成意外事件。同时备好扩容、升压等急救药物，心脏除颤器和呼吸球囊等设备处于备用状态，方便随时进行抢救。

（二）镇静程度的监测

镇静药物的用量多根据病人的体重进行计算，但每个个体对镇静药物的敏感程度存在差异，镇静的程度也各不相同，因此临床护士需严密监测病人的镇静水平，临床常采用RASS 镇静程度评估表（表5-4）进行镇静程度评估，临床常以 -3 ～ -4 分作为镇静满意。如果在治疗过程发现病人烦躁不安、自主呼吸与呼吸机对抗或对呼唤没有反应，在排除静脉通路不通畅、呼吸机故障、呼吸机参数调节不当、呼吸回路漏气、管道积水或气管分泌物阻塞等原因后，应及时通知医生调整用药剂量。

表 5-4　RASS 镇静程度评估表

分值	项目	描述
+4	有攻击性	有暴力行为
+3	非常躁动	试着拔出呼吸管、胃管或静脉滴注导管
+2	躁动焦虑	身体剧烈移动，无法配合呼吸机
+1	不安焦虑	焦虑紧张，但身体只有轻微的移动
0	清醒平静	清醒，自然状态
−1	昏昏欲睡	没有完全清醒，但可保持清醒超过 10s
−2	轻度镇静	无法维持清醒，但可保持清醒超过 10s
−3	中度镇静	对声音有反应
−4	重度镇静	对身体刺激有反应
−5	昏迷	对声音及身体刺激都无反应

（三）安全护理

非计划性拔管是镇静病人常见的不良事件，有些病人会在镇静效果满意的状态下拔除气管插管，而躁动的病人即使应用了药物镇静，也会有意或无意拔除各种管道。因此，在知情同意的基础上，应当适当约束病人肢体，以防止拔管事件的发生。但约束时必须注意松紧适度和有效，持续约束的病人，须每小时松解 15 ～ 30min，并注意观察肢体有无损伤，确保护理安全。

（四）停镇静药物后的护理

由于镇静药物会使病人产生短暂的顺行性记忆缺失，病人对机械通气治疗过程的事情并不了解。因此，在病人清醒或停药后，应详细向病人讲述插管的目的、呼吸机的作用、疾病的转归等，并注意关心和鼓励病人，使其树立战胜疾病的信心。

二、抗病毒药物的使用

抑制病毒复制是控制病情发展的关键环节。然而，目前没有确认有效的抗病毒治疗方法。国家卫健委发布的《新型冠状病毒肺炎诊疗方案（试行第七版）》推荐可试用 α 干扰素、洛匹那韦 / 利托那韦、利巴韦林（建议与干扰素或洛匹那韦 / 利托那韦联合应用）、磷酸氯喹、阿比多尔。

要注意上述药物的不良反应、禁忌证（如患有心脏疾病者禁用磷酸氯喹）以及与其他药物的相互作用等问题。在临床应用中进一步评价目前所试用药物的疗效。不建议同时应用 3 种及以上抗病毒药物，出现不可耐受的毒副作用时应停止使用相关药物。对孕产妇病人的治疗应考虑妊娠周数，尽可能选择对胎儿影响较小的药物，以及是否终止妊娠后再进行治疗等问题，并知情告知。

三、丙种球蛋白的使用与观察

重症病人一个重要的宿主特征是淋巴细胞绝对值减少及辅助性 T 淋巴细胞的比例降低，这可能与病毒介导免疫麻痹密切相关。调节机体免疫能力对这一病理生理过程是另一种药物治疗的尝试，如每天静脉注射丙种球蛋白已成为较普遍的治疗方案，粒细胞集落刺激因子的强化治疗也有一定比例的应用。治疗价值同样尚待足够的病例数据进行客观评价。

丙种球蛋白只能单独应用，禁止与其他药物和液体混合使用。制品一旦开瓶应立刻使用，不得超过 4h，未用完部分不得保留再用。丙种球蛋白在使用前及使用中避免振荡及用力摇动，以免产生泡沫破坏蛋白质成分。输注过程中观察病人有无不良反应的发生。当出现严重不良反应时，需保留输液用物、药品及药品包装以备检查。

第六节　并发症的预防及护理观察

一、缺氧加重

缺氧加重是重症新冠肺炎的最常见并发症之一，临床多表现为呼吸急促、指脉氧饱和度下降、烦躁不安等。

（一）发生原因

缺氧加重可能是由于病人病情严重，肺功能进一步下降，不耐受治疗操作如吸痰、翻身等；同时也可能是由于供氧不足、呼吸机发生障碍等。

（二）预防护理

1. 在实施护理操作前，应注意评估病人的缺氧耐受度，操作轻柔。吸痰前后调高吸入氧浓度，让病人有一定的氧储备，并使用密闭式吸痰管，在维持机械通气情况下进行吸痰，每次吸痰的时间不宜超过15s，须严密观察血氧饱和度情况，须待病人的血氧饱和度恢复到较为理想的状态时，才可以进行再次吸痰，以防加重缺氧。

2. 在给病人做翻身、擦浴等护理操作时，动作幅度不能过大，如果病人的血氧饱和度明显降低，则应暂停操作。

3. 注意呼吸机管道的通畅性和密闭性，固定好相关管道，必要时进行保护性约束，防止非计划性拔管的发生。

二、呼吸机相关性肺炎

呼吸机相关性肺炎（ventilator associated pneumonia，VAP）是指机械通气48h后至拔管后48h内发生的院内获得性肺炎。气管内插管或气管切开导致声门的关闭功能丧失，机械通气病人胃肠内容物反流误吸是发生院内获得性肺炎的主要原因。一旦发生，会明显延长住院时间，增加住院费用，显著增加病死率。

（一）发生原因

发生VAP的危险因素涉及各个方面，可分为病人自身和医疗环境两大类。病人自身方面包括高龄、误吸、基础疾病、免疫功能受损、意识障碍、精神状态失常、严重创伤、电解质紊乱、贫血、营养不良或低蛋白血症、长期卧床、肥胖、吸烟、酗酒等；医疗环境包括ICU滞留时间、有创机械通气时间、侵袭性操作特别是呼吸道侵袭性操作应用、应用升高胃液pH的药物、应用镇静药物和麻醉药物、头部和胸部或上腹部手术、留置胃管、平卧位、交叉感染等，病人通常由于多种因素同时存在或混杂，出现肺炎的发生、发展。

（二）预防护理

1. 病房设置良好的通风设备，如有条件，可使用空气过滤及净化装置。

2. 与器械相关的预防措施

（1）按照规范和使用说明书进行呼吸机清洁与消毒十分必要：呼吸机的消毒主要是指对呼吸机整个气路系统消毒，应遵照卫生行政管理部门对医疗机构的消毒管理规定和呼吸机的说明书规范进行，所有一次性部件使用后应按照相关规定丢弃。

（2）无须定期更换呼吸机管路，污染时及时更换：呼吸机管路污染是导致VAP的外源性因素。既往对是否需要更换呼吸机管路及更换的频率存在争议，新近研究发现，无论7天或2~3天更换，还是不定期更换，VAP的发病率均无明显差别，不定期更换呼吸机管路更经济。因此中华医学会重症医学分会《呼吸机相关性肺炎诊断、预防和治疗指南（2013 版）》推荐机械通气病人无须定期更换呼吸机管路，当管路破损或被污染时应及时更换。保持呼吸回路的密闭性，及时清除呼吸回路的积水。

（3）应采用含加热导丝的加热湿化器（HH）或定时更换热湿交换器（HME）：HH 为主动湿化方式，HME 为被动湿化方式。早期研究表明，HME 较 HH 能降低 VAP 的发病率。随着含加热导丝 HH 在临床的应用，研究发现两种湿化方式对 VAP 的发病率无显著影响。

（4）严格进行内镜消毒对预防 VAP 和防止耐药菌传播具有重要临床意义：由于病理诊断、促进分泌物引流、协助困难气道插管等原因，纤维支气管镜在 ICU 的使用越来越广泛；但纤维支气管镜操作又是 VAP 发生的独立危险因素，在病人间耐药菌的传播中有重要推动作用，因此，纤维支气管镜使用过程中的感染管理显得十分重要。如有条件，建议使用一次性纤维支气管镜。

3. 与操作相关的预防措施

（1）经鼻气管插管可增加鼻窦炎的发病率：当经鼻气管插管病人出现难以解释的发热时，需行影像学检查评估病人是否患有鼻窦炎，并及时治疗。应用药物可预防鼻窦炎，但目前临床研究显示预防鼻窦炎并未降低 VAP 的发病率。鼻窦炎是否是导致 VAP 的高危因素，尚缺乏临床证据证实。

（2）建立人工气道病人均应进行声门下吸引、监测气管内导管的套囊压力：进行声门下分泌物引流可清除套囊上方、声门下区域的分泌物，避免局部细菌繁殖、误吸，从而导致 VAP。气管内导管的套囊应保持一定的压力以防止气道漏气、口咽部分泌物和胃内容物误吸。套囊压力过高会导致气道壁水肿、缺血甚至坏死，一般套囊内压力控制在 $25 \sim 30cmH_2O$（$1cmH_2O=0.098kPa$），可见监测套囊内压力十分必要。研究发现监测套囊内压力与不监测相比，VAP 发病率降低；持续监测套囊内压力与间断监测相比，持续监测更有效降低 VAP 的发生。

（3）体位影响 VAP 的发病率

1）应抬高床头以降低 VAP 的发病率：抬高床头可减少面部水肿、减少胃内容物反流导致的误吸、降低 VAP 的发病率。但是研究发现，多数病人无法持续耐受抬高床头至 45°（实验组 85% 的时间未达标）。因此根据耐受情况抬高床头使病人保持半坐位，减少肠内营养出现反流和误吸，减少 VAP 的发生。

2）俯卧位通气不能降低 VAP 的发病率及病死率：研究显示，昏迷（格拉斯哥昏迷评分 ≤ 9 分）的机械通气病人，行 4h/d 的俯卧位通气不能降低 VAP 的发病率。5 项随机对照试验（randomized controlled trial，RCT）研究荟萃分析显示，与仰卧位相比，俯卧位通气不能降低 VAP 的发病率及病死率。

3）动力床治疗降低 VAP 发病率：动力床是可持续旋转及保持 50° 以上翻转的护理床，动力床疗法包括连续横向旋转治疗、振动治疗和连续姿势的振荡等方法，减少病人因长期卧床而出现的相关并发症。荟萃分析显示动力床治疗可以预防 VAP 的发生。

（4）使用氯己定口腔护理降低 VAP 发病率：病人口腔有大量细菌滋生，人工气道在一定程度上破坏了口鼻腔对细菌的天然屏障，因此应给予机械通气病人有效的口腔护理。研究分别采用 2%、0.2% 及 0.12% 等不同浓度的氯己定护理口腔，结果显示用氯己定进行口腔护理可有效降低 VAP 发病率，对另外 4 项 RCT 研究进行荟萃分析发现，普通口腔护理＋刷洗牙齿＋刷洗舌面并未降低 VAP 发病率。

（5）气管切开的时机不影响 VAP 发病率：气管切开能减少无效腔，增加病人的舒适度，利于口腔护理和气道分泌物引流，有可能缩短机械通气时间。但由于有创性操作可能出现出血、皮下／纵隔气肿及气道狭窄等并发症，因此选择气管切开的时机非常重要。多项 RCT 研究荟萃分析提示，与晚期气管切开相比，早期（＜8 天）气管切开不降低 VAP 发病率。

（6）经鼻肠内营养方式可降低 VAP 发病率：机械通气病人应尽早开始肠内营养，常规监测管饲的速度、量和胃潴留量，避免胃胀气，减少误吸，减少 VAP 的发生。肠内营养的途径对 VAP 的发生也有影响。经十二指肠营养较胃内营养的呕吐率低，且能更早达到营养目标。5 项 RCT 研究荟萃分析发现，经鼻肠内营养与经鼻胃内营养相比，前者可降低 VAP 的发病率。

（7）加强医护人员手卫生可降低 VAP 发病率：研究发现，ICU 医护人员手上定植革兰氏阴性菌和金黄色葡萄球菌的比例分别是 21% 和 64%，这些病原体常可通过医护人员的手感染病人，导致 VAP。多篇回顾性研究表明，对医护人员进行手卫生宣教、提高手卫生依从性可降低 VAP 发病率。同时，加强环境卫生及保护性隔离均在一定程度上切断外源性感染途径，降低 VAP 发病率。

（8）早期康复治疗预防 VAP：早期康复治疗一般指机械通气 24～48h 或度过急性期后开始的康复治疗，包括一般活动康复治疗、呼吸功能康复治疗及电刺激等物理治疗和心理治疗。早期康复治疗有助于病人器官功能正常状态的恢复，防止肌肉无力和肌肉萎缩，但目前尚无康复治疗与 VAP 发病率关系的研究。

4. 药物预防

（1）不推荐常规雾化吸入或静脉使用抗菌药物预防 VAP：雾化吸入抗菌药物可使呼吸道局部达到较高的药物浓度，对全身影响小，2 项 RCT 研究显示，给 VAP 高危人群雾化吸入头孢他啶，并未降低 VAP 发病率。3 项 RCT 研究显示，预防性静脉应用抗菌药物可降低 VAP 的发病率，但并不降低病死率。此类研究病例数少，多为创伤病人，且均未做预防用药后细菌耐药性的评价，故目前不做常规推荐。

（2）使用选择性胃肠道去污染（SDD）或选择性口咽部去污染（SOD）可预防 VAP：RCT 研究结果提示，对机械通气病人进行 SDD 和 SOD 后，虽对机械通气时间、ICU 住院时间和病死率无明显影响，但可降低 VAP 发病率，不增加细菌耐药率，甚至能使呼吸道耐药菌的定植率明显降低。

（3）不建议常规应用肠道益生菌预防 VAP：外源性补充益生菌有菌群调节作用，对胃肠道的结构和功能产生有益的影响。现有研究中有结果提示益生菌可降低 VAP 的发病率，另外有研究则发现 VAP 发病率未降低。就现有 RCT 研究进行荟萃分析显示，肠道益生菌不能降低 VAP 的发病率和病死率。

（4）硫糖铝可降低 VAP 发病率，但消化道出血风险增加：呼吸衰竭的机械通气病人是消化道出血的高危人群，预防应激性溃疡可使病人明显获益。研究表明，与 H_2 受体拮抗剂相比，机械通气病人应用硫糖铝预防应激性溃疡可降低 VAP 的发病率，但消化道出血风险增加。而 H_2 受体拮抗剂与质子泵抑制剂对 VAP 发病率的影响无差别，质子泵抑制剂组的消化道出血风险显著低于对照组。

5. 集束化方案　有利于 VAP 的预防。机械通气病人预防 VAP 的集束化方案最早由美国健康促进研究所（IHI）提出，主要包括抬高床头、每天唤醒和评估能否脱机拔管、预防应激性溃疡和预防深静脉血栓。近年来许多新的措施被加入到集束化方案中，包括口腔护理、清除呼吸机管路的冷凝水、手卫生、戴手套、翻身等。荟萃分析纳入了 4 项研究，结果显示预防 VAP 的集束化方案使 VAP 发病率从（2.7～13.3）例 /1000 机械通气日，降至（0～9.3）例 /1000 机械通气日。在遵循循证医学原则的基础上，可根据本单位具体情况和条件，制订适合自己有效、安全并易于实施的集束化方案。

三、呼吸机相关肺损伤的预防及护理

呼吸机相关肺损伤（ventilator-induced lung injury，VILI）是常见而严重的正压机械通气并发症之一，包括气压伤、容积伤和肺萎陷伤。

了解影响 VILI 发生的各种因素，对于 VILI 的防治具有重要意义。VILI 发生的高危因素可分为病人自身相关因素（内因）和机械通气相关因素（外因）。

（一）病人自身相关因素

1. 基础疾病　基础研究证实，存在基础疾病的肺泡上皮细胞较正常上皮细胞对机械牵张的敏感性增加。病毒性肺炎病人肺气压伤发生率明显高于其他肺炎，可能与其病变重、需要较高压力支持有关，也可能与其原发病所致肺病变不同于其他肺炎有关。

2. 血流动力学因素　肺泡扩张、肺血管未发生相应变化或肺血管血流量减少均可致压力梯度增大，气压伤发生危险性增加。

3. 年龄和性别　研究报道，肺气压伤多发生于年轻病人。早期研究入选 171 例机械通气病人，肺气压伤组病人平均年龄为（38.7±19.4）岁，显著低于未发生肺气压伤组病人，（56.9±15.6）岁。近年临床试验也有类似报道，但具体原因仍不清楚。有可能与年轻病人发生人机对抗比率更高，瞬时气道压增高有关。除年龄因素外，有报道 ARDS 病人行机械通气过程中，男性气压伤发生率显著高于女性，但是该研究中气压伤病人样本数偏少（41例），可信区间范围大，尚不能得出明确结论，仍需进一步研究论证。

（二）机械通气相关因素

1. 通气模式　研究认为，控制通气条件下，人机对抗明显，气道压显著增高，肺气压伤发生率增加，因此建议采用同步间歇指令通气或辅助通气模式减少肺气压伤的发生。然而近期大型临床研究未发现类似结果，不同的通气模式下，肺气压伤发生率无显著差异。

2.气道峰压（PIP）　早期研究多认为 PIP 与肺气压伤的发生密切相关，然而，近年来多项研究并未发现 PIP 与肺气压伤直接相关，这可能与 PIP 受较多因素影响有关，如气道阻力、呼吸系统顺应性、吸气流速、潮气量（VT）及呼气末正压（PEEP）等，并不能够准确反映肺泡扩张程度。

3.平台压（plateau pressure）/ 潮气量（VT）　平台压为吸气末时的气道压，主要与呼吸系统顺应性、VT 及 PEEP 有关，近似吸气末肺泡压，是影响肺泡扩张程度的重要因素之一。根据文献报道，发现平台压 < 35cmH$_2$O 时肺气压伤发生率 < 15%，而且肺气压伤的发生与平台压无显著相关性，主要与原发疾病有关；平台压 > 35cmH$_2$O 时肺气压伤发生率 > 15%，并且随平台压升高，肺气压伤发生率显著增加。临床研究发现，ARDS 病人采取限制 VT 和平台压的通气策略可明显改善预后。1998 年，Amato 等采用不同的 VT（12ml/kg 和 6ml/kg）对 ARDS 病人行机械通气，结果发现大 VT/ 高平台压组病人气胸发生率及病死率显著高于小 VT/ 低平台压组（气胸发生率 42% 比 7%，病死率 71% 比 38%）。

4.跨肺压　跨肺压为肺泡压（Palv）与胸腔压（Ppl）之差，是决定肺泡扩张程度的主要因素。据测定，正常肺组织达到最大扩张程度时的跨肺压为 30～35cmH$_2$O。假设 Ppl 为 0，当平台压 > 30～35cmH$_2$O 时，即可出现肺泡过度扩张；但平台压 > 30～35cmH$_2$O，若同时伴随 Ppl 增高，则不至于肺泡过度扩张。实际上，Ppl 可受多种因素影响，如病人胸壁和肺的顺应性、腹腔压力、体位等。

5.呼气末正压（PEEP）　对 ARDS 病人采用高水平 PEEP 有利于纠正其低氧血症，但是过高的 PEEP 增加肺气压伤发生的危险。早期研究认为，PEEP 在 5～15cmH$_2$O 时治疗效果及安全性能够较好保证，> 15cmH$_2$O 时肺气压伤发生危险及病死率显著增加。但是也有临床研究并未发现 PEEP 与肺气压伤发生有关。事实上，多数研究中 PEEP 与吸氧浓度（FiO$_2$）的选择是依据病人的氧合水平，而氧合水平与肺损伤程度相关，因此肺气压伤发生率较高病人的 PEEP 水平有增高趋势的根本原因可能是肺损伤程度较重，而非压力本身。

6.每分通气量和呼吸频率　关于呼吸频率和每分通气量与肺气压伤的关系的报道相对较少，有基础研究证实每分通气量或呼吸频率增加时肺损伤加重。

（三）预防及护理

严重 VILI 一旦发生，尚无有效的治疗方法，处理困难，病人往往会因此而死亡，因此预防 VILI 的发生至为重要。

1.树立良好的防治意识　应深刻理解 VILI 对病人的危害，熟悉 VILI 发生的高危因素和相应的临床表现，合理设置压力上限水平。机械通气过程中应随时观察有无发生气压伤的证据，做到早期发现、早期处理。

严密观察病人有无胸闷、胸痛、血氧饱和度下降情况，观察两侧胸廓呼吸运动是否对称，如发现病人突然出现大汗、焦虑不安、呼吸急促，甚至气管移位、颈静脉怒张、血压降低等，应考虑有气胸的可能，须立即通知医生和放射科拍摄胸部 X 线片，以明确诊断，并准备胸腔穿刺、闭式引流等抢救物品。

2. 重视通气过程中镇静剂的应用　避免病人对人工通气的抗拒和挣扎。

3. 采用肺保护性通气策略　有较为确切的证据表明，采用小 VT（6～8ml/kg）或限制平台压（不超过 30～35cmH$_2$O）的通气策略可显著降低 ALI/ARDS 病人病死率。在对 VT 和平台压进行限制后，每分通气量降低，PaCO$_2$ 随之升高，但允许在一定范围内高于正常水平，即所谓的允许性高碳酸血症（permissive hypercapnia，PHC）。PHC 策略是为了防止气压伤不得已而为之的做法，毕竟高碳酸血症是一种非生理状态，清醒病人不易耐受，需使用镇静药物。而对脑水肿、脑血管意外等病人，则列为禁忌。

为防止呼气末容积过低时可能发生的肺损伤，可给予一定水平的 PEEP。有研究表明，在 ARDS 病人采用小 VT 通气的同时，以静态压力－容积（P-V）曲线的低位拐点指导 PEEP 水平的调节，病人病死率有降低的可能。

4. 其他方法

（1）尽量降低气道阻力，改善胸肺顺应性，降低内源性呼气末正压（PEEPi）。

（2）减轻病人咳嗽和及时处理人机对抗，有利于降低 PIP。

（3）采用自主呼吸的通气模式，如双相气道正压通气（BiPAP）、压力支持通气（PSV）等，使气道压控制在相对安全的范围。

四、严重气压伤的处理

对于已形成气压伤病人，张力性气胸是危及病人生命的重要原因之一。无论哪一种类型的气胸，一旦确诊，原则上应立即放置胸腔引流管排气减压，以避免向张力性气胸的转化。同时，应尽量下调 VT 和 PEEP，采用自主通气模式，降低通气需求（控制原发病、镇静、降温等），同时密切监测其演变。对于不会立即危及病人生命的其他类型肺气压伤，也应该尽量下调通气参数以减少对肺的过度牵拉，并应密切观察胸部 X 线影像的动态变化，防止发生气胸。

五、窒息的预防与护理

（一）发生原因

1. 气道湿化不足，痰痂形成，短期大量湿化，痰痂遇水发涨，堵塞气管。

2. 血块、食物反流、痰液堵塞，未及时清除引起。

3. 持续镇静加肌松药下进行人工通气，病人自主呼吸完全被打断，呼吸机参数设置不合理。

（二）预防及护理

1. 要注意做好气道湿化，按需吸痰，吸痰时动作轻柔，防止损伤出血。

2. 对于有肺内出血的病人，按医嘱予以止血和及时清理气管内血块，防止堵塞，并取合适体位。

3. 对留置胃管鼻饲的病人，每次鼻饲前，必须要先检查确认胃管是否在胃内，并注意摇高床头 30°～ 45°，缓慢进行鼻饲，防止食物反流。

4. 加强对通气病人的观察和护理，防止呼吸机管道脱落，并及时发现和处理呼吸机故障。同时做好必要的肢体约束，防止病人拔除气管导管。

5. 当发现病人呼吸减慢或停止，全身发绀时，应迅速对窒息原因做出正确判断，进行针对性处理，解除原因，恢复通气。

第七节　营养支持

营养不良多发生于重症新冠肺炎肺损伤期和继发感染期，由于肺部炎症浸润，间质水肿，造成大量蛋白丢失，病人出现低蛋白血症及贫血，若不及时纠正则出现负氮平衡，肌蛋白分解供能，肌肉容积缩小，进而导致肌肉萎缩，造成难以逆转的呼吸衰竭。

呼吸支持和临床营养支持都是重症新冠肺炎病人支持疗法中的重要组成部分，营养支持不再是单纯补充和维持病人的营养，而是保护和支持器官的结构和功能，维持组织与细胞的代谢，参与调节机体的生理功能，防治继发性损伤，促进病人器官功能恢复。

营养支持有肠内和肠外两种途径，肠内营养支持可以经口服和管饲等方式进行，肠外营养支持则通过静脉通路来实施。

一、肠内营养支持

肠内营养支持指的是通过胃肠道供给营养的一种营养支持方式，按照其营养的摄入途径可以分为口服和经导管输入两种，其中经导管输入包括经鼻胃管、鼻十二指肠管、鼻空肠管和胃空肠造瘘管输入。由于重症新冠肺炎大多采用机械通气辅助治疗，故而本部分重点介绍经鼻肠管的肠内营养支持。

一旦确定开始肠内营养，必须建立恰当的肠内营养途径并确定治疗处方。处方包括肠内营养的配方、成分、给予策略和速率。

（一）肠内营养途径

肠内营养制剂最常输入胃（即胃饲），然而，肠内营养制剂也可输入消化道更远端的部分（幽门后），尤其是误吸风险较高的病人或不耐受胃饲的病人。

1. 胃饲　通常是经口胃管或经鼻胃管补充，这类胃管有以下两种类型。

（1）减压管：直径较粗，材质偏硬，临床主要用于给病人进行胃减压，当病人不需要胃减压时其可短时间作为胃饲途径使用，但长期使用病人会有鼻黏膜、食管糜烂和鼻窦炎风险。

（2）喂养管：直径较小，材质较减压管柔软，头端相对较重，置管时通常需要借助导丝。一旦喂养管位置确认无误，应立即移除导丝并绝不可再放入喂养管内。喂养管在病人体内的情况下，导丝重新置入时可能超出喂养管开口并引起肠穿孔。一些喂养管不能用于胃肠减压，因为在负压吸引时软管壁往往会塌陷。

2. 经幽门后喂养　目前已经有一些方法能以盲插的方式将喂养管置入病人的幽门后（通常是十二指肠上部末端或降部），但均有一定技术难度，操作者需进行专门训练。例如，CORPAK 10-10-10 法，置管前 10min 需给病人肌内注射 10mg 甲氧氯普胺，然后以每次推进 5cm 的速度缓慢送入喂养管。喂养管每推进 5cm 均要回抽导丝，通过感受导丝与喂养管管壁的摩擦阻力来判断喂养管是否存在盘曲、打折，最后需 X 线检查确认喂养管头部是否在幽门后。

用于幽门后喂养的喂养管配有 2 个开口。近端开口用于引流，远端开口用于将肠内营养制剂递送入远端十二指肠或近端空肠。这些喂养管穿过胃部进入小肠，但通常需要内镜辅助下安置。幽门后喂养管主要适用于长期不能耐受胃饲、胃出口梗阻、十二指肠梗阻、胃或十二指肠瘘、严重胃食管反流，或由于存在解剖异常肠内营养管无法置入的病人。

（二）肠内营养的配方

有许多可用于肠内营养的产品，产品配方在渗透压、能量密度、每卡热量蛋白含量、电解质、维生素及微量元素等方面多存在一定差异，但绝大部分配方在病人每天摄入热量不少于约 1000kcal 时均能保证提供 100% 的每天维生素和微量元素推荐量。除此之外，不同肠内营养配方的蛋白质提供形式（整蛋白还是预消化）、是否含有纤维素、是否含有某些疾病特需的营养素等也可能存在差异。一般来说，在热量摄入充足的前提下，标准配方的肠内营养制剂能为绝大部分病人提供充足的营养，虽然有一部分病人可能更适用高能量配方或预消化配方的肠内营养制剂。

1. 标准肠内营养制剂　典型特点为等渗液，能量密度约为 1kcal/ml，不含乳糖，整蛋白（非水解蛋白）含量约为 40g/1000ml（40g/1000kcal），非蛋白质热量：氮量约为 130 : 1，寡糖和多聚糖混合物，长链脂肪酸（尽管现在有些配方中含有中链脂肪酸和 ω-3 脂肪酸），含有必需维生素、矿物质和微量营养素。

2. 浓缩高能量配方　危重症病人常需要容量限制，如呼吸衰竭病人或容量超负荷病人。高能量配方的肠内营养制剂对此类病人可能更有利。

除了具有轻度高渗、能量密度大于 1kcal/ml（1.2kcal/ml、1.5kcal/ml 或 2.0kcal/ml）外，浓缩高能量肠内营养制剂的标准成分和标准肠内营养制剂相似。

3. 预消化配方制剂（之前称化学精制、半要素或要素配方）　不同于标准配方的肠内营养制剂，它包含的蛋白质是以水解为短肽的形式存在，糖类也较为简单。同标准配方制剂相比，它的脂肪总量可能更低，中链甘油三酯的比例有所增加，或甘油三酯结构改变，或混含多种脂肪酸。临床用于不能耐受标准配方的肠内营养，如持续腹泻。

（三）肠内营养开始时机

对于危重病人，只要胃肠道解剖与功能允许，建议发病后早期（24 ～ 48h）开始实施肠内营养。

（四）肠内营养的监测

接受管饲的病人有发生体液失衡、肠功能障碍和电解质紊乱的风险。再喂养综合征通常发生于长期营养不良的病人，尤其是伴电解质丢失者（如呕吐、腹泻或肾消耗）。

一直以来，临床上的标准做法都是在增加胃管喂养速率之前检查病人的胃残余量，和（或）定期检查。理论上，监测胃残余量有助于预测并减少病人呕吐的发生率，从而使病人发生肺部感染风险最小化。然而，人们已发现这种做法缺少益处，不再推荐采用。如果测定了胃残余量，则残余量低于500ml时临床医生就不应停止喂养，除非病人出现不耐受的其他征象，如腹胀、恶心或呕吐。

有研究显示，监测胃残余量同病人发生误吸风险的相关性很差，并且可能减少病人热量的摄入。进一步反对常规检测胃残余量的证据来自于一项检验效能充分的非盲试验。在该试验中，有222例接受肠内营养的ICU病人每6小时检测1次胃残余量，当胃残余量超过250ml时调整喂养速度，另外227例接受肠内营养的ICU病人则不检测胃残余量（仅当病人出现呕吐或反流症状时调整喂养速度）。研究显示，未常规检测胃残余量病人组呼吸机相关性肺炎的发生率并没有更高。虽然未检测胃残余量的病人呕吐发生率是检测组的2倍，但病人呕吐总发生率相对较低。两组病人的其他ICU结局，如ICU获得性感染的持续时间、机械通气时间、住院天数、短期和长期病死率均没有显著差异。基于这些研究结果，越来越多的共识认为接受管饲肠内营养的病人若没有临床症状，检测胃残余量是没有必要的，并且可能减少病人热量的摄入。如病人出现临床改变（如腹痛、腹部膨隆、血流动力学或总体情况恶化），则需检测胃残余量。

（五）肠内营养并发症的预防及护理

关于肠内营养引起的不良反应发生率的证据相对缺乏。有限的证据表明最常见的并发症为误吸、腹泻、代谢异常和机械性并发症。

1.误吸　胃肠喂养会增加误吸风险。因为危重症病人往往不能在病危时保护气道。然而，除非误吸引起明显的临床不良结局，如大量误吸引起缺氧或肺炎，否则并不清楚大多数误吸（如微量误吸）能否造成临床有害结局。临床中预防误吸的措施通常包括床头抬高、幽门后喂养或加用促胃肠动力药促进胃排空。

2.腹泻　接受肠内营养的危重症病人腹泻的发生率为15%～18%，而未接受肠内营养的危重症病人只有6%会发生腹泻。其可能与肠运输时间改变或肠道菌群改变有关。对于肠内营养相关性腹泻的病人，如去除可能引起腹泻的病因后腹泻症状仍然未得到改善，添加纤维素是研究最彻底的，也是公认的最好的治疗措施。肠蠕动受损者应慎用纤维素，如使用升压药的病人；理论上认为，高度可溶性短链纤维可通过渗透作用加重腹泻。

3.代谢异常　肠内营养相关的不良代谢性结果包括高血糖、微量营养素缺乏和再喂养综合征。

再喂养综合征指给营养不良病人经口、肠内或胃肠外喂养后，病人体内液体和电解质迅速变化所引起的一种可能致命的情况。它的主要特征标志是严重低磷血症的表现（包括心血管衰竭、呼吸衰竭、横纹肌溶解、癫痫发作和谵妄），另外也可出现低钾血症和低镁血症。

所有肠内营养制剂只含 70% ~ 80% 的水。因此，单凭肠内营养无法满足病人日常所需的水分（使用 1kcal/ml 的配方，如提供 25kcal/kg 的热量，平均能为病人提供的水仅为 20ml/kg）。这可能有益于需要限制液体的病人，但多数病人需要其他水分来源。必须定期及在给药前后用水冲洗喂养管以免堵塞；ICU 病人几乎都有静脉补液来源。这可能就已足够，但应定期监测容量状态。

4. 机械性并发症　便秘是接受肠内营养支持的明确后果。粪便嵌塞不太常见。形成纤维粪石是罕见的并发症，见于接受含纤维素配方肠内营养的病人。肠蠕动障碍的病人（如使用升压药的病人）形成纤维粪石的风险可能较高。此类病人应谨慎使用纤维素。尚不明确粪石的危险因素，其发生率可能很低。便秘或纤维粪石均能导致粪便嵌塞、肠管扩张及穿孔，若不及早治疗还可致死，不过这些后果非常少见。

置鼻胃管或鼻肠管还有可能引发其他机械性并发症，如误置入病人气道。因此困难插管的喂养管必须在经过 X 线检查确认位置后才能使用。

（六）肠内营养的总结与推荐

1. 肠内营养支持是指经肠道供给热量、蛋白质、电解质、维生素、矿物质和液体。

2. 对于开具了肠内营养医嘱的大多数危重症病人，建议选用标准配方的肠内营养（Grade 2B）。例外情况包括：需限制液体摄入量的病人可获益于浓缩高能量配方肠内营养；不耐受标准配方的病人可获益于预消化配方肠内营养；并发严重水和电解质紊乱的肾衰竭病人可获益于高能量、电解质限制配方（即肾病配方）的肠内营养。

3. 不需要在肠内营养中常规添加 ω-3 脂肪酸、抗氧化剂、谷氨酰胺、鸟氨酸酮戊二酸（OKG）、精氨酸、益生元、益生菌、纤维素、β - 羟基 - β - 丁酸甲酯（HMB）和免疫调节剂。正在使用血管升压药的病人要慎用纤维素。

4. 在临床实践中，如果要对危重症病人予以肠内营养，则一般认为可接受的做法如下，起始速率为 10 ~ 30ml/h（采用标准肠内营养配方），持续 6 天，随后逐渐增加至目标速率。只要病人的肠内营养不会被经常中断，如因为病人出现胃残余量高、呕吐或腹泻等问题，那么该方法应当可以使病人在一段合理的时间内达到稳定的目标喂养速度。

5. 对于接受饲管喂养且无症状的病人，没有必要常规检查胃残余量。但如果病人出现临床情况改变（如腹痛、腹部膨隆、血流动力学或总体情况恶化），则需检测胃残余量。

6. 建议所有接受肠内营养的危重症病人均将靠背抬高至 30° ~ 45°（Grade 2C）。即使无法将床头抬高至此角度，也要尽量抬高床头。

7. 对于大部分需接受肠内营养的危重症病人，建议采用胃饲，而不是经幽门后喂养（Grade 2B）。胃饲可以通过口胃管、鼻胃管或经皮胃造瘘管来实施。如果病人无法耐受或禁用胃管喂养，就应采用幽门后喂养，并且可考虑用于误吸风险较高的病人。

二、肠外营养支持

肠外营养（parenteral nutrition，PN）支持是指通过胃肠外途径提供热量、氨基酸、电解质、维生素、矿物质、微量元素及液体。本部分主要总结肠外营养的通路、处方、监测及并发症等内容。

（一）肠外营养的适应证与禁忌证

1. 适应证　胃肠道功能障碍；由于手术或解剖问题，胃肠道禁止使用；存在尚未控制的腹部情况，如腹腔感染、肠梗阻、肠瘘等。

2. 禁忌证　高渗透压、重度高血糖、重度电解质紊乱、容量超负荷、静脉通路不足和不恰当地尝试肠内营养。

（二）肠外营养的启动

要启动肠外营养，就必须建立合适的通路并确定相应处方（即其中的具体成分和输注速率）。美国肠外营养学会建议，当病人已明显可耐受肠内营养时，就应逐渐减少肠外营养，并在肠内营养可满足病人60%以上的营养需求时停止肠外营养。

1. 通路

（1）若肠外营养需持续进行多日，则必须通过中心静脉导管输注，因为外周静脉不能耐受高渗透负荷。若肠外营养配方被更大幅度地稀释，也可经外周静脉输注，称为经外周静脉肠外营养（peripheral parenteral nutrition，PPN）。因为在ICU易于建立中心静脉通路，而PPN常需输注大量液体，且病人难以从短期肠外营养中获益，故很少用到PPN。

（2）如果使用的是多腔中心静脉导管，应专门留一根管道输注肠外营养。另外，应尽可能减少导管操作。这些干预措施有可能减少与肠外营养有关的感染性并发症。若病人已置入了中心静脉导管（central venous catheter，CVC），通常不需新的CVC，除非在使用已有管路期间发生了败血症。

2. 处方　美国肠外营养学会推荐，应由医生、营养师、药师及护士组成的多学科医疗团队来制订肠外营养处方。肠外营养的处方较为复杂，需要有关营养素代谢和溶质相容性等方面的专业知识，故不应由未受过专门训练的医生或药师来开具处方或配制。

肠外营养制剂是混合溶液，含有葡萄糖、氨基酸、电解质、维生素、矿物质及微量元素。脂肪乳可以单独输注，也可加入到混合溶液中一起输注。不过，大多数专家更偏好使用混合了全部3类营养物质的肠外营养液，即所谓的全营养混合液（total nutrient admixture，TNA）或3合1肠外营养液。应根据每位病人对营养和液体的具体需求，来调整肠外营养的确切成分和输注速率。

3. 肠外营养液的配制　将脂肪乳剂、氨基酸、糖类、电解质、微量元素及维生素混合于一个口袋中，称为全营养混合液（TNA）。这种配制技术又称（all in one，AIO），是3

合 1 混合液（three in one，TIO）的发展。

（1）配液前准备：配液前将所有物品准备齐全，避免因多次走动而增加污染的机会。检查所有的药液有无变质、浑浊，有无絮状物，瓶子有无裂缝，瓶口有无松动，并经第 2 人核对后才可加药。检查 3L 袋的外包装输液袋、管道有无破损，并检查有效期。

（2）混合的顺序：①将微量元素和电解质加入氨基酸溶液中；②将磷酸盐、胰岛素加入葡萄糖注射液中；③将水溶性维生素和脂溶性维生素加入脂肪乳剂中；④用 3L 静脉营养大袋把加入添加剂的液体按葡萄糖、氨基酸、脂肪乳剂的顺序进行混合，并不断地摇动，使之均匀混合。混合后的混合液中葡萄糖的最终浓度为 10% ~ 20%，能获得相容性稳定的 TNA。

（3）注意事项

1）必须进行无菌操作，有条件者应由药房或制剂室完成或在病房内设有专门的配制室，在层流台（LAF）进行配制，配备专职药师或护士。

2）钙剂和磷酸盐应分别在不同溶液内稀释，以免发生反应，产生磷酸钙沉淀。故在加入葡萄糖和氨基酸以后应肉眼检查有无沉淀生成，确认无沉淀再加。

3）TNA 中不应加入其他药物，除非已有证实不影响其相容稳定性的验证或报道。

4）TNA 最好现配现用，经外周静脉通路（PVC）一般在 24h 内输完，最多不超过 48h。

5）配好的 TNA 应注明病人床号、姓名及配制时间和配制者姓名。

（三）肠外营养的监测

肠外营养的常规监测包括测定液体出入量及某些实验室检查。合理的做法是每天测定血清电解质、葡萄糖、钙、镁和磷酸盐水平，直到这些指标稳定，若病人有发生再喂养综合征的高风险或已经出现相关表现，可以增加检测频率。在治疗期间至少 1 周测定 1 次氨基转移酶、胆红素及甘油三酯。应在开始肠外营养或改变肠外营养液成分后短时间增加检测次数。应根据病人的疾病严重程度、稳定性及出现某些营养素缺乏的风险，调整监测频率。

（四）并发症的观察与护理

接受肠外营养支持的病人有发生感染、不良代谢反应及静脉通路相关并发症的风险。有证据显示，临床实践指南、标准治疗方案及多学科小组监管可减少肠外营养的并发症及总花费。

1. 血流感染　在有 TPN 指征时，需要建立中心静脉通路，因为 TPN 通常是经外周中心静脉导管（PICC）或 CVC 给予。与留置中心静脉导管但未接受肠外营养的病人相比，接受肠外营养治疗的病人发生血流感染（细菌性和真菌性）的风险增加。

在接受肠外营养的病人中，与血流感染独立相关的因素包括病人卫生状况差、中心静脉导管在急诊环境下置入、疾病严重程度较高及中心静脉导管留置时间较长（后两者的相关程度较低）。与之相比，安置中心静脉导管时恰当的用手卫生和最大程度的屏障防护措施可减少血流感染。

2. 不良代谢反应　肠外营养可出现一些代谢并发症，包括高血糖、血清电解质改变、宏量营养素或微量营养素过量或缺乏、再喂养综合征、Wernicke 脑病及肝功能障碍。常规监测血清葡萄糖、电解质及容量状态或许能尽量降低这些并发症的影响。

（1）在接受肠外营养的病人中，高血糖尤为常见。存在高血糖的危重病人比血糖正常的病人有更高的病死率。在 ICU 中，常采用更宽松的血糖控制方案，如目标血糖范围为 7.8 ～ 10.0mmol/L 的方案。

（2）当营养不良病人（如厌食、酗酒）接受经口、肠内或肠外喂养时，液体和电解质的迅速改变会引起再喂养综合征这种可能致命的疾病。持续电解质丢失（如腹泻、呕吐和瘘引起）的病人发生再喂养综合征的风险增加。该病的界定主要是通过重度低磷血症的表现（包括呼吸衰竭、心血管衰竭、横纹肌溶解、癫痫发作及谵妄），但病人也可发生低钾血症、低镁血症和 Wernicke 脑病。

采取以下措施可以避免再喂养综合征：给予接近且高于静息能量消耗的初始热量来恢复体重，避免过快增加每天热量摄入，并且密切监测病人的临床和生化情况。通过积极纠正电解质异常（尤其是血磷水平），并监测和治疗心血管及肺部并发症，可减少再喂养综合征的并发症。

如果发生了再喂养综合征，临床医生应立刻减缓营养补充，并积极纠正低磷血症和其他电解质异常，同时评估心血管系统。有明显水肿或血清磷水平低于 2mg/dl 的中度至重度病人应住院通过静脉纠正电解质缺乏。

（3）静脉通路：肠外营养需要静脉通路，而静脉通路有可能引起某些并发症，如出血、血管损伤、气胸、静脉血栓形成、心律失常及空气栓塞。故要求术者有一定经验，尝试置入超过 3 次时，机械并发症发生率高至 6 倍。因此，中心静脉置管时，若尝试 3 次穿刺静脉或插入导管均失败，术者最好寻求援助。实时二维超声引导优于体表标志引导盲插，只要有设备和相关经验，都推荐该技术，特别是中心静脉导管插入颈内静脉时。穿刺成功后需确定导管位置后再使用。

静脉空气栓塞是一个严重且不易识别的中心静脉置管并发症，尤其是用大口径导管时，静脉空气栓塞可发生在中心静脉导管插入、留置或拔出时。头低足高仰卧位、Valsalva 动作、穿刺针/导管及时闭塞及各连接处紧密相连，有助于在中心静脉置管过程中避免这种并发症。中心静脉导管拔除前，病人应取仰卧位。应在呼气时拔出中心静脉导管，此时胸内压大于大气压。拔除导管后，应用力压迫至少 1min。

（五）肠外营养总结与推荐

1. 肠外营养制剂是混合溶液，含葡萄糖、氨基酸、电解质、维生素、矿物质及微量元素。脂肪乳可单独输注，也可加入到混合溶液中（即全营养混合液或 3 合 1 混合液）。

2. 肠外营养处方应由多学科小组制订，该小组成员应具备专业知识，能根据每位病人的需求来调整肠外营养成分和输注速度，不能凭未经此方面专业培训的临床医生个人决定。

3. 对于接受肠外营养的危重症病人，建议在配方中纳入多种维生素和微量元素（Grade

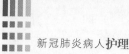

2B）。这些物质一般已被纳为肠外营养的成分，并且在以单位剂量给药的多种维生素和多种微量元素溶液中也有。尚未确定营养素的最佳混合比例。

4. 肠外营养的常规监测包括测定液体出入量及某些实验室检查。

5. 接受肠外营养支持的病人有发生感染、不良代谢反应及静脉通路相关并发症的风险。

第八节 康 复 护 理

重症新冠肺炎不同于普通的社区获得性肺炎（CAP）、医院获得性肺炎（HAP/VAP），它具有很强的传染性，国家已将新型冠状病毒感染的肺炎纳入《中华人民共和国传染病防治法》规定的乙类传染病，并采用甲类传染病的预防、控制措施，现阶段的主要目标仍以预防、防控、救治为主。因此，在进行该类病人的康复护理时，如有条件，医护人员应早期介入，但是必须在符合隔离要求、做好防护措施的前提下实施康复护理。

（一）康复目标

1. 改善通气状况，维护现存功能　呼吸功能训练与呼吸肌有氧训练和整体运动康复训练关系密切。早期可通过腹式呼吸训练、呼吸肌训练、缩唇呼吸训练、咳嗽训练、放松训练、体位引流等改善肺功能。

2. 早日促进身体功能恢复　不能进行有效锻炼的病人，可使用经皮神经肌肉电刺激，促进骨骼肌生长、增强肌肉力量和耐力。在训练之前要进行心肺功能的评估，包括病人的主观感受和专业设备的评价，从而获得训练的尺度。其目的是既要保证训练的有效性，又要保证安全性。

3. 预防并发症　①严重的肌萎缩和肌无力；②关节僵直、挛缩；③内分泌系统改变；④深静脉血栓（DVT）；⑤控制肺炎和预防呼吸机相关性肺炎（VAP）的发生。

（二）基本原则

1. 多学科合作，进行心肺功能评估。综合评估病人，全面进行病例分析、检查、检验等，制订预期目标和治疗计划。

2. 保证仪器设备正常运转，注意输液管和导管的放置、呼吸机管道管理，关注心率、血压、血氧饱和度及病人反应。

3. 治疗要循序渐进。

4. 保护自己及病人，防止传染。

（三）康复介入时机及暂停指征

1. 康复介入时机　除了满足隔离及感染控制的一般要求外，还应符合以下要求。

（1）血流动力学及呼吸功能稳定。

（2）入重症医学科 24～48h 后符合以下标准：心率＞40 次/分或＜120 次/分；收缩压（SBP）≥ 90mmHg 或 ≤ 180mmHg，和（或）舒张压（DBP）≤ 100mmHg，平均动脉压（MBP）≥ 65mmHg 或 ≤ 110mmHg；呼吸频率 ≤ 25 次/分；血氧饱和度 ≥ 90%，机械通气吸入氧浓度（FiO_2）≤ 60%，呼气末正压 ≤ 10cmH$_2$O；使用小剂量血管活性药物支持，多巴胺 ≤ 10mg/（kg·min）或去甲肾上腺素/肾上腺素 ≤ 0.1mg/（kg·min），即可实施康复介入。

（3）生命体征稳定的病人，可逐渐过渡到每天选择适当时间保持离床、坐位、站位、躯干控制、移动活动、耐力训练及适宜的物理治疗等。

2. 康复暂停指征 生命体征明显波动，疾病有可能进一步恶化危及生命时宜暂停康复治疗。

（1）心率：静息心率的基础上下降＞20%；心率＜40 次/分或＞130 次/分；出现新的心律失常；急性心肌梗死；急性心力衰竭。

（2）血压：SDP ＞ 180mmHg 或 DBP ＞ 110mmHg 或有直立性低血压；MAP ＜ 65mmHg；新使用血管活性药或使用血管活性药物剂量增加。

（3）呼吸情况：呼吸频率＜5 次/分或＞30 次/分或出现呼吸困难，SpO$_2$＜88%，FiO_2 ≥ 60%，呼气末正压 ≥ 10cmH$_2$O；人机对抗。

（4）其他方面：镇静或昏迷；病人明显躁动，需要加强镇静药物剂量，RASS 镇静程度评估表评分＞2 分；病人不能耐受活动方案；病人拒绝活动；存在其他预后险恶的因素；或有明显胸闷胸痛、气急、眩晕、显著乏力等不适症状；或有未经处理的不稳定性骨折等，也应暂时中止康复技术操作。

（四）康复护理评估

1. 一般状况评估 生命体征、面容与表情、体位、皮肤、动脉血气分析、胸部 X 线检查、CT、肺功能检查等。

2. 运动感觉评估

（1）活动度评估。

（2）肌力评估。

（3）平衡功能评定：主观评定以观察、量表为主，客观评定主要使用平衡测试仪评定。

（4）运动能力测试：可选择 6 分钟步行测试，其能间接反映受试者摄氧能力和耐力，可根据评定结果制订个体化康复治疗方案。

（5）呼吸功能评估：评估病人呼吸是否费力。通常观察病人表情，若有鼻翼扩张、脸色苍白、辅助呼吸肌参与、呼吸方式改变、呼吸声异常等，则提示有呼吸窘迫。

（6）感觉的评估：评估病人皮肤的轻触觉、针刺觉及深感觉。

3. 意识障碍评估

（1）量表评估：评估量表包括格拉斯哥昏迷量表（Glasgow coma scale，GCS）、FOUR 量表（full outline of un-responsiveness）、CRS-R 量表（coma recovery scale-revised）、WHIM

量表（Wessex head injury matrix）、SMART 量表（sensory modality assessment and rehabilitaion technique）。临床上急性期意识障碍采用格拉斯哥昏迷量表较多。慢性期意识障碍推荐采用 CRS-R 量表。

（2）脑功能检测技术：如脑血流动力学、脑氧代谢监测及许多基于脑电的分析技术。

（3）功能磁共振（fMRI）。

4. 吞咽障碍评估

（1）吞咽障碍筛查评估：①观察症状，进食、饮水时呛咳，流涎，食物或唾液从气管套管溢出，食物滞留在口腔内等；②问卷调查，如进食评估问卷调查等；③饮水试验，也可采用改良饮水试验；④反复唾液吞咽试验，评估反复吞咽的能力；⑤其他，多伦多床旁吞咽障碍筛查试验、临床护理用吞咽功能评估工具等。不同筛查方法联合应用有助于提高筛查试验的敏感性和特异性，临床上容易漏诊隐匿性误吸。

（2）吞咽障碍临床评估：包括全面病史、口颜面和喉部功能评估及进食评估三部分，可结合临床吞咽功能评估表、改良吞咽障碍能力评价表等进行。

（3）吞咽障碍仪器评估：吞咽造影录像检查（VFSS）和吞咽纤维内镜检查（FEES）是确定吞咽障碍的金标准，能直观、准确地评估咀嚼期、口腔期、咽期和食管期的吞咽情况。

5. 肺功能评估　肺功能检查包括肺容积、肺通气、弥散功能测定及气道激发试验、气道舒张试验，重症病人肺功能估结果需结合临床评估。

（1）利用气体稀释法和体积描记法测定或计算肺总量（TLC）、功能残气量（FRC）、残气容积（RV）、肺活量（VC）和残总比（RV/TLC）。对于严重气道阻塞和肺内气体分布不均的病人，气体稀释法所测得的 FRC 会低于体积描记法，可能影响制订康复方案和评估预后，须结合临床。

（2）肺通气检查：包括用力肺活量（FVC）、第 1 秒用力呼气容积（FEV_1）、呼气峰值流速（PEF）、最大自主通气量（MVV）。MVV 与 FEV_1 具有较好的线性关系，可用于综合评价肺通气功能储备。

（3）弥散功能：可辅助诊断、评价累及肺间质的疾病；鉴别呼吸困难、低氧血症的原因，常采用肺—氧化碳弥散量（D_LCO）测定。

（4）气道舒张试验：在给予支气管舒张药物后，评估气道阻塞的可逆性及可逆程度，可评估被评估者对气道舒张剂的治疗反应。

6. 呼吸肌评估

（1）呼吸肌肌力评估：目前常通过测定气道的压力变化反映呼吸肌的力量。①最大吸气压（MIP）、最大呼气压（MEP）和口腔闭合压（MOP）；②跨膈压（Pdi）与最大跨膈压（Pdi_{max}）；③外源性刺激诱发的压力：对不能自主呼吸或难以掌握呼吸要领的病人，以电刺激或磁刺激颈部膈神经诱发膈肌收缩，记录跨膈压。

（2）呼吸肌肌耐力评估：①膈肌张力时间指数（TTdi）；②膈肌耐受时间（Tlim）。

（3）其他评估方法：①膈肌肌电图（EMGdi）、其他辅助呼吸肌表面肌电图（sEMG）；②超声检查，可观察膈肌的形态、厚度、运动幅度等。

（4）呼吸肌疲劳程度评估：①膈肌疲劳时跨膈压和最大跨膈压均明显下降；②肌电图

的频谱改变，膈肌疲劳时，主要表现为低频成分（L）增加，高频成分（H）减少，H/L 比值下降；③呼吸肌最大松弛率下降或松弛时间常数增大；④膈肌张力时间指数或膈肌耐受时间超过疲劳阈值；⑤异常体征，呼吸浅快，辅助呼吸肌过度活动，呼吸不同步或反常呼吸等。

7. 心功能评估

（1）有创血流动力学监测：肺动脉导管（pulmonary artery catheter，PAC）热稀释法和脉搏指数连续心输出量监测法（PiCCO）可测定心输出量（cardiac output，CO）等多项指标，能准确评估危重病人的血流动力学变化。

（2）无创血流动力学监测：超声及阻抗心动描记术（impedance cardiography，ICG）等无创血流动力学监测技术因风险低、操作简单等优点弥补了有创血流动力学监测的不足。

8. 呼吸困难评估

（1）分类：呼吸困难按病程分为急性与慢性呼吸困难。急性呼吸困难是指病程 3 周以内的呼吸困难，慢性呼吸困难是指持续 3 周以上的呼吸困难。

（2）评估呼吸困难严重程度的常用量表有 mMRC 问卷、Borg 评分量表、WHO 呼吸困难问卷、美国胸科协会（ATS）呼吸困难评分、基线呼吸困难指数（BDI）、变化期呼吸困难指数（TDI）等。

9. 疼痛评估

（1）单维度评估：视觉模拟评分（visual analogue scale，VAS）、数字评定量表（number rating scale，NRS）、面部表情疼痛量表（face pain scale，FPS）。

（2）多维度评估：McGill 疼痛调查表（McGill pain questionnaire，MPQ）、简化 McGill 疼痛调查表（short-form of McGill pain questionnaire，SF-MPQ）、疼痛行为评分（behavior pain scale，BPS）、重症监护疼痛观察工具（critical care pain observation tool，CPOT）。

10. 营养状态评估　常用的营养筛查和评估工具有营养风险筛查（nutritional risk screening 2002，NRS2002）、主观全面评定（subjective globe assessment，SGA）、微型营养评定（mini nutritional assessment，MNA）、营养不良通用筛查工具（malnutrition universal screening tool，MUST）、重症营养风险评分（NUTRIC 评分）等。

（五）康复护理技术

1. 常规康复治疗

（1）当病人不能进行主动运动时可采用被动运动：①良肢位摆放，以预防压疮、关节受限、挛缩、痉挛为目标，尽量减少继发损伤，并增加本体感觉传入；②体位变换，根据病人病情早期应用电动起立床等进行平衡能力训练、床上各方向的翻身训练及卧位－坐位转换适应训练，以恢复平衡功能、促进痰液引流和预防压疮；③保持关节活动度训练，对病人各关节进行小于正常活动度 10° 的重复被动运动，可应用关节持续被动活动仪；④多途径感觉运动刺激，如听觉、触觉、嗅觉、味觉、视觉、运动及本体感觉刺激，可对肢体进行冷热水交替刺激，或于运动治疗过程中通过穿插轻拍、毛刷轻擦等方法加强感觉传入；⑤被动排痰，可使用医用体外振动排痰机；⑥气压治疗，促进血液和淋巴的流动，改善微循环，预防血栓及肢体水肿。

（2）当病人无意识障碍时，康复治疗由被动运动与辅助运动相结合的方式向主动运动为主的方式转变（图5-16，图5-17）。①良肢位摆放；②体位变换；③躯干控制能力训练；④保持关节活动度训练，依病情可由被动运动转为主动运动；⑤多途径感觉运动刺激；⑥呼吸训练；⑦排痰训练。

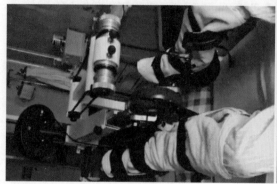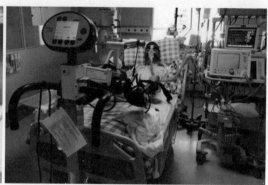

图 5-16　主动或被动运动

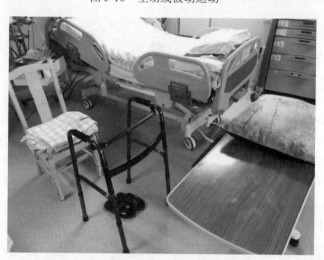

图 5-17　康复用具：椅子、助行器、卡台

2.物理疗法

（1）直流电与低中频电疗法：包括直流电和直流电离子导入法、低频脉冲电疗法、中频脉冲电疗法，可用于呼吸功能障碍、呼吸肌萎缩等。

（2）高频电疗法：包括短波、超短波疗法，分米波、厘米波、毫米波疗法，应用于支气管炎、肺炎、支气管哮喘等。

（3）光疗：紫外线疗法、热辐射疗法。

（4）超声波疗法：可有效治疗迁延性肺炎、支气管哮喘及用于呼吸康复。

（5）磁场疗法：可应用于喘息性支气管炎、支气管哮喘等。

3. 呼吸肌训练 集中于力量与耐力两方面，以吸气肌训练更常见。

（1）训练处方的制订原则：①功能性超负荷原则，制订呼吸肌训练处方，吸气肌训练负荷应设置在 30% 个人最大吸气压，训练频率为 1～2 次／天，5～7 天／周，并连续 2 周以上；②训练方式特异性原则，制订力量训练型处方，考虑个体化训练，方案是中等强度负荷–中等收缩速度的处方；③重复性原则，吸气肌训练可以通过长期持续的锻炼达到预期的最佳功能状态。

（2）呼吸肌训练内容：建议训练频率为 1～2 次／天，20～30 分／天，3～5 次／周，持续 6 周。一般而言，训练肌力的原则为高强度低次数，耐力训练的原则为低强度多次数。

4. 胸廓放松训练 通过对病人徒手行肋间肌松动术、胸廓松动术等维持和改善胸廓的活动度。

（1）目的：维持和改善胸廓弹性；改善呼吸肌顺应性；减轻疼痛；减轻精神和机体紧张；减少残气量，提高通气效率，降低呼吸运动能耗。

（2）方法：肋间肌松动术；胸廓松动术；胸廓辅助法，包括下部胸廓辅助法、上部胸廓辅助法、一侧胸廓辅助法；胸部放松法，包括放松训练和体位，放松训练常用的有渐进性放松训练（progressive relaxation training），常在仰卧位进行。

5. 保持呼吸道通畅 根据病人情况，灵活选择。

（1）咳嗽：咳嗽技巧的指导及辅助咳嗽，对病人咳嗽的有效性起到关键作用。①咳嗽技巧：控制咳嗽法、连续 3 次咳嗽；②辅助咳嗽：海姆利希手法、前胸壁压迫法。

（2）体位引流：将病人摆在支气管出口垂直朝下的体位，使各大支气管中的痰液移动到中心气道，排出体外。

（3）主动循环呼吸技术：可有效帮助体能较差或气道狭窄的病人排痰，主要由呼吸控制（breathing control）、深呼吸（deep breathing）和用力呼气技术（huffing）组成。

（4）振动排痰：通过振动，胸壁产生机械性振动，振动气道，使得附着在气道内的分泌物脱落。

6. 运动训练

（1）安全性指标:危重病人运动训练需要评估病人早期活动的安全性,根据呼吸系统、心血管系统、神经系统及其他因素这 4 个主要安全性项目来做运动决策,有助于识别不良事件发生的可能性。

（2）运动训练的方式及强度：早期活动的时间、剂量和频率没有固定模式，根据病人情况，在严密监测的基础上，建议对无禁忌证的危重病人尽早进行训练。

（3）运动训练中的监测：在运动整个过程中都要监测呼吸机各参数。

7. 吞咽训练 包括基础训练和治疗性进食训练。

（1）基础训练：是针对与摄食–吞咽活动有关的器官进行训练，适用于轻到重度吞咽困难的病人。常用的基础训练方法包括头颈控制训练、口唇运动、颊肌运动、咀嚼训练、舌体运动训练、软腭训练、喉部运动、口腔感知训练、咳嗽训练、呼吸训练。

（2）治疗性进食训练：是摄食–吞咽训练的最后程序。具体包括：①体位，一般采取床头抬高 45°～60° 的半坐卧位，头部稍前屈，偏瘫侧肩部以枕或衣物垫起，护理人员站立或坐于病人健侧。②食物的形态，选择比较柔软、性状较一致、黏度适中、不易松散、易通过口腔和咽部、不易粘在黏膜上的食物。③食物的位置及量，把食物放置在口腔内最能感受到食物的部位，最佳位置是健侧舌后部或颊部，利于食物吞咽。一般从少量开始，1～2ml，后酌情增加。摄食时应注意进食速度，避免 2 次食物重叠入口。④进食习惯及环境，尽可能培养病人采用直立坐位的进食习惯，保持在安静环境下进食，减少进食时讲话，以免影响吞咽过程。⑤吞咽方法，根据病人个人情况，选择适合的吞咽方法，如空吞咽与交替吞咽、侧方吞咽、用力吞咽、点头样吞咽。

（3）其他配合吞咽训练治疗：①物理治疗，可应用肌电图生物反馈疗法、低中频电疗法、重复经颅磁刺激（rTMS）、经颅直流电刺激（tDCS）等；②针灸治疗。

8. 心理治疗

（1）支持性心理治疗：从病人的病情和心理状态出发，用理解、同情、共情等方法，与病人及其家属形成同盟，针对病人的心理和情绪问题寻找解决方法，提高病人自尊和自信，减轻焦虑，改善症状。

（2）生物反馈放松训练：利用生物反馈治疗仪帮助病人有意识地控制全身不同部位的肌肉由紧张到松弛的过程，1 次 / 天，每次 15～25min。

（3）认知行为疗法：由心理治疗师帮助病人认识产生痛苦的原因，有针对性地改变错误认知，打破思维恶性循环，按照医生的指导配合治疗。由治疗师采用强化疗法或系统脱敏疗法帮助病人矫正异常行为，建立新的反射模式。

9. 音乐治疗　配合音乐有节律地进行呼吸训练，从而达到改善情绪、增强肺和免疫功能、调节自主神经、缓解疼痛的目的。康复常用的音乐治疗方法如下。

（1）乐器法：是通过以乐器作为主导的活动进行过程，达到驱动各项能力的目的。

（2）歌曲法：歌曲聆听、歌曲讨论、歌曲矫正。

（3）音乐聆听想象法：分为自发性想象与引导性联想。

（4）音乐运动法：利用乐器可以进行手功能训练，利用音乐的时空特性训练病人定向力。

（六）康复过程中的应急护理

1. 处理原则

（1）建立突发紧急事件处理制度和流程。

（2）从事呼吸重症康复的医护人员应接受相关专业知识的培训，对各种可能引起突发紧急事件的情况及时发现、准确识别，判断危险性并迅速处置。

（3）科室的抢救车、抢救药品和设备必须确保处于完备状态，并在有效期限范围。

（4）及时启动应急预案，积极救治，及时向上级医生汇报，并请相关专科会诊。

（5）科室内医护人员应及时配合抢救，尽可能避免和减少对病人的伤害。

（6）紧急事件处理结束后，及时记录，总结分析，并及时清点、补充所用的仪器设备、药品器材等且归放到相应位置。

2.应急护理方法

（1）猝死：立即就地抢救，争分夺秒，进行心肺复苏，迅速通畅气道，建立有效的呼吸、循环，防止脑水肿，纠正酸中毒及水电解质紊乱。

（2）突发缺氧：分秒必争，对症进行处理，尽快疏通气道，解除气道梗阻，恢复供氧，挽救病人生命。如果病人由突发缺氧导致心搏呼吸停止，应立即进行抢救并行心肺复苏。

（3）误吸：立即开通气道，吸净吸入物，正压给氧，强心利尿，完善相关检查，防治感染发生。

（4）突发性低血压：迅速查明原因并积极进行纠正，提高血压及体温，及时给氧，保证机体有效循环。

（5）突发致命性心律失常：快速有效地纠正心律失常，及时做好心肺复苏的急救准备。

（6）气管插管意外拔管：及时清除口咽部分泌物，保持气道通畅，根据病人情况给予吸氧，做好再次建立人工气道准备。

第九节　心理护理

重症新冠肺炎病人的病情危重，病情进展迅速，治疗预后不确切，而且病人处于一个密闭的隔离环境，这给病人带来巨大的应激压力，从而容易诱发心理问题。不良的心理状态会对病人身心健康产生持续的消极影响，甚至会加重病情，影响疾病的转归。因此，护士应该注意加强对重症病人的心理状态评估，及时发现并处理，以减少不良心理的不良影响。

一、常见的应激反应和心理问题

（一）应激反应

重症新冠肺炎对于病人来说是一个重大的心理应激，如果病人缺乏有效的应对措施，将可能在情绪和行为上出现应激反应。

1.情绪反应

（1）恐惧担心：害怕自身的病情逐步加重，或者担心家人或朋友由于自身病情而感染或受累。

（2）迷茫无助：自身被单独隔离，不知道自己的将来该怎么办，觉得世界末日即将到来。

（3）悲伤：为自身的病情或者其他负面的疫情消息而感到悲伤难过。

（4）内疚：对自身的病情感到愧疚，感到自己做错了什么，为自己的病情拖累家庭和朋友而有罪恶感。

（5）愤怒：觉得上天对自己不公平，为什么自己会感染新冠病毒，觉得自己不被理解，不被照顾。

（6）失望：期待疫情和自身病情得到早日缓解、不断地期待奇迹出现，但却一次次失望。

2. 行为反应　脑海里重复闪现没发生疾病时的画面、声音、气味等；反复想到没有隔离时的亲人，心里觉得很空虚，无法想别的事；失眠，噩梦，易惊醒；没有安全感，对任何风吹草动都"神经过敏"等。

（二）负性心理

1. 焦虑　个体在对一个模糊的、非特异的威胁做出反应时，所经受的不适感和自主神经系统激活状态，是重症病人普遍存在的一种不愉快情绪。其表现为面容紧张、眉头紧锁、姿势紧张有震颤，常伴有情绪不良、强迫观念，并有一定的躯体症状，如心率快、厌食、尿频、便意、头晕、失眠等。

2. 抑郁　个体在失去某种其重视或追求的东西时产生的情绪体验。重症病人被置于监护、隔离病房，同家人、亲友和同事隔绝，没有家属陪伴，活动空间狭小甚至因治疗限制而局限于病床上，逐渐产生抑郁。病人表现为情绪低落、面容呆板、少言寡语、心灰意懒、动作减少、食欲差、失眠早醒等。难以排解心中的郁闷，甚至萌发轻生的念头。

3. 恐惧　指某种健康问题或情景对病人产生威胁，引起病人痛苦不安，害怕已发生或将要发生的事情。病人表现为呼吸短促、失眠、注意力不集中、易激动。

4. 绝望　个体处于主观认为可取的方案或个人的选择很有限或没有，以致不能为自己发挥力量的状态。病人因被突如其来的严重疾病痛苦地折磨着而感到死亡在逼近，表现为情绪低落、对外界刺激的反应减少，愤怒甚至拒绝继续治疗等。

5. 孤独无助　因疾病具有强烈传染性，须与家人隔离治疗，倍感孤独无助。

二、心理障碍的影响因素

1. 疾病因素　重症新冠肺炎大多伴随严重的呼吸功能障碍，引起脑组织缺氧及功能失调，导致大脑高级神经活动紊乱。当出现呼吸窘迫时，大脑处于缺氧状态，病人会出现烦躁不安、注意力不集中、记忆力下降。

2. 治疗相关因素　重症新冠肺炎病人的治疗方法大多相对复杂，而且具有创伤性。在接受无创呼吸机治疗前，病人均有恐惧、无助、失望等不良情绪，加上认为鼻（面）罩吸氧会更妨碍呼吸，加重了病人呼吸困难及濒危的感觉；在进行有创机械通气时，由于建立人工气道，病人暂时不能说话，难以用语言表达自己的感受，治疗导致各种不适感（如人机对抗重呼吸困难、气管内插管、咽喉部有异物感或疼痛），病人更加担心自己会死去，感到极度恐惧，出现濒死感和绝望情绪，使呼吸困难加剧，导致病情恶化。另外，一些药物还会导致病人出现情感障碍、知觉障碍及意识障碍，从而导致焦虑、悲观、恐慌、恐惧等。

3. 环境与社会因素　重症新冠肺炎病人多被安置在陌生的隔离监护环境，病人得不到亲人精神上的支持、安慰和生活上的照料，从而感到孤独无助。同时监护病房内设有多功能监护仪、呼吸机、吸痰器等，这些仪器不时发出警报声，严重影响病人休息和心理状态。

4.其他因素

（1）病情迅速发展并日益严重，持续或反复高热、明显的呼吸困难，这些痛苦使病人情绪低落。

（2）疾病给家庭和亲属带来巨大的负担，同时可能传染给家人、亲属、同事、朋友、邻居等，令病人有负疚感。

（3）关于疫情的不良信息和疾病严重性，更加重病人的恐惧心理。

三、心理护理措施

1.与病人建立良好的护患关系

（1）在病人病情稳定的情况下，热情地介绍医院的名称、病区、病房、病床单元的环境等，使其熟悉环境；并主动介绍当班的主管医生和护士的姓名，换班前提前向病人介绍来接班的医生、护士的情况，以解除隔离带来的陌生感和恐惧感。

（2）主动提供护理服务，及时满足病人的护理需求，为病人倒水、喂食、擦汗及进行床上浴、协助排便等；用柔和、沉稳的语调和病人交谈，避免攻击性语言；表达对病人的同情心，帮助病人认识疾病，促进其理解和接纳，承诺与病人并肩作战，排除其无助感。

（3）及时提供心理安慰，当病人有濒死感、极度恐慌或感到绝望时，护士在床旁予以支持和安抚，提升病人的信心（图5-18）。

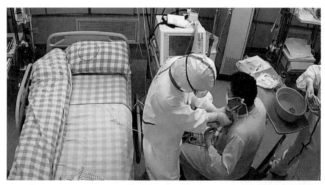

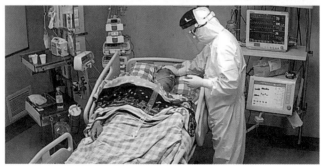

图 5-18　医护人员给予病人人文关怀

2. 帮助病人建立良好的心理调节系统

（1）让病人把压抑在心中的痛苦和恐惧向医护人员说出来，在治疗间歇或者护理活动过程中，鼓励病人主动将内心的想法倾诉出来。学会倾诉是心理自我调适最好的办法，通过倾诉可以有效宣泄个体的负面情绪，建立积极向上的心理应对系统，以勇敢地面对疫情，配合治疗、护理。

（2）确保充足的睡眠：尽可能给病人提供安静、明亮、宽敞、舒适、方便、安全的隔离和治疗护理环境，缓解病人的心理压力。同时要注意护理操作做到"四轻"，减少仪器报警声音和强光照射，为病人提供良好的休息环境，以确保病人放松休息，提升心理承受能力和调节能力。

（3）提供适宜营养：对于清醒的病人，根据个人口味和饮食习惯与营养师共同沟通后，提供个体化营养方案，进行定时定量饮食，保证机体恢复的营养需求，提高机体免疫力和应对能力。

3. 协助病人有效应对

（1）认真倾听、帮助病人宣泄内心不良情绪：责任护士认真倾听病人的叙述，尽可能不要被其他事情打断，给他们足够的时间倾诉，尽量不打断他们的话，让他们体会到我们的全身心接纳，适当询问他们一些简短的问题，注意对方言语和非语言信息，尽情释放他们沉重的内心负担，理解并同情病人的恐惧心理，要让病人把心中痛苦的情绪有效释放出来，从而帮助其平复内心情绪。

（2）转移注意力：病人有时会因悲痛、无助，转而抱怨、气愤，甚至责怪医务人员，这是很正常的反应。尊重且接受病人的情绪波动，建立良好的护患关系，帮助他们分清问题的轻重缓急，协助病人设定可以帮助恢复正常生活的具体目标，当病人实际采取行动解决困难时，立即给予鼓励与肯定。

（3）协助建立对疾病的正确认知：利用治疗护理等时间给病人讲解相关知识，帮助病人认识新冠肺炎和正确客观地看待自己的病情，建立正向的健康信念和态度。在进行各项治疗护理操作前，详细地向病人介绍其目的、意义、操作过程、可能出现的不适或反应及配合和护理的要求，使病人消除对治疗和护理措施的恐惧，并主动地配合治疗，参与自我护理的过程。

（4）调动社会支持：家属的支持与慰藉对稳定病人的情绪有很大作用，与病人家属保持联系，及时告知病人的情况，让家属放心的同时取得家属的支持，鼓励家属通过电话、微信等方式传递对病人的关怀。

（5）药物治疗的护理：遵医嘱给予坐立不安、易怒、难以入睡的病人镇静、催眠等药物治疗，并观察治疗效果。焦虑、恐惧与绝望导致不能配合呼吸机治疗者常需给予大量镇静药物打断自主呼吸，使呼吸机发挥治疗作用，避免呼吸衰竭。

（张国龙　侯春怡）

第六章　新冠肺炎医院感染控制的管理

第一节　新冠肺炎隔离病房的设置

一、隔离病房要求

新冠肺炎作为急性呼吸道传染病已纳入《中华人民共和国传染病防治法》规定的乙类传染病，按甲类传染病管理。甲类传染病管理的病人必须收治在专用病区。

（一）基本要求

1.通风良好，独立设区，与其他病区相隔离。
2.专用病区内分清洁区、潜在污染区、污染区，无交叉。
3.医护人员办公室应通风良好，与病房分隔无交叉，并尽可能保持一定距离。
4.疑似病人与确诊病人应收入不同的病房。
5.病区出入口应有专人站岗。

（二）其他条件

对于有条件的地区，还应满足以下条件。
1.病房应设在单独一座建筑物内，有病人出入口、医护人员出入口、污物和尸体出入口，与其他病区设置隔离带。
2.在病室与走廊设立有缓冲空间的传递物品窗口，内设紫外线消毒灯。
3.病室与走廊之间设缓冲间。
4.病室应设呼唤器、移动紫外线消毒设备、吸引器、吸氧设备，有条件者，可安装对讲器及病室监视器。
5.原则上单间隔离，如无条件，床间距需大于1m。
6.隔离病房应当设立明确的标识，病房的门必须随时保持关闭。
7.隔离病房应设有专用的卫生间、洗手池，配置速干手消毒剂。
8.病人的听诊器、温度计、血压计等医疗器具实行专人专用。非专人专用的医疗器具在使用前后应当进行彻底清洁和消毒。
9.加强通风或进行空气消毒。

二、负压病房

根据 SARS 医院感染的技术指引，结合新冠肺炎的传播速度、途径及范围，建议有条件的地区设置负压病房，对新冠肺炎病人进行隔离。

负压病房采用可控变频技术自动调节进、排风量，实现负压及负压梯度要求，使病房内的空气压力比室外低，从而能接受外面的清洁空气，而排出的空气经高效过滤后不会污染环境。通过负压梯度的设计，采用"上进下排"组织气流，实现空气从清洁区到污染区的定向流动。采用现代洁净技术研制的高效微粒空气过滤装置净化室内空气，能最大限度地保护医务人员的安全。

（一）负压技术与空气洁净技术的作用

1. 负压技术控制微粒污染的主要作用

（1）阻止室外的污染侵入室内。

（2）迅速有效地排出室内已发生的污染。

（3）控制污染源，减少污染发生量。

2. 空气洁净技术　是通过多级空气过滤系统实现的。造成感染的致病微生物是不能单独生存的，必须附着于无机尘粒上，所以，控制空气污染的主要对象是大气中的悬浮微粒。净化效果取决于过滤器对微粒的过滤效果，常见的过滤器如下。

（1）初效过滤器：对粒径＞ 5μm 的微粒过滤效率为 20%～80%。

（2）中效过滤器：对粒径＞ 1μm 的微粒过滤效率为 20%～70%。

（3）亚高效过滤器：对粒径＞ 0.5μm 的微粒过滤效率为 95%～99.9%。

（4）高效过滤器：对粒径 0.3～0.5μm 的微粒过滤效率为 99.9%～99.999%。

（二）负压病房设置及管理

1. 建筑布局：应设病室及缓冲间，通过缓冲间与病区走廊相连。病室采用负压通风，上送风、下排风；病室内送风口应远离排风口，排风口应置于病床床头附近，排风口下缘靠近地面，但应高于地面 10cm。门窗应保持关闭。

2. 排气的管道与建筑物其他管道应分开，以减少空气倒灌所造成的污染；病房空气进入与排出的管道应分开，且排出的空气量大于进入的空气量；病室送风和排风管道上宜设置压力开关型的定风量阀，使病室的送风量、排风量不受风管压力波动的影响。

3. 病房内送风应经过初效过滤、中效过滤，房内空气向邻近区域排放或再循环利用应经过高效过滤处理。房间内每小时换气 6～12 次，这样可以保证室内空气新鲜和有效地减少室内的微滴颗粒浓度，从而减少病原体在空气的传播。

4. 维持病房负压

（1）应设置压差传感器，用来检测负压值。

（2）病房外安装压差表，便于观察。

（3）室内负压应每天进行检测及记录，确保病室压力低于周围气压。

（4）病房应具有良好密闭性，在室内营造比大气压低的负压环境，除人员进出时，隔离室的门应紧闭以维持负压。

（5）普通负压病室的气压宜为 -30Pa，缓冲间气压宜为 -15Pa。

5. 通风系统

（1）应保障通风系统正常运转，做好设备日常保养。

（2）设有风机报警系统，以防止风机发生故障而停转。

（3）有风机事故应急处理装置。

6. 安装自动关闭门。

7. 病房与缓冲间均安装医务人员专用洗手设施。

8. 负压病室内应设置独立卫生间，且门不应开在缓冲间内，有流动水洗手和卫浴设施，配备室内对讲设备。

9. 一间负压病室宜安排一个病人，无条件时可安排同种呼吸道感染疾病病人，并限制病人到本病室外活动。

10. 病人出院所带物品应消毒处理，隔离病房消毒处理按照相关规定进行。

（三）负压病房的使用与维护

1. 空气处理机及病房内各阀门在交付使用前已调整为最佳位置，非专业人员严禁随意调整，以免影响净化效果。

2. 及时对病房进行清洁和消毒，禁止使用有腐蚀性和毒害性的消毒方法，如应用过氧乙酸和甲醛蒸熏消毒空气或物品等。

3. 空气处理系统中的温湿度控制已调节至标准状态，由专业人员定期检查其运行情况。

（四）负压病房空调系统的消毒保洁

1. 排风口过滤网每周清洗不少于 3 次，进风口过滤网每周清洗不少于 2 次。

2. 为保障室内有效的空气洁净并确保排出气体的过滤效果，应定期检测高效过滤网、中效过滤网情况，按需要更换。

3. 保持室内有相对恒定的温度（21 ～ 25℃）、湿度（50% ～ 60%）。

三、涉及的专业术语及定义

1. 隔离　采用各种方法、技术，防止病原体从病人及携带者传播给他人的措施。

2. 清洁区　进行呼吸道传染病诊治的病区中不易受病人血液、体液和病原微生物等物质污染及传染病病人不应进入的区域，包括医务人员的值班室、卫生间、男女更衣室、浴室及储物间、配餐间等。

3. 潜在污染区　进行呼吸道传染病诊治的病区中位于清洁区与污染区之间，有可能被病人血液、体液和病原微生物等物质污染的区域，包括医务人员的办公室、治疗室、护士站，以及病人用后的物品和医疗器械等的处理室、内走廊等。

4.污染区　进行呼吸道传染病诊治的病区中传染病病人和疑似传染病病人接受诊疗的区域，包括被其血液、体液、分泌物、排泄物污染的物品暂存和处理的场所，如病室、处置室、污物间及病人入院、出院处理室等。

5.两通道　进行呼吸道传染病诊治的病区中的医务人员通道和病人通道。医务人员通道出入口设在清洁区一端，病人通道出入口设在污染区一端。

6.缓冲间　进行呼吸道传染病诊治的病区中清洁区与潜在污染区之间、潜在污染区与污染区之间设立的两侧均有门的小室，为医务人员的准备间。

（王　园　宫玉翠）

第二节　新冠肺炎常用的隔离技术

根据《新型冠状病毒感染的肺炎诊疗方案（试行第七版）》指引：经呼吸道飞沫和接触传播是新冠病毒肺炎的主要传播途径；如果在相对封闭的环境中长时间暴露于高浓度气溶胶，则存在经气溶胶传播的可能；由于在粪便及尿液中也可分离到新冠病毒，应注意粪便及尿液对环境污染造成气溶胶或接触传播的风险。

因此新冠肺炎常用隔离技术必须包含接触传播感染预防（标准预防＋接触预防）及飞沫传播感染预防（标准预防＋飞沫预防），并根据所进行的诊疗及护理操作选择性采取空气传播感染预防（标准预防＋空气预防）。同时注意病人的粪便及尿液标本处理，避免造成环境污染带来的气溶胶或接触传播可能。

一、隔离原则

1.医务人员按照标准预防原则，根据医疗操作可能传播的风险，做好个人防护、手卫生、病区管理、环境通风、物体表面的清洁消毒和医疗废弃物管理等医院感染控制工作，最大可能避免医院感染发生。

2.日常诊疗活动和查房时，穿工作服、一次性隔离衣，戴工作帽、医用外科口罩；采集呼吸道样本时，戴防护口罩和护目镜或防护面屏，穿医用防护服；接触血液、体液、分泌物或排泄物时，加戴乳胶手套；进行可能发生气溶胶或喷溅的高风险操作时，戴医用防护口罩、护目镜或防护面屏、乳胶手套，穿医用防护服（可加一次性防渗透隔离衣），必要时佩戴呼吸头罩或全面型呼吸防护器。

3.高风险操作活动指可能会产生气溶胶和（或）可能出现喷溅的操作，具体如下。

（1）气管插管术、雾化治疗、气管切开护理、胸部理疗、开放式吸痰术、痰液诱导和支气管镜检查。

（2）产生播散的操作：高流量吸氧，使用 BiPAP 及 CPAP。

（3）持续密切接触疑似或确诊病人，如多方面依赖护理，昏迷或不合作的病人。

（4）产生明显飞溅的操作。

（5）产生颗粒的操作，如更换隔离病房高效空气过滤器或局部的抽风。

医务人员应当严格按照流程穿脱个人防护装备，禁止穿着个人防护装备离开污染区，以避免各个分区的交叉污染。不同人员在不同情况下的职业防护标准详见本章第五节。

二、常用隔离技术

（一）洗手

1. 洗手时机

（1）直接接触病人前后，接触不同病人之间，从同一病人身体的污染部位移动到清洁部位时，接触特殊易感病人前后。

（2）接触病人黏膜、破损皮肤或伤口前后，接触病人的血液、体液、分泌物、排泄物、伤口敷料之后。

（3）穿脱隔离衣前后，摘手套后。

（4）进行无菌操作前后，处理清洁、无菌物品之前，处理污染物品之后。

（5）当医务人员的手有可见的污染物或者被病人的血液、体液污染后。

2. 洗手方法

（1）采用流动水洗手，充分浸湿双手。

（2）取适量肥皂或者皂液，均匀涂抹至整个手掌、手背、手指和指缝。

（3）认真揉搓双手至少15s，应注意清洗双手所有皮肤，清洗指背、指尖和指缝，洗手总时间不少于2min。具体揉搓步骤如下（步骤不分先后）。

1）掌心相对，手指并拢，相互揉搓。

2）手心对手背沿指缝相互揉搓，交换进行。

3）掌心相对，双手交叉指缝相互揉搓。

4）弯曲手指使关节在另一手掌心旋转揉搓，交换进行。

5）右手握住左手拇指旋转揉搓，交换进行。

6）将5个手指尖并拢放在另一手掌心旋转揉搓，交换进行。

7）必要时增加对手腕的清洗。

（4）在流动水下彻底冲净双手，擦干。

（二）戴/摘口罩

1. 外科口罩佩戴方法

（1）将口罩罩住鼻、口及下颌，口罩下方系带系于颈后，上方系带系于头顶中部（图6-1）。

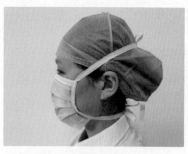

图 6-1 佩戴外科口罩

（2）将双手指尖放在鼻夹上，从中间位置开始，用手指向内按压，并逐步向两侧移动，根据鼻梁形状塑造鼻夹。

（3）调整系带的松紧度。

2. 医用防护口罩佩戴方法

（1）一手托住防护口罩，有鼻夹的一面向外（图 6-2A）。

（2）将防护口罩罩住鼻、口及下颌，鼻夹部位向上紧贴面部（图 6-2B）。

（3）用另一只手将下方系带拉过头顶，放在颈后双耳下（图 6-2C）。

（4）再将上方系带拉至头顶中部（图 6-2D）。

（5）将双手指尖放在金属鼻夹上，从中间位置开始，用手指向内按鼻夹，并分别向两侧移动和按压，根据鼻梁的形状塑造鼻夹并进行密合性检查（图 6-2E，图 6-2F）。

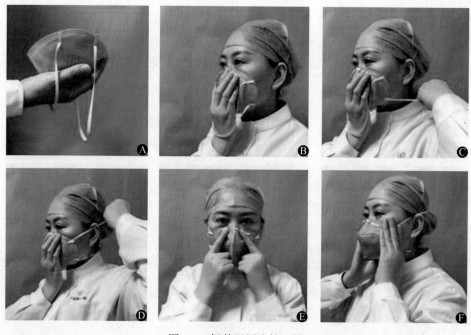

图 6-2 佩戴医用防护口罩

3. 注意事项

（1）不应一只手捏鼻夹。

（2）医用外科口罩只能一次性使用。

（3）口罩潮湿后或被病人血液、体液污染后，应及时更换。

（4）每次佩戴医用防护口罩进入工作区域之前，应进行密合性检查。检查方法为将双手盖住防护口罩，快速地呼气，若鼻夹附近有漏气应按"2.医用防护口罩佩戴方法"重新操作。

（5）调整鼻夹，若漏气位于四周，应调整到不漏气为止。

4.摘口罩方法

（1）不要接触口罩前面（污染面）。

（2）先解开下面的系带，再解开上面的系带（图6-3A，图6-3B）。

（3）用手仅捏住口罩的系带丢至医疗废物容器内（图6-3C）。

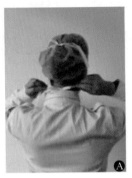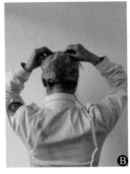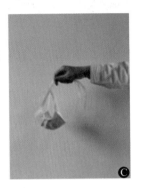

图6-3　摘口罩方法

（三）护目镜或防护面罩的戴摘方法

1.戴护目镜或防护面罩的方法　戴上护目镜或防护面罩，调节舒适度，以防护面罩为例（图6-4）。

2.摘护目镜或防护面罩的方法　捏住靠近头部或耳朵的一边摘掉，放入回收或医疗废物容器内，以防护面罩为例（图6-5）。

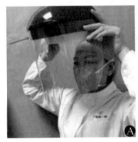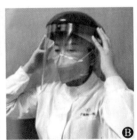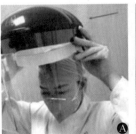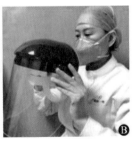

图6-4　戴防护面罩的方法　　　　图6-5　摘防护面罩的方法

（四）无菌手套戴脱方法

1.戴无菌手套的方法

（1）打开手套包，一手掀起口袋的开口处（图6-6A）。

（2）另一手捏住手套翻折部分（手套内面）取出手套，对准五指戴上（图 6-6B）。

（3）掀起另一只袋口，以戴着无菌手套的手指插入另一只手套的翻边内面，将手套戴好（图 6-6C，图 6-6D）。

（4）然后将手套的翻转处套在工作衣袖外面（图 6-6E，图 6-6F）。

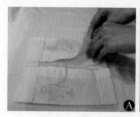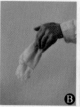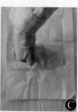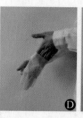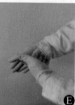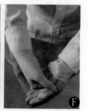

图 6-6　戴无菌手套的方法

2. 脱手套的方法

（1）用戴着手套的手捏住另一只手套污染面的边缘将手套脱下（图 6-7A）。

（2）戴着手套的手握住脱下的手套，用脱下手套的手捏住另一只手套清洁面（内面）的边缘，将手套脱下（图 6-7B）。

（3）用手捏住手套的内面将其丢至医疗废物容器内（图 6-7C）。

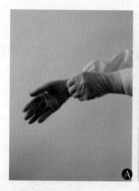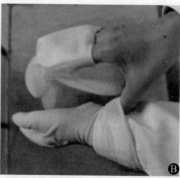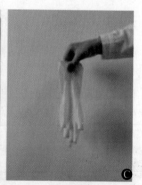

图 6-7　脱手套的方法

3. 注意事项

（1）诊疗护理不同的病人之间应更换手套。

（2）操作完成后脱去手套，应按规定程序与方法洗手，戴手套不能替代洗手，必要时进行手消毒。

（3）操作时发现手套破损，应及时更换。

（4）戴无菌手套时，应防止手套污染。

（五）隔离衣与防护服穿脱方法

1. 隔离衣穿脱方法

（1）穿隔离衣方法

1）右手提衣领，左手伸入袖内，右手将衣领向上拉，露出左手（图 6-8A）。

2）换左手持衣领，右手伸入袖内，露出右手（图 6-8B）。

3）两手持衣领，由领子中央顺着边缘向后系好颈带或纽扣（图 6-8C）。

4）再扎好袖口（图 6-8D）。

5）将隔离衣一边（约在腰下 5cm 处）渐向前拉，见到边缘捏住（图 6-8E）。

6）同法捏住另一侧边缘（图 6-8F）。

7）双手在背后将衣边对齐（图 6-8G）。

8）向一侧折叠，一手按住折叠处，另一手将腰带拉至背后折叠处（图 6-8H）。

9）将腰带在背后交叉，回到前面将带子系好（图 6-8I）。

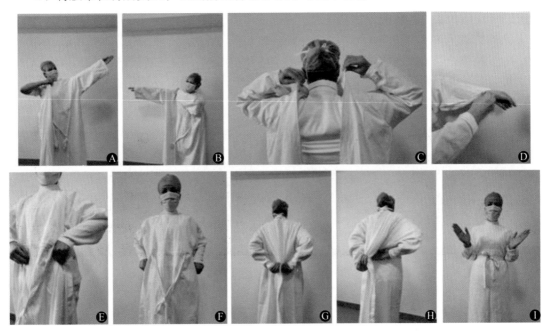

图 6-8　穿隔离衣方法

（2）脱隔离衣方法

1）解开腰带，在前面打一活结（图 6-9A）。

2）解开袖带，塞入袖袢内，充分暴露双手，进行手消毒（图 6-9B）。

3）解开颈后带子或纽扣（图 6-9C）。

4）右手伸入左手腕部袖内，拉下袖子过手（图 6-9D）。

5）用遮盖着的左手握住右手隔离衣袖子的外面，拉右侧袖子（图 6-9E）。

6）双手转换逐渐从袖管中退出，脱下隔离衣（图 6-9F）。

7）左手握住领子，右手将隔离衣两边对齐，污染面向外悬挂污染区；如果悬挂污染区外，则污染面向里。

8）不再使用时，将脱下的隔离衣污染面向内卷成包裹状，丢至医疗废物容器内或放入回收袋中（图6-9G）。

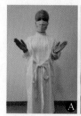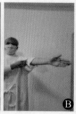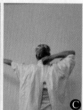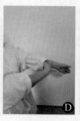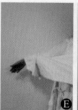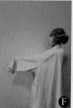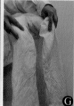

图6-9　脱隔离衣方法

2. 防护服穿脱方法

（1）穿防护服：连体或分体防护服应遵循先穿下衣，再穿上衣，然后戴好帽子，最后拉上拉链的顺序。

（2）脱防护服（以连体防护服为例）：脱连体防护服时，先将拉链拉到底（图6-10A）。向上提拉帽子，使帽子脱离头部，脱袖子（图6-10B、图6-10C）；由上向下边脱边卷（图6-10D、图6-10E），污染面向里，直至全部脱下后放入医疗废物袋内（图6-10F）。

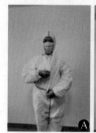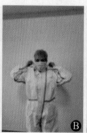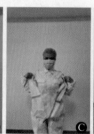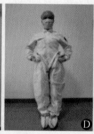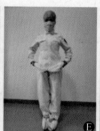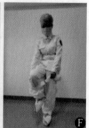

图6-10　脱连体防护服方法

（3）注意事项

1）隔离衣和防护服只限在规定区域内穿脱。

2）穿前应检查隔离衣和防护服有无破损；穿时勿使衣袖触及面部及衣领。发现有渗漏或破损应及时更换；脱时应注意避免污染。

3）隔离衣使用一次后即更换的穿脱方法：穿法同穿隔离衣方法，脱法按脱隔离衣方法1）和2）的操作后，消毒双手，解开颈后带子，双手持带将隔离衣从胸前向下拉。右手捏住左衣领内侧清洁面脱去左袖。左手握住右侧衣领内侧下拉脱下右袖，将隔离衣污染面向里，衣领及衣边卷至中央，放入污衣袋，清洗消毒后备用。

4）隔离衣每天更换、清洗与消毒，遇污染随时更换。

三、医务人员防护用品穿脱程序

1. 穿戴防护用品应遵循的程序

（1）清洁区进入潜在污染区：洗手→戴帽子→戴医用防护口罩→穿工作衣裤→换工作鞋→进入潜在污染区。手部皮肤破损的戴乳胶手套。

（2）潜在污染区进入污染区：穿隔离衣或防护服→戴护目镜/防护面罩→戴手套→穿鞋套→进入污染区。

2. 脱防护用品应遵循的程序

（1）医务人员离开污染区进入潜在污染区前：摘手套、消毒双手→摘护目镜/防护面罩→脱隔离衣或防护服→脱鞋套→洗手和(或)手消毒→进入潜在污染区→洗手或手消毒。用后物品分别放置于专用污物容器内。

（2）从潜在污染区进入清洁区前：洗手和（或）手消毒→脱工作服→摘医用防护口罩→摘帽子→洗手和（或）手消毒→进入清洁区。

（3）离开清洁区：沐浴、更衣→离开清洁区。注意呼吸道与黏膜的防护。

3. 穿脱防护用品的注意事项

（1）医用防护口罩的效能是持续应用 6 ~ 8h，遇污染或潮湿应及时更换。

（2）离开隔离区前应对佩戴的眼镜进行消毒。

（3）医务人员接触多个同类传染病病人时，防护服可连续应用。

（4）接触疑似病人时，防护服应每个病人之间进行更换。

（5）防护服被病人血液、体液、污物污染时，应及时更换。

（6）戴医用防护口罩或全面型呼吸防护器时应进行面部密合性试验。

（7）穿脱防护服过程中可根据实际情况增加洗手或手消毒操作。

4. 其他注意事项

（1）隔离区工作的医务人员应每天监测体温 2 次，体温 ≥ 37.3℃时及时就诊。

（2）医务人员应严格执行区域划分的流程，按程序做好个人防护方可进入病区，沐浴、更衣后，方可离开隔离区。禁止穿着个人防护装备离开污染区，以避免各个分区的交叉污染。

5. 空气与物体表面的消毒应遵循《消毒技术规范》。

6. 隔离病房空气消毒，医疗器械、污染物品、物体表面、地面等的清洁与消毒，以及医疗废物处理详见本章第六节。

（王 园 宫玉翠）

第三节　新冠肺炎疑似病例院内标本的采集与管理

一、标本种类及要求

经 2 名专家组专家会诊后认为符合疑似新冠肺炎病例，则按要求采集标本送检。标本类型可为咽拭子、鼻拭子、粪便、血清、血浆、尿液、胃液、泪液、痰、肺泡灌洗液。优先采集下呼吸道分泌物。检测下呼吸道标本（痰或气道抽取物）更加准确。使用机械通气的病人可采集气管吸取物。死亡病例可采集尸检标本（肺组织）。

二、标本采集方法

1. 咽拭子　病人采取坐位或仰卧位，嘱病人张大口发"啊"音，使用聚丙烯纤维头的塑料杆拭子适度用力反复 3～5 次擦拭双侧咽扁桃体及咽后壁，必要时以压舌板和手电筒辅助，注意病人有呕吐感时方能采集到位，避免碰触舌头、牙齿、口腔侧壁，采集后将拭子头浸入采含 3ml 采样液的管中，弃去尾部，拧紧管盖。

2. 鼻拭子　病人采取坐位或仰卧位，打开拭子，斜插入拭子头，垂直人面部缓慢插入，约插入到耳根长度后停留 3～5s，旋转 3 周匀速取出，放入运送培养基，剪去手柄部分，粘贴标签，盖好保存。

3. 深咳痰液　病人深咳后，将咳出的痰液收集于含 3ml 采样液的 50ml 螺口塑料管中。将采样管盖子拧紧，采样管外注明标本编号、种类、姓名及采样日期等信息。将密闭后的标本放入大小合适的塑料袋内密封，每袋装一份标本。试管架等固定采样管，避免倾斜、倒置等。

4. 血液标本　对明确野生动物接触史、野生动物市场暴露史及聚集性的病例，增加血液标本采集。以空腹血为佳，血液采集量 5ml，置于非抗凝真空采血管中。

三、标本保存与运送

1. 标本按照感染性样本的要求及时包装，同一位病人的 2 份以上的密封样本可放在同一个塑料袋内封好，不同病人的样本应放在不同的密封袋里，以避免交叉污染。同一时间送 2 份以上标本，应在密封袋外标明病人的姓名。

2. 标本 4℃保存，将装标本的密封袋放入专用运输箱内，放入冰排，立即送检。

3. 护士详细登记病人的姓名、性别、年龄等基本资料及发病日期、采样日期等，详见表 6-1。送检时附送"新冠肺炎疑似病例采样送检登记表"且用另外一个塑料袋密封。在 24h 内检测的标本可置于 4℃保存；24h 内无法检测的标本则应置于 -70℃或以下保存（如无 -70℃保存条件，则于 -20℃冰箱暂存）；应设立专柜单独保存标本。标本采集后由护士通知送检负责人，做好交接工作，然后由送检负责人送至所在辖区 CDC 检测。

表 6-1　新冠肺炎疑似病例采样送检登记表

标本编号	姓名	家长姓名[1]	性别	年龄	职业	现住址	联系电话	暴露史[2]	发病日期	送检日期	标本种类[3]	标本来源[4]

注：1. 家长姓名仅儿童病例填写，年龄分月和年。

2. 暴露史：A. 禽类接触史；B. 禽类市场接触史；C. 野生动物接触史；D. 野生动物档口暴露史；E. 聚集性，类似病例接触史。

3. 标本种类：A. 咽拭子、鼻拭子、鼻咽抽取物、咽液和鼻洗液；B. 痰液；C. 下呼吸道吸取液；D. 血清标本；E. 尸检标本；F. 支气管灌洗液。

4. 标本来源为标本被采集的单位，如为哨点检测请注明医院名称，如为暴发疫情请注明单位名称。

四、标本采集安全操作原则

1. 疑似病例院内标本采集时，要严格执行传染性微生物安全防护要求。护士必须穿戴好连体式隔离衣、防护鞋套、防护面罩或护目镜、N95 级防护口罩和乳胶手套（两层）。标本采集完毕后，首先脱掉第一层消毒手套，然后戴内层手套依次脱掉帽子、护目镜、口罩、衣裤和鞋套，最后脱去内层手套，免洗手消毒液消毒手，流动水下洗手。

2. 标本检验采取就地检验的原则，类似细菌检查等当地医院能开展的项目应在当地检测，同时将血清和咽拭子等相关标本送所在辖区 CDC 检验。

（王　园　宫玉翠）

第四节　新冠肺炎特殊感染物品使用后回收及处理

1. 诊疗器械、器具与物品消毒　尽可能使用一次性物品，使用后按医疗废物处理。可复用的诊疗器具应在使用科室初步消毒后，密闭运送到供应室、胃镜室等部门处理。复用的护目镜、防护面屏等个人防护用品在使用科室用 1000mg/L 含氯消毒液浸泡 30min 以上，密封运送到指定位置清水冲洗干净后干燥保存备用。电子听诊器可用酒精或过氧乙酸吸附巾擦拭消毒。

2. 电梯消毒　普通电梯每天清洁消毒 3 次，每次使用 500mg/L 含氯消毒液擦拭消毒，然后在无人条件下选择紫外线消毒，每次时间不少于 1h。污梯每天清洁消毒至少 3 次，每次使用 1000mg/L 含氯消毒液擦拭消毒，然后在无人条件下选择紫外线消毒，每次时间不少于1h。每次转运疑似或确诊新冠肺炎病人后均需消毒：无人条件下选择紫外线消毒，每次时间不少于1h。紫外线消毒后使用3%过氧化氢进行超低容量喷雾消毒，消毒前关好电梯门，按20ml/m³的量进行气溶胶喷雾消毒作用60min。空气消毒后再使用1000mg/L含氯消毒液擦拭。

3. 空调和空气消毒器消毒

（1）涉及疑似或确诊病人的诊疗、检验、检查场所（如隔离病房、发热门诊、检验室等）应加强空调通风系统的清洗消毒。隔离病房每位病人出院后，尽快对空调进行消杀。检验室、检查室等其他场所的空调系统清洗消毒每2周1次。拆除后废弃的尘网、滤网等配件按新冠肺炎医疗废物处理。分体空调的尘网用1000mg/L含氯消毒液浸泡，作用30min，冲洗干净后再使用；室内机翅片用1000mg/L含氯消毒液喷洒消毒，作用30min。拆尘网动作应轻柔。回风口滤网每两周更换1次。拆除滤网动作应轻柔，拆除的滤网用1000mg/L含氯消毒液消毒，至少作用30min。空气消毒器按产品使用说明更换初效滤网或清洗消毒。

（2）门诊大厅空调系统，加大鲜风量；滤网用500mg/L含氯消毒液清洗消毒，作用30min，每周1次。

（3）其余普通场所按常规清洗消毒。

4. 仪器设备消毒方法

（1）床边固定仪器：在隔离区使用。

1）床边X线机：胸部X线片使用双层枕套套好再接触病人。

2）床边B超：B超探头使用保护膜包裹，再涂耦合剂。

3）床边心电图：接触电极球的皮肤部位用保护膜贴上。检查完毕，仪器及电缆用75%乙醇溶液擦拭，再推出病房。

4）CT机：接触病人部位用一次性床单覆盖，用后即丢弃，再予以1000mg/L含氯消毒液擦拭消毒。

（2）电动送风空气过滤式呼吸器清洁、消毒的流程步骤：从电机风机上拆下电池、呼吸管、腰带和头罩。

1）头罩：①头罩不能浸泡在清洗液及消毒液中；②头罩建议一次性使用，使用后按感染性医疗废物丢弃。

2）电机/风机和电池：①使用1000mg/L含氯消毒液软布擦拭消毒电机/风机和电池的外表面，作用30min后再使用清水擦拭，不可浸泡电机/风机和电池；②在擦拭的过程中不要让液体进入出风口或电机壳体区域；③小心清洁位于电机/风机底部的电池针脚（电池触点）周围。在下次使用或储存之前，确保该区域和针脚完全干燥。

3）呼吸管：①使用1000mg/L含氯消毒液浸泡呼吸管，作用30min后再使用清水冲洗干净，将呼吸管外表面擦干，连接到电机/风机，开机使空气通过管道直到干燥；②在再次使用或储存前，完全风干呼吸管。

4）预过滤棉和过滤元件：①将预过滤棉及过滤元件从动力送风过滤式呼吸器风机上拆卸下来，预过滤棉每次使用后按感染性医疗废物丢弃；②当主机检测出现报警阻力时，需更换过滤元件，过滤元件按感染性医疗废物丢弃。

5）腰带：使用 1000mg/L 含氯消毒液浸泡，作用 30min 后再使用清水冲洗干净，晾干备用。

注意事项：①确保所有部件在使用或储存前均已彻底清洗和彻底干燥；②电池消毒后及时充电备用。

（3）纤维支气管镜：使用后在污染区用过氧乙酸浸泡消毒 30min，密闭运送到指定地方，用内镜清洗消毒机清洗消毒。

（邓　英　宫玉翠）

第五节　新冠肺炎防护用品使用指引

为了做好新冠肺炎医院感染防控工作，降低医院感染风险，根据国家卫健委《新型冠状病毒肺炎防控方案（第五版）》《新型冠状病毒感染的肺炎防控中常见医用防护用品使用范围指引（试行）》及广东省新冠肺炎防控指挥办医疗救治组《广东省医疗机构恢复日常诊疗服务防控新冠肺炎工作指引》等通知要求，疫情期间，针对新冠肺炎，制定防护用品使用指引。

一、口罩

（一）医用外科口罩

所有医务人员进入医院范围必须佩戴合适的口罩，根据不同区域和医疗操作可能存在的风险，做好个人防护、手卫生，最大限度避免医院感染发生的可能。新冠肺炎疫情期间不同人员个人防护用品使用详见表 6-2。

（二）防护口罩

1. N95 医用防护口罩（以下简称 N95）

（1）进入收治有确诊病例的病区的人员均需佩戴 N95。

（2）发热门诊、急诊、儿科发热门诊、隔离留观病区（房）、隔离病区（房）和隔离重症监护病区（房）等区域的医务人员，以及采集咽拭子或接触分泌物和进行气管插管、气管切开、无创通气、开放性吸痰术、痰液诱导和支气管镜检查等可能产生气溶胶操作时医务人员需佩戴 N95。

（3）检验科核酸检测、细菌室检验人员和接触确诊病人标本的其他检验人员进行操作时佩戴 N95。

（4）运送疑似或确诊病例的人员。

（5）标本配送的人员。

表 6-2 新冠肺炎疫情期间不同人员防护用品的使用

工作人员	工作场所	诊疗活动	手卫生	工作服	工作帽	外科口罩	医用防护口罩 N95/KN95	防护眼/面罩	乳胶手套	防水隔离衣/布质隔离衣	防护服	鞋套	长鞋套	全面型防护面罩
医护人员	预检分诊	预检分诊	√	√	√	√		√	√	√				
	发热门诊	问诊、同诊、体格检查、床边检查等一般操作时	√	√	√	√	√KN95	√	√	√		√		
	急诊	分诊、同诊、一般诊疗活动	√	√	√	√	√KN95	√	√	√				
	普通门诊	分诊、同诊、体格检查等一般诊疗活动	√	√	√	√		√	√	√				
	普通住院病区	普通病人咽拭子采集	√	√	√（必要时）	√	√KN95	√	√	√		√		
		进入工作区域	√	√	√	√	√	√	√	√				
		普通病人咽拭子采集	√	√	√	√	√KN95	√	√	√		√		
	运送疑似或确诊病例的人员		√	√	√	√	√KN95	√	√	√（必要时）	√	√	√（防护服不含鞋套时）	
	隔离病区（含放射科检查）	隔离病区床边检查	√	√	√	√	√KN95	√	√	√（必要时）	√	√	√（防护服不含鞋套时）	
	隔离重症监护病房（含放射科床边检查）		√	√	√	√	√N95	√	√	√（必要时）	√	√	√（防护服不含鞋套时）	√（必要时）

续表

工作人员	工作场所	诊疗活动	手卫生	工作服	工作帽	外科口罩	医用防护口罩 N95/KN95	防护眼/面罩	乳胶手套	防水隔离衣/布质隔离衣	防护服	鞋套	长鞋套	全面型防护面罩
发热门诊	隔离病房	方舱CT检查	√	√	√	√	√KN95	√	√	√				
		床边X线检查、心电图、内镜、B超等	1. 根据进入所在科室防护级别要求，做好防护；2. 检验机器固定，检查完毕后，用1000mg/L含氯消毒液做好仪器的终末消毒											
医技工作人员	CT室	疑似或确诊病人检查	√	√	√		√N95	√	√	√（必要时）	√	√	√（防护服不含鞋套时）	
	医技相关部门日常检查	CT其他室、MR、X线检查、心电图、内镜、B超等	√	√	√	√		√（必要时）	√					
检验科工作人员	各检验室	标本接收	√	√	√	√	√KN95	√（必要时）	√	√				
	门诊检验室	标本检测	√	√	√	√	N95	√（必要时）	√	√				
	普通检验室	标本检测	√	√	√	√（普通标本）	√N95（确诊标本）	√（必要时）	√	√（确诊标本）				
	微生物室	标本检测	√	√	√	√	√N95	√（必要时）	√	√				
	PCR实验室	标本检测	√	√	√	√	√N95	√（必要时）	√	√	√	√	√（防护服不含鞋套时）	√（必要时）
收费人员	普通窗口	收费	√	√	√	√								
	发热门诊窗口	收费	√	√	√	√	√KN95		√（必要时）	√				
窗口药师	门诊药房	发药、用药宣教	√	√	√	√								
	发热门诊药房	发药	√	√	√	√	√KN95		√（必要时）	√				
临床药师	临床各科室	临床用药指导、MDT	根据进入人的临床科室防护级别要求，做好防护											

续表

工作人员	工作场所	诊疗活动	手卫生	工作服	工作帽	外科口罩	医用防护口罩 N95/KN95	防护眼镜/面罩	乳胶手套	防水隔离衣/布质隔离衣	防护服	鞋套	长鞋套	全面型防护面罩
保洁人员	普通门诊、住院病区	诊疗区的清洁卫生、医疗废物处理	√	√	√（必要时）	√			√	√（必要时）				
	急诊	诊疗区的清洁卫生、医疗废物处理	√	√	√	√			√	√（必要时）				
	发热门诊	诊疗区的清洁卫生、医疗废物处理	√	√	√	√	√KN95	√	√	√防水	√（必要时）	√	√（防护服不含鞋套时）	
	隔离病区	诊疗区的清洁卫生、医疗废物处理	√	√	√	√	√KN95	√	√	√	√	√	√（防护服不含鞋套时）	
	电梯清洁	清洁消毒电梯（运送疑似、确诊病例后）	√	√	√	√	√KN95	√	√	√	√（确诊时）	√（确诊时）	√（防护服不含鞋套时）	√（必要时）
	收运垃圾	发热门诊的垃圾收运	√	√	√	√	√KN95	√（必要时）	√外加黑色橡胶手套	√（防水围裙）	√	√	√（防护服不含鞋套时）	
废物转运人员		隔离病房的垃圾收运	√	√	√	√			√外加黑色橡胶手套	√（防水围裙）	√	√		
		普通住院病区、门诊、医技等科室	√	√	√	√			√外加黑色橡胶手套	√（防水围裙）		√		
标本运送工人		普通标本	√	√	√	√				√				
		疑似或确诊标本	√	√	√	√	√KN95			√	√	√（必要时）	√（必要时）	√（防护服不含鞋套时）

续表

工作人员	工作场所	诊疗活动	手卫生	工作服	工作帽	外科口罩	医用防护口罩 N95/KN95	防护眼罩/面罩	乳胶手套	防水隔离衣/布质隔离衣	防护服	鞋套	长鞋套	全面型防护面罩
司机	外送	收运确认标本	√	√	√	√	√KN95							
救护车司机	救护车	日常转运病人	√	√	√	√								
救护车司机	救护车	疑似或确诊病人转运	√	√	√	√	√KN95		√					
	救护车	日常转运病人	√	√	√	√			√					
医护人员	救护车	疑似或确诊病人转运	√	√	√	√	√KN95	√	√		√	√	√（防护服不含鞋套时）	
保安人员	一般门岗	站岗、巡逻、维持秩序	√	√	√	√								
保安人员	急诊	现场维持秩序、指引	√	√	√	√	√KN95			√（必要时）				
保安人员	发热门诊、隔离病区门岗	现场维持秩序、处理纠纷等	√	√	√	√	√KN95（必要时）	√（必要时）	√	√	√（必要时）	√	√（防护服不含鞋套时）	
设备科、信息科、工程部等科室人员	各科室	医疗设备安装维护、信息系统安装维护、空调清洗、维护、物业维修等	√	根据进入的科室防护级别要求，做好防护；进入产生明显飞溅或产生颗粒的操作（如更换空调生网、滤网）时，应戴医用防护口罩、防护服、防护眼罩，必要时戴防护面屏										

（6）外送 CDC 标本的司机。

戴 N95 应注意密闭性，一般 4h 更换，污染或潮湿时随时更换。

2.KN95/KN90 防护口罩（以下简称 KN95/90）

（1）发热门诊、急诊、儿科发热门诊、隔离留观病区（房）、隔离病区（房）和隔离重症监护病区（房）医务人员（含放射科床边检查人员）进行一般操作时使用。

（2）门诊检验室窗口岗位人员应使用。

（3）KN95/90 常规使用方法：按 N95 的佩戴方法佩戴 KN95/90 后，外加一次性外科医用口罩同时使用（佩戴方法详见第六章第二节）。

戴 KN95/90 也应注意密闭性，一般 4h 更换，污染或潮湿时随时更换。

（三）普通口罩

行政职能科室不进入临床一线的人员在清洁办公区域可使用普通口罩。普通口罩不能进入诊疗区域。

二、隔离衣

1.一次性防渗隔离衣　发热门诊、隔离留观病区（房）、隔离病区（房）和隔离重症监护病区（房）（含放射科床边检查人员）一般操作时和运送疑似病例的人员使用一次性防渗隔离衣，一次性防渗隔离衣使用后按医疗废物处理。

2.布质隔离衣　预检分诊、儿科发热门诊、隔离留观病区（房）、隔离病区（房）和隔离重症监护病区（房）医务人员（含放射科床边检查人员）一般操作时使用布质隔离衣。院内标本运送人员、门诊检验室窗口岗位人员、细菌室检验人员使用布质隔离衣。遇污染随时更换，使用后布质隔离衣按传染性织物集中收集清洗消毒后方可再用。如无特殊说明的按常规操作合理使用隔离衣。

三、防护服

1.防护服优先供应收治有确诊病例病区的医务人员使用。

2.发热门诊、急诊、儿科发热门诊、隔离留观病区（房）、隔离病区（房）和隔离重症监护病区（房）等区域的医务人员，以及医务人员在采集咽拭子或接触分泌物和进行气管插管、气管切开、无创通气、开放性吸痰术、痰液诱导和支气管镜检查等可能产生气溶胶的操作时，检验科核酸检测人员和接触确诊病人标本的其他检验人员处理标本时使用防护服。

3.运送确诊病例的人员。

4.外送 CDC 标本的工人和司机按 CDC 要求需使用防护服。

注意：防护服不得重复使用。防护服被病人血液、体液、污物污染时，应及时更换。

四、护目镜、防护面罩 / 防护面屏

隔离留观病房、隔离病房、隔离重症监护病房和运送疑似或确诊病例的人员应使用护目镜或防护面罩 / 防护面屏。发热门诊、儿科发热门诊等接诊疑似病例的科室人员采集呼吸道标本及进行气管插管、气管切开、无创通气、吸痰等操作时或临床医护人员判断可能发生血液、体液和分泌物等喷溅的诊疗操作时使用护目镜或防护面罩 / 防护面屏。检验科核酸检测人员需佩戴护目镜。预检分诊、放射科接诊台、发热门诊药房、急诊发热门诊收费工作等部门如有需要可使用防护面屏。

护目镜和防护面罩 / 防护面屏不需要同时使用。护目镜和可复用的防护面罩 / 防护面屏使用后用 2000mg/L 含氯消毒液浸泡消毒 30min，冲洗晾干后再复用。一次性防护面罩 / 防护面屏不得复用。禁止戴着防护面罩 / 防护面屏离开诊疗区域。

五、乳胶检查手套和医用无纺布帽

在预检分诊、发热门诊、隔离留观病区、隔离病区和隔离重症监护病区等诊疗区域和运送疑似或确诊病例的人员必须使用乳胶检查手套和医用无纺布帽。检验科核酸检测和细菌室检验人员进行检验操作时应戴帽子。其他人员按常规要求使用。在诊疗区域的清洁工、配送工人应戴乳胶检查手套做好防护。手套和医用无纺布帽子均需正确穿戴和脱摘。注意及时更换手套。禁止戴手套和医用无纺布帽离开诊疗区域。戴手套不能取代手卫生。

六、鞋套

若防护服不含鞋套应加穿长鞋套，如无长鞋套则用普通鞋套。发热门诊、隔离病房等医务人员、院内标本配送人员和运送疑似病例的人员穿隔离衣时应穿普通鞋套。

七、速干手消毒剂

医务人员诊疗操作过程中，手部未见明显污染物时可使用速干手消毒剂。全院均应当使用速干手消毒剂。预检分诊、发热门诊、隔离留观病房、隔离病区和隔离重症监护病区必须配备和使用速干手消毒剂。

八、其他

1. 饭堂、会议室禁止穿工作服和病人服进入。
2. 下班后注意清洁消毒个人手机。若无 75% 乙醇溶液，可用免洗手消毒液代替。
3. 请在进入医护工作人员休息区前更换干净衣服，做好手卫生。不能穿工作服进入。

4.其他人员如医技、行政职能科室人员及保洁、保安等进入相关区域时，需按相关区域防护要求使用防护用品。所有医用防护用品均应按指引正确穿戴和脱摘（见表6-2）。

（邓　英　宫玉翠）

第六节　隔离病房的消毒与管理

一、消毒

（一）日常空气消毒

1.开窗通风，加强空气流通，注意气流方向从洁净区向污染区流动，并根据气候条件适时调节。密闭空间如无法开窗通风的病房、诊室或检查室等建议安装空气消毒器。

2.无人条件下可选择紫外线灯消毒，每次时间不少于1h。不适宜在室外空气流通的环境使用消毒剂对环境喷洒消毒。

（二）物体表面

污染区及潜在污染区环境物体表面使用1000mg/L含氯消毒液擦拭消毒，每天2次以上，遇污染随时消毒。不能使用含氯消毒液擦拭的物体表面，如监护仪等仪器的表面使用75%乙醇或者中高水平消毒湿巾擦拭消毒。清洁区环境物体表面使用500mg/L含氯消毒液擦拭消毒，每天2次以上。

有肉眼可见污染物时应先使用一次性吸水材料蘸取10 000mg/L含氯消毒液完全清除污染物，然后使用1000mg/L含氯消毒液擦拭消毒。清理的污染物可按医疗废物集中处置，也可排入有消毒装置的污水系统。

（三）医疗废物的处理

1.病人产生的生活垃圾按感染性医疗废物处置。

2.病人排泄物处理：尿袋尿液需用2000mg/L含氯消毒液浸泡30min后排入污水系统。病人如厕后，需用2000mg/L含氯消毒液冲刷马桶或蹲厕，冲水前盖好马桶盖。

3.涉及疑似或确诊病人的诊疗、检验、检查场所（如隔离病房、发热门诊、检验室等），其潜在污染区和污染区产生的医疗废物，用双层黄色医疗废物袋封装，离开污染区前应在其外面加套一层黄色医疗废物袋，外贴标签注明"传染性疾病"和"新冠肺炎"的名称。清洁区产生的医疗废物按照常规的医疗废物处置。

4.医疗废物中含病原体的标本和相关保存液等高危险废物，应当在产生地点进行压力蒸汽灭菌或化学消毒处理，然后按照感染性废物收集处理。

5.使用后的锐器应投入防内刺的塑胶锐器盒收集。

6.医疗废物的运送应由专人、专车按规划路线转运至指定存放点，不得与一般医疗废物和生活垃圾混放、混装。

7. 医疗废物运送工具使用 1000mg/L 含氯消毒剂擦拭消毒，每天 2 次，被污染时应随时消毒。

8. 医疗废物应在医疗废物暂存间单独设置区域存放，尽快交由医疗废物处置单位进行处置。用 1000mg/L 含氯消毒剂对医疗废物间地面进行消毒，每天 2 次。

（四）污衣的处理

1. 用双层黄色医疗废物袋封装好病人的病人服和隔离衣，外贴标签注明"传染性疾病"和"新冠肺炎"的名称。

2. 封装好的污衣放入污衣袋内，密闭袋口，及时专人运送。运送工具每次使用后予以 1000mg/L 含氯消毒剂擦拭消毒，每天 2 次。

（五）终末消毒

病人出院、转院或者死亡后，病人房间、转运车辆等环境和使用的物品应当进行终末消毒。

1. 在无人条件下选择紫外线消毒，时间不少于 1h。紫外线消毒后，使用 3% 过氧化氢进行超低容量喷雾消毒，消毒前关好门窗，按 20ml/m³ 的量进行气溶胶喷雾消毒，作用 60min。空气消毒后再使用 1000mg/L 含氯消毒液擦拭。消毒完毕充分通风后方可使用。

2. 负压病房初效滤网、普通空调滤网应进行更换或清洗消毒。

（六）登记

所有清洗消毒、医疗废物收集等均应做好登记且相关资料按规定妥善保存。

二、病房管理

（一）基本要求

1. 严格执行防护，正确使用防护用品。所有医务人员进入医院范围必须佩戴合适的口罩，根据不同区域和医疗操作可能存在的风险，做好个人防护、手卫生，最大限度避免医院感染发生的可能。新冠肺炎疫情期间不同人员个人防护用品使用参考本章第五节。

2. 科室应建立医院感染防控核心小组，熟悉医院感染各项规章制度和疫情防控最新指引，掌控科室防护用品的合理使用。科室必须加强医院感染防控及疫情有关的所有流程指引培训和考核，务必做到人人知晓并熟练掌握。

（二）人员管理

1. 各科室严格管控人员进入，设立门禁并由专人监管，督促进入人员做好手卫生及佩戴口罩。

2. 病区应严格执行医院探视及陪护制度，原则上不设陪护，不得探视。儿童婴幼儿或不能自理的病人可由家属陪同。如病人危重，确需非探视不可，探视者必须戴一次性外科口罩、一次性帽子、一次性鞋套，穿隔离衣，严格做好防护。

3. 疑似新冠肺炎病人就诊过程中由专人引导到发热门诊，原则上家属不能陪同，儿童婴幼儿或不能自理的病人可由家属陪同。

4. 密切接触确诊病人的医务人员应集中统一安排住宿。积极进行病原学检测，一旦出现症状应入院治疗。

（三）环境物资管理

1. 区域划分：病房划分清洁区、潜在污染区和污染区，做好明显标识。

2. 医务人员注意个人清洁卫生，值班房、办公室应保持通风和整洁。

3. 科室应配备符合要求的手卫生用品、消毒用品和个人防护用品等物资，并配备足够数量。

4. 隔离病区不设窗帘、床帘。

5. 疑似和确诊新冠肺炎病人的保洁用品应分开使用，疑似病人每人一套，确诊病人可共用。

（四）新冠肺炎病人安置

1. 对疑似病人和确诊病人应当及时收入医院指定隔离病区。疑似病人和确诊病人应当分开安置，疑似病人单间隔离，确诊病人可安置于同一病房，床间距＞1m，有条件下优先安置到负压病房。

2. 正确使用各种隔离措施，详见本章第二节。采取恰当防护手段，详见本章第五节。

3. 如病人病情允许应佩戴口罩，病人活动应限制在隔离病房内，与病人相关的诊疗操作尽量在隔离病房内进行。

4. 隔离病房应当设立明确的标识，病房的门必须随时保持关闭。

5. 隔离病房应设有专用的卫生间、洗手池，配置速干手消毒剂。

6. 尽可能使用一次性物品，非一次性使用物品如听诊器、温度计、血压计等专人专用。非专人专用的医疗器具在使用前后应当进行彻底清洁和消毒。

7. 对病人应当进行培训和指导。具体内容如下。

（1）在咳嗽或打喷嚏时用卫生纸遮掩口鼻，然后将卫生纸丢入医疗废物容器，洗手或进行手消毒。

（2）在接触呼吸道分泌物后应当先用流动水洗手，再使用速干手消毒剂消毒双手。

（邓　英　宫玉翠）

第七章 应对新冠肺炎护理应急管理体系的建立

第一节 应对新冠病毒护理人力资源建设

护理人力资源管理是应用现代管理科学的基本理论和技术，对护理组织内的人才需求进行科学的规划、分配、使用、培训、考核、管理的过程，是保证护理人力资源获得最佳效益的过程。有效的人力资源配置，在新冠肺炎的防治工作中，对建立良好的上下级、医护信息沟通网及建设团结和谐的护理团队起到了举足轻重的作用。

一、建立护理应急指挥小组

在医院分管护理的院长领导下，以护理部主任、副主任及科护士长为主，组成三级护理指挥系统。由护理部统一协调及安排专人对急诊科、发热门诊、收治新冠肺炎疑似病人病区、ICU 重点科室进行专项一对一管理。护理部负责全院护理人员的统一调整和调配，科护士长负责监督落实各项工作的开展。

二、确保护理信息传达通畅准确

信息是医院管理要素中最基本的一个要素，正确的信息是医院工作计划和决策的依据，是医院管理系统协调运行工作过程有效的控制工具。因此，护理信息的传达需做到及时、准确、有效，并且根据要求，对下发的信息进行跟踪、统计，做到动态管理、动态收集。

（一）护理信息传达的内容

1. 上级指示，医院新冠肺炎防治工作领导小组、新冠肺炎防治工作办公室发布的指导性文件、指令。新冠肺炎信息通传，新冠肺炎疫情分析、问题及对策。

2. 护理人员调动安排情况。

3. 新冠肺炎防护制度、要求、评价标准及贯彻落实中的问题。

4. 新冠肺炎护理工作中需全院沟通协调及处理的问题、护理质量控制反馈、消毒药物使用问题等。

5. 新冠肺炎防护及救治技术培训计划：全员培训计划；护理预备队人员上岗前训练计划与实施步骤；新冠肺炎消毒隔离防护工作流程；新冠肺炎宣传知识及交流经验。

6. 新冠肺炎学术探讨：新冠肺炎防护经验；相关论文和文章；相关学术讲座与讨论；典型病例；护理会诊等专业学术活动。

（二）护理信息传达的方式

1. 建立每天通报制度，及时向临床一线护理人员传达上级有关文件精神及医院应急工作部署和要求，通报新冠肺炎相关信息（包括院内外新冠肺炎的信息），由护理部干事负责各类信息的跟踪、统计工作。

2. 建立防治新冠肺炎院内监测报告表，科室每天向医院报告本科室住院病人发热动态及来自湖北各地新入院病人动态情况。

3. 建立"零报告"制度，每天 12：00 及 17：00 汇报医院各病区特殊情况。

4. 建立一线上岗人员动态登记表，所有人员的变动情况及时登记。

5. 建立新冠肺炎护理三级预备梯队通讯录。

三、护理人力资源建设及调配原则

收治新冠肺炎病区与普通传染病病区不同，该病传染性强、发病急、病人病情较重，同时由于病人没有陪护，因此心理问题突出，加上防护规程的实施耗时较多等原因，收治新冠肺炎病人的护理单元的抢救、治疗、护理及消毒隔离的任务非常繁重。

（一）人力资源调配原则

全院护理人员的调配由护理部统一负责，护理部可以根据工作的需要及护理人员的情况及时进行调整，对全院护理人力资源实行动态合理调配。

（二）划定专项收治新冠肺炎病区

根据新冠肺炎疾病特点、收治病人病情及人数，划定收治新冠肺炎病区及制订流程，划定收治专项病区。

1. 可疑病例经专家会诊后，不符合疑似病例，但病人达到入院标准时，收入隔离病区。

2. 疑似或确诊新冠肺炎病例如需住院治疗，应统一安置于负压病房集中隔离治疗。主诊医生需及时复查咽拭子标本检测，两次采样时间间隔至少 1 天。

3. 如接收新冠肺炎危重症病例，经院内专家组会诊后，安排到重症医学科负压病房收治。

（三）确定护理人员配置

1. 护士长配备

（1）负压病房：1 名。

（2）隔离病区：2 名，其中普通病区、隔离病房各 1 名。

（3）重症医学科：1 名。

2. 护理人员配备

（1）新冠肺炎普通病房病人与护理人员之比为 2 : 1。

（2）负压病房病人与护理人员之比为 1 : 3。

（3）ICU 病人与护理人员之比为 1 : 6。

（四）建立应急资源护士库，建立人力资源梯队

1. 护士库内人员准入条件

（1）从事临床一线护理工作 2 ～ 3 年或曾经到过 ICU、急诊科进行轮科、进修等培训，有一定临床工作经验的护理人员。

（2）具有高度的责任心、敏锐的洞察力，对病人病情变化能做出初步诊断和应急处理。

（3）身心健康，有积极而稳定的情绪，对压力有良好的调适能力者。

2. 人力资源梯队建设　在应急资源护士库中，依据护士年龄、健康状况、专业技术水平等条件建立梯队。首批人员进入隔离病区后，护理部继续调配各梯队，被挑选出的护士在原岗位待命，同时进行有关技术的培训。2 周后进入隔离病区进行替换，第一梯队的人员离开隔离病区后到指定区域进行医学观察 14 天，后继续进行梯队待命。

第二节　应对新冠肺炎物资管理

应急物资保障是指各种医疗卫生物资的生产、储备、供应除了能够保证日常的各项预防、医疗、保健等工作的需要外，当突发公共卫生事件发生时，也能为应急处理工作提供及时、足量、合格的物资。因此，在应对新冠肺炎时，护理系统对物资的应急管理，将有效应对各种紧急情况，是将各种突发事件造成的危害降至最低限度的保证。

一、应对新冠肺炎应急物资类型

1. 人体防护类　可分为应急药品和防护类用品，防护类用品有防护服（一次性）、隔离服（普通一次性）、口罩（N95 型、普通型）、护目镜、乳胶手套、鞋套等。

2. 各类应急、检测仪器类　如各种测温仪、监护仪、负压转运车等。

3. 工作、生活场所防护类　如塑料袋［销毁医疗废物袋（黄色）、生活垃圾袋（黑色）、普通塑料袋］、洗手消毒用品、消毒药品（过氧乙酸、含氯消毒液）、消毒器械（大型喷雾器、普通喷雾器、超低容量喷雾器）等。

二、应急物资特点

1.不确定性　由于新冠肺炎疫情发生的时间、强度和影响范围具有不可预测性，这就决定了卫生应急物资的数量、发放范围、运输方式等难以确定。

2.不可替代性　应急物资的用途特殊，是在特定环境下启用的特殊物资。

3.滞后性　应急物资的启用是在灾情、疫情发生后，根据疫情的强度、波及范围而使用。

三、应急物资管理原则

1.统一申请　各病区按实际情况，做出物资申领计划，统一在医院信息系统申请，该申请需经过病区主任、病区所在大科护士长、医院领导同意签字后，方可到仓库领取物品。

2.建立档案　由仓库建立物资档案，护理部定期抽取病区申请物资档案，评估物品使用情况。

3.统一调配　当出现应急物资如防护服、N95口罩缺乏时，根据各病区收治病人特点，由医院及护理部统一调配物资，做到保证收治新冠肺炎病人的病区防护物资充足，如隔离病房、ICU等。

4.科学存放　各病区物资应存放有序，达到防潮、防湿、防爆和防止损坏的目的。

（1）各病区物资应由专人保管，必须严格按照ISO9000质量管理体系做好物资的保管，做好物资的入库建档工作。根据物资的特性妥善存放，做好储藏仓库的防潮、防火、防爆、防蛀工作。例如，过氧乙酸性质不稳定，有效期短，容易爆炸，就不能过多囤积，注意包装封口不要过紧，存放于阴凉处。

（2）根据防护品的防护级别分别存放，如根据面罩的防护级别用标签分别写最高级别、中档级别和最低级别，把标签贴在专用物资保存柜中，把3种类别的面罩依照防护级别对号存放。防护服的存放要求也一样。

5.规范使用　根据《新型冠状病毒感染的肺炎医务人员的分级防护》要求，不同人员的防护要求不同（详见第六章第五节），根据不同情况调配相应防护物资，确保各类物品规范使用。

6.统计整理　防护用品使用过程中，做好使用人员及数量的登记，以便做好计划及管理。如每天由护理部干事统计各病区医护人员上班总人数及一次性医用外科口罩的使用量，避免造成物资浪费。

第三节　一线救护人员的人文关怀

《中华人民共和国护士管理办法》规定：遇有自然灾害、传染病流行、突发重大伤亡事故及其他严重威胁人群生命健康的紧急情况，护士必须服从卫生行政部门的调遣，参加医疗救护和预防保健工作。考虑到新冠肺炎具有传染性且目前仍无特效治疗药物，一线救护人员工作环境相对封闭、背负超强工作强度及压力，导致一线救护人员容易出现生理及心理问题，所以在管理方面，以人为本，体现人文关怀，采取适当的激励机制。此外，还应从饮食起居、身体状况多方面给予护理人员关爱与支持。了解其需求并充分理解、支持、关注与满足。

一、一线救护人员人文关怀内容

1.生理方面　对一线护理人员而言，最为突出的生理威胁为呼吸道病原体的职业暴露；此外还包括长时间使用头部防护用具造成的器械相关压力性损伤，体力不足而导致的疲劳感，汗液流失导致的电解质紊乱等。

2.心理方面　研究表明，在护理 SARS、新冠肺炎病人时，护士易出现各种负面情绪，即无力感、陌生感、挫败感、恐惧感、同情与代入；此外还包括不同程度的焦虑、压力感。

二、护理职业暴露及防护措施

（一）呼吸道病原体职业暴露

1.呼吸道病原体职业暴露定义　其指医务人员从事诊疗、护理等工作过程中，意外吸入含有各种呼吸道病原体的分泌物飞沫，以及因直接或间接接触被各种呼吸道病原体感染的呼吸道分泌物、血液而污染了皮肤、黏膜或共用物品，有可能被病原体感染的情况。

2.呼吸道病原体职业暴露的风险控制

（1）负压隔离病房：病区需划分清洁区、潜在污染区和污染区；不同区域之间应注意设置缓冲间；室内室外配备对讲设备或视频监控设备，用于室内外医护人员交流。

（2）防护用品：包括帽子、口罩、护目镜、防护面罩、手套、隔离衣、防护服、鞋套等。选择正确的呼吸防护用品是一线救护人员防止职业暴露的第一步（防护用品使用规范详见表 6-2）。因此，应该保证隔离病房内呼吸防护用品充足。

（二）器械相关压力性损伤

根据疾病特殊性，隔离病房内一线救护人员需要层层叠加和长时间佩戴口罩、护目镜、防护屏等防护用具，导致部分医务人员的头面部出现了不同程度的压红和破溃，即器械相关压力性损伤。为减少此压力性损伤的发生，可采取如下措施。

1.正确选择和佩戴防护用具：评估现有的防护用具的类型和作用，结合工作需要和持续使用时间，选择合适型号、材质、软硬度、贴合性的防护用具。

2.佩戴防护用具前，在头面部易受损区域涂抹含有亚油酸、亚麻酸、维生素 E 等的液体敷料，轻拍至皮肤吸收进行保护。

3.可使用预防性敷料进行保护，建议根据个人头面部皮肤情况将薄型泡沫敷料进行裁剪，并置于额部、鼻部、面颊和耳后等处来预防防护用具相关压力性损伤，注意避免敷料层叠过多。

4.若无相关伤口敷料，可使用莫匹罗星软膏、复方多黏菌素 B 软膏或艾洛松软膏（建议使用不超过 3 天），将软膏涂抹于局部区域，不宜太厚。

三、心理安抚

（一）一线救护人员心理应激源

1.被感染的预期焦虑（对生命受到威胁的焦虑）。

2.工作强度大，工作性质紧张，工作节奏失衡，得不到充分休息。

3.身着厚重的防护服，造成憋闷、不适，增加了操作难度，引发不良情绪。

4.与家人分离的焦虑及对亲人的惦念和牵挂。

5.女性经期有诸多不便。

（二）一线救护人员主要心理问题

1.预期性焦虑　主要表现为忐忑不安，对自己能否胜任工作没有把握，有些人出现心神不宁、注意力不集中、失眠、焦虑等。还有部分人表现为比平时脾气大，容易和人发生争执。

2.挫败、内疚、抑郁等负性情绪　在隔离病房工作的医护人员可能遇到的负性情绪有惧怕被感染的危险、工作难度带来的挫败感、与家人分离带来的思念和牵挂等。

（三）护理管理者采取的措施

1.加强培训，掌握防护原则和方法，减少感染的发生率，减轻一线救护人员对疾病的恐惧。

2.通过心理专家定期培训及对一线救护人员进行心理疏导，使其有效转移注意力，释放不良情绪。

3.建立良好的科室氛围，营造一个轻松工作、协同合作的环境。

4.护理部保证人员配置，病区护士长弹性排班，缩短各班次时间，增加各班次人员，避免一线救护人员过长时间工作。

5.优化工作流程，细化各类工作指引，确保一线救护人员有规可依，增加工作效率。

6.帮助一线救护人员联系外界亲人，传达信息，家里有年幼孩童无人照顾的，医院工会联系为其提供免费托育服务。

7.做好一线救护人员饮食保障，医院饭堂负责提供营养搭配的三餐饮食。

（王慧子　宫玉翠）

第八章　新冠肺炎的预防、控制及延续性护理

第一节　新冠肺炎的预防方案

新冠肺炎的预防方案建立在传播途径上，目前已明确的传播途径包括飞沫传播、气溶胶传播及接触传播，怀疑存在消化道传播。预防对象包括公众个人预防、家庭预防及公共社区预防。护理人员作为健康信息的提供者及传播者，需积极做好健康教育工作，从而提高公众对于新冠肺炎的认知、增加预防知识。

（一）公众个人预防

1.避免空气传播及气溶胶传播　口罩可防止病人喷射飞沫，降低飞沫量和喷射速度，还可阻挡含病毒的飞沫核，防止佩戴者吸入。口罩是预防呼吸道传染病的重要防线，可以降低新冠病毒感染风险。

（1）口罩选择：可选择 N95 口罩和医用外科口罩，N95 口罩过滤效率可达95%，应选择不带呼吸阀的口罩，6～8h 更换，污染时随时更换；医用外科口罩须选择外包装明确注明医用外科口罩的产品，4～6h 更换，污染时随时更换。不可选用纸质口罩、棉布口罩、海绵口罩、活性炭口罩及不具有预防飞沫传播作用的其他口罩。

（2）佩戴原则：基本原则是科学合理佩戴，规范使用，有效防护。具体如下：在非疫区空旷且通风场所不需要佩戴口罩，进入人员密集或密闭公共场所需要佩戴口罩；在疫情高发地区空旷且通风场所建议佩戴一次性使用医用口罩，进入人员密集或密闭公共场所佩戴医用外科口罩或颗粒物防护口罩；有疑似症状到医院就诊时，需佩戴不含呼吸阀的颗粒物防护口罩或医用防护口罩；有呼吸道基础疾病病人需在医生指导下使用防护口罩；年龄极小的婴幼儿不能戴口罩，易引起窒息；棉纱口罩、海绵口罩和活性炭口罩对预防病毒感染无保护作用。

（3）口罩类型及使用对象：一次性使用医用口罩，推荐公众在非人员密集的公共场所使用；医用外科口罩，防护效果优于一次性使用医用口罩，推荐疑似病例及公共交通司乘人员、出租车司机、环卫工人、公共场所服务人员等在岗期间佩戴；KN95/N95 及以上颗粒物防护口罩，防护效果优于医用外科口罩、一次性使用医用口罩，推荐现场调查、采样

和检测人员使用，公众在人员高度密集场所或密闭公共场所也可佩戴；医用防护口罩，推荐发热门诊、隔离病房医护人员及确诊病人转移时佩戴。

（4）口罩使用后的处理原则：健康人群佩戴过的口罩，没有新型冠状病毒传播的风险，一般在口罩变形、弄湿或弄脏导致防护性能降低时更换。健康人群使用后的口罩，按照生活垃圾分类的要求处理即可；疑似病例或确诊病人佩戴的口罩，不可随意丢弃，应视作医疗废弃物，严格按照医疗废弃物有关流程处理，不得进入流通市场。

（5）儿童佩戴口罩的标准与注意事项：建议儿童选用符合国家标准 GB2626-2006 的 KN95 口罩，并标注儿童或青少年颗粒物防护口罩的产品。儿童使用口罩需注意以下事项：儿童在佩戴前，需在家长帮助下，认真阅读并正确理解使用说明，以掌握正确使用呼吸防护用品的方法；家长应随时关注儿童口罩佩戴情况，如儿童在佩戴口罩过程中感觉不适，应及时调整或停止使用；因儿童脸型较小，与成人口罩边缘无法充分密合，不建议儿童佩戴具有密合性要求的成人口罩。

此外还需注意以下几点：无论是咳嗽、喷嚏、流鼻涕，都需要使用纸张及手帕遮挡；人与人接触需保持 1m 以上的距离；避免到人群密集的地方，保持室内通风换气；避免前往疫情严重的地区场所，避免近距离接触咳嗽、发热病人，尽量避免到医院探望病人；食物（尤其是肉和蛋类）要煮熟煮透。不要接触、购买和食用野生动物；尽量避免前往售卖活体动物（禽类、海产品、野生动物等）的市场。

2. 避免接触传播　避免脏手接触口、眼、鼻等部位，以免病毒经黏膜或破损伤口感染。在以下情况下需洗手：咳嗽、打喷嚏后，护理病人后，准备食物前后，用餐前，上厕所后，接触动物或处理粪便后。采用外科七步洗手法进行手清洗，七字口诀为"内—外—夹—弓—大—立—腕"，当手部可见明显脏污时，使用洗手液在流动水下清洗，当手部未见明显脏污时，可在流动水下清洗，也可使用含有乙醇等消毒成分的免洗快速手消毒液进行清洗。

3. 避免消化道传播　目前可在新冠病毒感染的确诊病人粪便中检测出新冠病毒核酸阳性，提示粪便中有活病毒存在，新冠肺炎很可能存在粪-口传播（消化道传播），故饭前便后，需认真清洗双手，避免接触确诊者、可疑者的粪便及排泄物，如厕后建议先关闭马桶盖后冲水，以免粪便飞溅或形成气溶胶。

4. 提高免疫力及其他防护　新冠病毒对于具有基础疾病、免疫力低下的人群更易感染，以及出现重症呼吸系统感染、衰竭，致死率高，提高自身免疫力在预防中非常关键。多进行体育锻炼、增强体质、增强免疫力；合理作息、不熬夜、不过劳，从而避免身体抵抗力下降；密切关注发热、咳嗽，一旦出现症状及时就医。

（二）家庭预防

家庭预防在公众个人预防基础上，需注意以下健康宣教内容：家庭备置体温计、医用外科口罩或 N95 口罩、家用消毒用品等物资。居室保持清洁，勤开窗通风；随时保持手卫生；减少接触公共场所的公共物品和部位；从公共场所返回后需进行手清洁；家庭成员不共用毛巾，保持餐具清洁，勤晒衣被；不随地吐痰，口鼻分泌物用纸巾包好，弃置于有盖垃圾箱内；注意营养，勤运动；主动做好个人及家庭成员的健康监测，自觉发热时要主动测量体温；家中有儿童的，要早晚摸小孩的额头，如有发热要为其测量体温；若家庭成员出现可疑症状，应根据病情及时就医；就诊时避免乘坐公共交通工具，家庭成员应佩戴口罩；若家庭中有确诊者，其他家庭成员判定为密切接触者，应接受 14 天医学观察；对有症状的家庭成员经常接触的地方和物品进行消毒。

（三）社区预防

社区预防的健康宣教应着重于公共场所与乘坐公共交通工具等情况：常见的公共场所包括商场、餐馆、影院、KTV、网吧、公共浴池、体育馆、展览馆、火车站、地铁站、飞机场、公交汽车站等。公共场所工作人员要自行进行健康监测，不可带病上班；若发现可疑症状者，工作人员应要求其离开；公用物品及公共接触物品或部位要定期清洗和消毒；保持公共场所内空气流通；保证空调系统或排气扇运转正常，定期清洗空调滤网，加强开窗通风换气；洗手间要配备足够的洗手液，保证水龙头等供水设施正常工作；保持环境卫生清洁，及时清理垃圾；疾病流行地区，公众应尽量减少前往公共场所，尤其避免前往人流密集和空气流通较差的地方。公共交通工具包括飞机、火车、地铁、公共汽车和轮船等。发生疾病流行地区的公共交通工具在岗工作人员应佩戴医用外科口罩或 N95 口罩，并每天做好健康监测；公共交通工具建议备置体温计、口罩等物品；增加公共交通工具清洁与消毒频次，做好清洁消毒工作记录和标识；保持公共交通工具良好的通风状态；保持车站、车厢内卫生整洁，及时清理垃圾；做好人员工作与轮休安排，确保司乘人员得到足够休息。

社区医疗机构护理人员除做好上述健康宣教之外，还需提升病例发现与报告的能力，加强预检分诊工作，根据病人症状、体征和流行病学史，引导病例至专门的发热门诊就诊。为就诊病人提供一次性口罩等防护用品，减少通过医院传播机会。将新冠肺炎确诊病例转诊至定点医院诊治，加强院内感染防控工作。

（李佳颖　李平东）

第二节　新冠肺炎高危人群的管理

新冠肺炎的高危人群包括尚未确诊但具有患病风险及传播风险的病例接触者和可疑暴露者，也包括老年病人及具有基础疾病导致免疫力下降的人群。在高危人群管理上，护理人员应充分发挥健康教育者的角色，指导高危人群掌握隔离与预防知识，提高其自我保护能力。

一、病例接触者与可疑暴露者

（一）判定标准

病例接触者指与病例共同居住、学习、工作，或其他与其有密切接触的人员，如与病例近距离工作、共用同一教室或与病例在同一所房屋中生活；诊疗、护理、探视病例的医护人员、家属或其他与病例有类似近距离接触的人员，如直接治疗及护理病例、到病例所在的密闭环境中探视病人或停留，病例同病室的其他病人及其陪护人员；与病例乘坐同一交通工具并有近距离接触的人员，包括在交通工具上照料护理过病人的人员；该病人的同行人员（家人、同事、朋友等）；经调查评估后发现有可能近距离接触病人的其他乘客和乘务人员；现场调查人员调查后经评估认为符合与其他密切接触者接触的人员；对于判定的密切接触者，可填写登记表以便管理（表 8-1）。可疑暴露者是指暴露于新冠病毒检测阳性的野生动物、物品和环境，且暴露时未采取有效防护的加工、售卖、搬运、配送或管理等人员。

表 8-1　新冠肺炎病例密切接触者登记表

姓名	联系方式	性别	年龄	与病例关系	最早接触时间	最后接触时间	接触频率	接触地点	接触方式	备注（注明单次暴露时间）

注：1. 接触频率。经常；一般；偶尔。

2. 接触地点。家中；医疗机构；工作场所；娱乐场所；其他（请在表格中注明）。

3. 接触方式。同餐；同住；同屋；同床；同室工作学习；诊疗、护理；同病房；娱乐活动；其他（请在表格中注明）。

（二）管理要求

对确诊病例的密切接触者或可疑暴露者进行医学观察，采取居家或集中隔离医学观察，无法居家隔离医学观察的密切接触者，可安排集中隔离观察。医学观察期限为自最后一次与病例发生无有效防护的接触或可疑暴露后 14 天；实施医学观察时，应当书面或口头告知医学观察的缘由、期限、法律依据、注意事项和疾病相关知识，以及负责医学观察的联系人和联系方式；居家医学观察对象应相对独立居住，尽可能减少与共同居住人员的接触。原则上医学观察者不得外出。如果必须外出，经医学观察管理人员批准后方可，并要佩戴一次性外科口罩，避免去人群密集场所；医学观察期间，由指定的管理人员每天早、晚各进行 1 次体温测量，并询问其健康状况，填写密切接触者医学观察登记表（表 8-2），并给予必要的帮助和指导。新冠肺炎病例密切接触者医学观察统计日报表（表 8-3）和新冠肺炎病例密切接触者医学观察每天统计汇总表（表 8-4）供各地进行密切接触者医学观察情况汇总时参考；医学观察期间出现发热、咳嗽、气促等急性呼吸道感染症状者，则立即向当地的卫生健康部门报告，并按规定送定点医疗机构诊治，采集标本开展实验室检测与排查工作；医学观察期满时，如未出现上述症状，解除医学观察。

可疑暴露者需开展健康告知工作。对可疑暴露者，由县级卫生健康行政部门会同相关部门，组织进行健康告知，嘱其出现发热、咳嗽等呼吸道感染症状时要及时就医，并主动告知其职业或动物接触情况等。

表 8-2　新冠肺炎病例密切接触者医学观察登记表

□疑似　　　　□确诊　　　　病例姓名：　　　　联系电话：　　　　发病日期：

编号	姓名	性别	年龄	现住址	开始观察日期	临床表现																				
						体温（℃）							咳嗽							气促						
						1	2	3	4	5	6	7	1	2	3	4	5	6	7	1	2	3	4	5	6	7

注：1. 本表适用于对新冠肺炎密切接触者进行医学观察的卫生人员使用；

　　2. "是否出现以下临床表现"中出现"咳嗽"、"气促"打"√"，否则打"×"；"体温"填实测温度。

表 8-3　新冠肺炎病例密切接触者医学观察统计日报表

街道 / 社区或家庭	首例开始观察日期	累计观察人数	医学观察者				出现异常临床表现人数		最后 1 名密切接触者预计解除医学观察日期
			当日观察人数		解除人数				
			人数	新增	当日	累计	当日新增	累计	
合　计									—

注：1. 本表适用于对新冠肺炎密切接触者进行医学观察的医务人员汇总上报使用；

2. 异常临床表现：发热、咳嗽、气促等症状；

3. 表中涉及的累计数均指自开展密切接触者医学观察工作至今的汇总数。

表 8-4　新冠肺炎病例密切接触者医学观察每天统计汇总表

辖　区	首例开始观察日期	累计观察人数	医学观察者				出现异常临床表现人数		最后 1 名密切接触者预计解除医学观察日期
			当日观察人数		解除人数				
			人数	其中新增	当日	累计	当日新增	累计	
合计									

注：1. 本表可供市、区级疾病控制中心统计汇总使用；

2. 异常临床表现：发热、咳嗽、气促等症状；

3. 表中涉及的累计数均指自开展密切接触者医学观察工作至今的汇总数。

二、易感人群

新冠肺炎所有人群均易感。其中老年人，具有慢性阻塞性肺疾病、哮喘、气管炎、糖尿病、高血压、冠心病、肝硬化、癌症等基础疾病者，一部分很少锻炼、生活很不规律者更易感染甚至出现重症表现。对于上述人群除了普通预防知识的健康宣教，更应注重提高自身免疫力认知及方法的健康宣教。

（一）健康饮食

保证机体的能量和营养，中华医学会肠外肠内营养学分会专家建议每天摄入高蛋白类食物，包括鱼、肉、蛋、奶、豆类和坚果，在平时的基础上加量；不吃野生动物；每天吃新鲜蔬菜和水果，在平时的基础上加量；适量多饮水，每天不少于 1500ml；食物种类、来源及色彩丰富多样，每天不少于 20 种食物；不要偏食，荤素搭配；保证充足营养，在平时饮食的基础上加量，既要吃饱，又要吃好；饮食不足，老人及慢性消耗性基础疾病病人，建议增加肠内营养制剂（特医食品），每天额外补充不少于 500kcal；新冠肺炎流行期间不要节食，不要减重；规律作息及保证充足睡眠，每天睡眠时间不少于 7h；新冠肺炎流行期间，建议适量补充复方维生素、矿物质及深海鱼油等保健食品。

（二）适量运动

开展个人类型体育锻炼，不参加群体性体育活动；每天运动 30 ～ 45min，每周 5 天，可增加免疫细胞数量。

（三）规律作息

早睡早起，以避免降低免疫力，保证充足的睡眠，良好的睡眠可使体内的淋巴细胞数量增多，还可产生名为胞壁酸的睡眠因子，此因子促进白细胞增多，巨噬细胞活跃，从而提高免疫力。

（四）良好的心理

积极乐观的心态可使机体维持在最佳状态，压力、焦虑等不良情绪可对机体免疫产生抑制作用。

（五）避免药物滥用

维生素 C、流感药物并不能对新冠病毒起到抵抗作用，且至今还没有相关药物问世。另外，《新型冠状病毒（2019-nCoV）感染的肺炎诊疗快速建议指南（标准版）》明确指出要避免盲目或不恰当的抗菌药物治疗，避免随便用药带来的健康风险。

（李佳颖　李平东）

新冠肺炎病人**护理与管理**

第三节　新冠肺炎居家管理

符合隔离者判定标准的应从与病人接触的最后一天起采取医学观察 14 天。在隔离者的居家管理上，护理人员需充当健康教育者、病情观察记录与评估者、就医指导者的角色。需对隔离者及其家属进行相关知识的健康宣教，使其理解病情观察、预防家属感染及护理的要点，掌握家庭预防的洗手、通风、防护和消毒措施，此外还需建立健康管理档案，并进行生命体征、症状的记录与评估工作，对于出现症状需要终止隔离的病人及时指导其进行就医。

一、隔离者及其家属的健康宣教

1. 居住空间安排　可疑症状者需住在通风良好的单人房间，并拒绝一切探视，若条件不允许，应至少保持 1.5m 距离，分床睡。随手关门，避免各个房间空气对流；不要使用中央空调。保持居室环境清洁和通风，可早、中、晚各通风半小时，通风时注意保暖。可疑症状者应减少活动，限制居住空间，确保需要共用的空间（如厨房和卫生间）通风良好（保持窗户持续开放）。

2. 照顾者的安排　最好固定一位家庭成员照顾，这位家庭成员应身体健康状况良好且没有慢性疾病，免疫力良好，具有医疗及隔离技术相关知识的人员优先。

3. 家庭传播的预防　家庭成员与可疑症状者在同一房间时，都应该佩戴与面部严密贴合的医用外科口罩，掌握咳嗽礼仪（咳嗽、打喷嚏时用肘部遮挡，不要用手去捂）。随时保持手卫生，避免直接接触身体分泌物，不要共用任何可能导致间接接触感染的物品，并避免手接触口、鼻、眼等部位。接触隔离者、离开隔离者居住空间、准备食物、饭前便后均需清洁双手，选用含 75% 乙醇溶液免洗液清洁，需注意 75% 乙醇溶液使用安全，如意外吞食或引发火灾。清洁双手后，最好使用一次性擦手纸。如果没有，用洁净的毛巾擦拭，毛巾变湿时需要更换。尽量减少与密切接触者及其用品接触，如避免共用牙刷、香烟、餐具、饭菜、饮料、毛巾、浴巾、床单等。餐具使用后应使用洗涤剂和清水清洗，由于感染者粪便中可检测出新冠病毒，故如厕后先盖马桶盖再冲水。穿戴好一次性手套和保护性衣物（如塑料围裙）再去清洁和触碰被密切接触者的人体分泌物污染的物体表面、衣物或床品。戴手套前、脱手套后要进行双手清洁及消毒。

4. 污染物的处理　使用过的手套、纸巾、口罩及其他废物都应该放于病人房间专用的垃圾袋，并且密封，标记为污染物再丢弃。使用普通洗衣皂和清水清洗密切接触者衣物、床单、浴巾、毛巾等，或者用洗衣机以 60～90℃和普通家用洗衣液清洗，然后完全干燥上述物品。将密切接触者使用的床品放入洗衣袋。清洁前避免甩动衣物，避免使其直接接触皮肤和自己的衣服。推荐使用含氯消毒液和过氧乙酸消毒液，每天频繁清洁、消毒家庭成员经常触碰的物品，如床头柜、床架及其他卧室家具。至少每天清洁、消毒浴室和厕所

162

表面1次。

5.居家隔离的症状监测　居家隔离期间，由隔离者自行进行生命体征监测，其中包括以下几个方面。密切观察体温，建议每天至少测量2次；是否有胸闷、气短、呼吸急促、心率增快等；腹泻、呕吐等消化系统症状是否加重，并进行记录。

6.居家隔离的终止及就医　出现以下症状时应立即停止居家隔离并及时就医：呼吸困难（包括活动后加重的胸闷、憋气、气短）；意识问题（包括嗜睡、呓语、分不清昼夜等）；腹泻；高热，体温超过39℃；其他家庭成员出现新冠病毒感染的可疑症状。就医的具体指导建议如下：前往医院的路上，前往医院就诊途中，所有人员均要佩戴医用外科口罩或N95口罩；避免乘坐公共交通工具前往医院，路上打开车窗；时刻佩戴口罩和随时保持手卫生。在路上和医院内，尽可能远离其他人（至少1m）；若路途中污染了交通工具，建议使用含氯消毒液或过氧乙酸消毒液对所有被呼吸道分泌物或体液污染的表面进行消毒。

二、居家隔离者的护理管理

对处于不同阶段的病人进行对应的管理，无症状隔离者，需强化健康宣教内容，进行生命体征、症状的记录（表8-5），对于出现症状者，记录相应症状并终止隔离，及时指导就医，记录表格可参考表8-4。管理流程如图8-1所示。

表 8-5　居家隔离者症状记录表

姓名		性别		年龄	
联系方式		联系地址			
有无基础疾病		因何原因隔离			
现隔离住所的日常接触人员					
姓名		与隔离者关系		联系方式	

症状登记表									
日期	体温	呼吸	心率	胸闷	气短	腹泻	呕吐	其他	状态评估

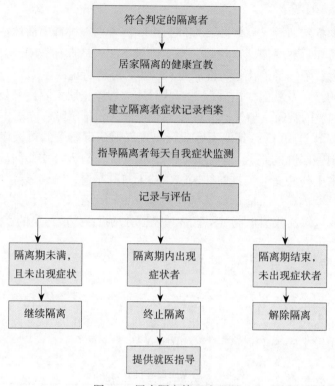

图 8-1　居家隔离管理流程图

（李佳颖　李平东）

第四节　新冠肺炎症状自我评估及护理

新冠病毒感染的预防工作仅依靠医疗确诊手段进行排查是有限的，有效遏制疫情扩散和蔓延离不开全民参与，公众须掌握新冠肺炎的相关知识及护理要点。健康者须加强自我预防和对异常症状的警觉能力；潜伏期病人须具有异常症状的自我识别能力，掌握自我保护及保护健康人的相关知识；疑似者须掌握异常症状的自我护理、就医注意事项及心理社会自我调节要点；确诊者须提高对疾病的认知、提高治疗依从性及良好的心理状态。

一、新冠肺炎的临床症状

新冠肺炎以发热、干咳、乏力为主要表现。少数病人伴有鼻塞、流涕、咽痛、肌痛和腹泻等症状。重型病人多在发病1周后出现呼吸困难和（或）低氧血症，严重者可快速进展为急性呼吸窘迫综合征、脓毒症休克、难以纠正的代谢性酸中毒和出凝血功能障碍及多器官功能衰竭等。值得注意的是重型、危重型病人病程中可为中低热，甚至无明显发热。
轻型病人仅表现为低热、轻微乏力等，无肺炎表现。部分儿童及新生儿病例症状可不典型，表现为呕吐、腹泻等消化道症状，或仅表现为精神弱、呼吸急促。

二、症状的自我评估

1. 健康者　无任何上述症状，超过 14 天后仍无上述任何异常症状。

2. 潜伏期者　无上述任何异常症状，超过潜伏期后（通常＜ 14 天）可出现疑似者症状，若符合病例接触者及可疑暴露者的判定条件，可自行归为此类（详见本章第二节）。

3. 疑似者　符合以下临床表现任意 2 条，并具有任何 1 项流行病学史的病人：①临床表现。发热；具有肺炎影像学特征；发病早期白细胞总数正常或降低，淋巴细胞正常或减少。②流行病学史。发病前 14 天内有武汉地区或其他有本地病例持续传播地区的旅行史或居住史；发病前 14 天内曾接触过来自武汉市或其他有本地病例持续传播地区的发热或有呼吸道症状的病人；有聚集性发病或与新冠病毒感染者有流行病学关联。轻微症状疑似病人判断参考标准：①医院医生评估后要求居家隔离（金标准）；②发热＜ 38℃；③可自行退热；④无呼吸困难，无气促；⑤伴或不伴咳嗽；⑥无慢性疾病。

4. 确诊者　确诊病例具备以下病原学证据之一者：①实时荧光 RT-PCR 检测新型冠状病毒核酸阳性。②病毒基因测序，与已知的新冠病毒高度同源。③血清新冠病毒特异性 IgM 抗体和 IgG 抗体阳性；血清新冠病毒特异性 IgG 抗体由阴性转为阳性或恢复期较急性期 4 倍及以上升高。

三、自我护理

（一）健康者的自我护理

健康者的自我护理主要以预防为主，预防内容及方法详见本章第一节。如家中具有病例接触、可疑暴露正行居家隔离者，还须结合本章第三节内容进行自我护理。

（二）潜伏期者的自我护理

由于此类多为病例接触者和可疑暴露者，结合目前的管理方案，须实施居家自我隔离，此阶段的自我护理详见本章第二节。

（三）疑似者的自我护理

此类病人已出现怀疑为新冠肺炎的相关症状，对于此类病人，重要的是指导其正确及时就医、就医时保护健康人群，此外，还须注重心理护理及免疫力的提升。

1. 及时就医　指导病人出现可疑症状时，切勿隐瞒病情，及时得到治疗及护理是病情康复的重要前提，就医注意事项及就医时保护健康人群的相关内容详见本章第三节。

2. 保持良好的免疫力　指导病人正常作息，保证饮食和睡眠，保持一定的日常活动量。

3. 心理护理　指导病人觉察自己的内心，放下手机，适当地与网络保持距离，留出足够的时间去倾听自己内心的声音；自我情绪调节，放松减压；享受安静的独处时光，丰富自己的生活，转移注意力；建立人际连接：可以用电话、短信、微信或视频方式加强与亲友的交流；寻求专业指导：当通过自我调节却无法缓解负性情绪，内心充满恐惧和焦虑，并影响睡眠和饮食时，建议寻求精神科医生、心理治疗师等专业人员的帮助。

（四）确诊者的自我护理

由于确诊病人处于住院阶段，已有专业的医护人员照料，此阶段病人的自我护理包括提高疾病认知能力、保持良好的治疗依从性和良好的心理状态。

1. 提高疾病认知能力 疫情易造成心理恐慌，提醒病人切勿关注夸大治疗效果及夸大疾病不良结局的虚假信息，帮助病人借助可获得的资源，充分了解疾病的护理、康复及转归。

2. 良好的治疗依从性 呼吸机氧疗是新冠肺炎病人必备的治疗手段，无创通气等手段容易导致幽闭感，增加病人的紧张情绪，在进行此类操作前，应与病人积极沟通，获得理解与配合，从而提升治疗的依从性。

3. 良好的心理状态 新冠肺炎确诊的病人在经历了身体、家庭、社会及各种急性应激的情况下，多出现心理适应能力降低及悲观、自罪、自残等负面情绪。良好的心理状态有助于病人维持良好的免疫力及战胜疾病的信心。在心理护理上应注意以下内容：隔离治疗初期，理解病人出现的情绪反应属于正常的应激反应，做到事先有所准备，不被病人的攻击和悲伤行为所激怒而失去医生的立场，如与病人争吵或过度卷入等；在理解病人的前提下，除药物治疗外应当给予心理危机干预，如及时评估自杀、自伤、攻击风险，给予正面心理支持、不与病人正面冲突等。必要时请精神科医生会诊。解释隔离治疗的重要性和必要性，鼓励病人树立积极恢复的信心；强调隔离手段不仅是为了更好地观察治疗病人，同时也是保护亲人和社会安全的方式。解释目前治疗的要点和干预的有效性。隔离治疗期：根据病人能接受的程度，客观如实告知病情和外界疫情，使病人做到心中有数；协助病人与外界亲人沟通，转达信息；积极鼓励病人配合治疗的所有行为；尽量使环境适宜病人的治疗；必要时请精神科医生会诊。对于发生呼吸窘迫、极度不安、表达困难的病人，在镇定、安抚的同时，加强原发病的治疗，减轻症状。

四、居家医学隔离期间的护理

医院医生评估后要求居家隔离的疑似感染病人及密切接触者（从与新冠肺炎确诊病例接触的最后一天起）采取医学观察 14 天。

1. 疑似感染病人或密切接触者的个人护理要点

（1）在隔离房间活动可以不戴口罩。不随意离开隔离房间，必须离开隔离房间时先佩戴好医用外科口罩或 N95 口罩，洗手或者手消毒后再出门。口罩使用时间不超过 4h，口罩潮湿后及时更换并洗手。

（2）限制病人活动，最小化与家庭成员活动公共区域。

（3）咳嗽、打喷嚏时，需要佩戴医用外科口罩，或者用纸巾及弯曲的手肘掩护，咳嗽和打喷嚏后及时丢弃盖过口鼻的一次性物品，并立即清洗双手。

（4）流动水洗手后，需用干纸巾擦干。若用毛巾擦干，毛巾需每天清洗消毒并晒干备用。

（5）应积极进行室内身体活动，维护身体功能。

（6）拒绝一切亲朋好友探视。

（7）保证充足的休息和营养：以静养为主，三餐定时定量、合理分配能量和营养素，营养均衡。努力做到每天摄入富含优质蛋白类食物，包括鱼、禽、肉、蛋、奶、豆类；每天多吃新鲜蔬菜和水果。主动饮水，每天不少于 1500ml。

（8）社区卫生人员定期随访：社区卫生人员通过电话、微信及网络等评估可疑症状的变化；评估隔离和治疗措施的执行情况并给予指导；评估心理反应并给予心理疏导。

（9）每天上午、下午自我监测体温，自觉发热随时测量与记录。

（10）立即停止居家隔离进行就医的情况

1）疑似感染病人：①出现呼吸困难（包括胸闷、憋气、气短）；②出现意识问题；③腹泻；④体温 ≥ 37.3℃；⑤其他家庭成员出现新冠病毒感染的可疑症状。

2）密切接触者：出现包括发热、咳嗽、咽痛、胸闷、呼吸困难、轻度食欲缺乏、乏力、精神稍差、恶心呕吐、腹泻、头痛、心悸、结膜炎、轻度四肢或腰背部肌肉酸痛等症状时，应立即就医。具体指导建议如下：①前往医院的路上，病人应该佩戴医用外科口罩或 N95 口罩。②如果可以，应避免乘坐公共交通工具前往医院，路上打开车窗。③时刻佩戴口罩和随时保持手卫生。在路上和医院时，尽可能远离其他人（至少 1m）。④若路途中污染了交通工具，建议使用含氯消毒液或过氧乙酸消毒液对所有被呼吸道分泌物或体液污染的表面进行消毒。

（11）心理自助与疏导：详见本章第四节中的"疑似者的自我护理"。

2. 居家环境的设置　详见本章第三节。

3. 家庭照顾者的管理

（1）观察识别自身健康状况，如出现发热、咳嗽、乏力、食欲缺乏、腹泻或结膜炎等疑似症状，特别是出现胸闷、胸痛、呼吸困难时，立即就诊（方式同被观察者）。并正确观察和记录被观察者病情变化，识别需立即到定点医院就诊的病情。

（2）其他家庭成员进入疑似感染病人或密切接触者居住空间时应佩戴口罩，口罩需紧贴面部，在居住空间中不要接触和调整口罩。口罩因分泌物变湿、变脏，必须立即更换。摘下并丢弃口罩之后，进行双手清洗。

（3）与病人接触后、离开病人房间、吃饭前后、如厕前后、进出家门前后需进行手消毒。避免直接接触人体分泌物，特别是口部或呼吸道分泌物，以及避免直接接触粪便。

（4）病人的衣物、床单、浴巾、毛巾等，应以 60 ～ 90℃的水彻底清洗并烘干。在清洗前不要甩动污染衣物，避免其直接接触皮肤或自己的衣物。

（5）病人产生的垃圾丢入密闭垃圾袋并频繁更换垃圾袋。

（6）戴好一次性手套和保护性衣物后，再去清洁和触碰被人体分泌物污染的物体表面，戴手套前后要进行双手清洁或消毒。

（7）使用过的手套、纸巾、口罩及其他废物都应该放置在病人的房间内，标记为污染物再丢弃。

（8）不要共用任何可能导致间接接触的物品，包括牙刷、香烟、餐具等。

（9）家庭成员应住在不同房间，如条件不允许，和病人至少保持1m距离，分床睡。

（宋玛丽　陈洁雅）

第五节　新冠肺炎社区管理

一、总体要求及工作原则

社区是实施网格化管理的基础，是传染病防控的第一道防线。按照"早发现、早报告、早隔离、早诊断、早治疗"的原则，实施群防群治、联防联控，网格化、地毯式管理，最广泛动员群众自我防护，最坚决防止疫情输入、蔓延、输出，最严格落实综合防控措施，最果断处置疫情，最有效控制疾病传播。落实社区防控措施，还应该坚持三个原则：因地制宜，分类施策；全面动员，群防群控；精细管理，不留死角。社区护士在新冠肺炎的社区管理中，应当积极发挥健康教育者、管理者的角色。对健康人群进行健康宣教以预防疾病，对居家隔离人员进行家庭护理，包括家庭结构功能的评估与护理、疾病症状与心理健康的评估与管理及就医的指导。应积极建立个人健康档案，必要时进行家庭访视，从而积极发挥护理人员在社区防治中的作用。

二、社区疫情防控工作任务

（一）社区未发现病例

社区未发现病例是指在社区居民中，未发现新冠肺炎确诊病例。实施"外防输入"的策略，采取以下措施。

1.建立疫情防控工作组织体系　成立由社区干部、片警、社区卫生人员、家庭医生及物业等人员组成的社区防控工作组，责任到人、联系到户，确保各项防控措施得到切实落实、不留死角。鼓励社区居民参与防控活动，以社区为网格，入网入格入家庭，加强人员健康监测，摸排人员往来的情况。

2.加强分类管理

（1）对返回人员进行分类管控，入网、入格、入家庭。对外出返回本社区前14天内离开源疫情地区或者有源疫情地区人员接触史的返回人员，要监督此类人员接受居家医学观察，不得外出，并为其提供基本生活保障，确保落实到人、登记在册、社区管理、上门观察。对出现发热、气促、干咳等症状者，社区（村）要及时上报。其密切接触者也应立即居家自我隔离或到当地指定地点隔离。隔离期间与本地医务人员或疾控中心保持联系，以便跟踪观察。

（2）社区要督促其他疫情高发地区到来人员主动自行隔离 14 天，外出时佩戴口罩；一旦出现发热，伴乏力、干咳等症状，督促其到就近医疗机构发热门诊排查。

（3）充分利用大数据的手段，精准管理来自源疫情地区的人员，确保追踪到位，实施医学观察，发挥社区干部、社区卫生服务中心医务人员和家庭医生队伍的合力，提高追踪的敏感性和精细化程度。

3. 及时告知信息　社区要发布告示，要求从疫情高发地区返回人员立即到所在社区（村）进行登记。向公众发布就诊信息，出现呼吸道症状无发热者到社区卫生防护中心（乡镇卫生院）就诊，发热病人到发热门诊就诊，新冠病毒感染者到定点医院就诊。每天发布本地及本社区疫情信息及卫生健康行政部门发布的防控信息，做到信息的及时化及准确化，科学指导公众正确认识和预防疾病，引导公众规范防控行为，做好个人防护。

4. 开展健康教育　社区要通过社区宣传栏、悬挂标语、微信公众号、微信群等多种形式将疾病防治核心信息传达到每一个家庭、每一个人，出现症状及时就诊，社区不组织大型公众聚集活动。

5. 加强环境治理　加人环境卫生整治力度，严格对社区人群聚集的公共场所进行清洁、消毒和通风，改善环境卫生状况，特别要加强对农贸市场的环境整治和非法贩卖野生动物的监管，把环境卫生整治措施落实到每个社区、每个单位、每个家庭。社区组织开展以环境整治为主、药物消杀为辅的病媒生物综合防制，对居民小区、垃圾中转站、建筑工地等重点场所进行卫生清理，处理垃圾污物；及时组织开展全面的病媒生物防制与消杀，有效降低病媒生物密度。

6. 物资准备　社区和家庭备置必需的防控物品和物资，如体温计、口罩、消毒用品等。

（二）社区出现病例或暴发疫情

当社区居民中出现 1 例确诊病例或者在一个家庭、一个工地、一栋楼同一单元发现 2 例及以上确诊病例时，采取"内防扩散、外防输出"的策略，在上述 6 项措施的基础上，落实以下措施。

1. 严格密切接触者管理　规范开展流行病学调查，科学判定密切接触者。全市各区要指定隔离点，对无条件进行居家隔离的密切接触者开展集中医学观察。病例或疑似病例转诊定点医院后，社区医务人员应主动联系病例在定点医院的诊治情况，并对暂时采用居家隔离治疗的病例进行随访管理与指导。卫生健康部门要将有条件居家医学观察的密切接触者信息通报至各街乡镇，由街乡镇第一时间通知至社区。社区要发动社区卫生人员对密切接触者进行规范管理，落实密切接触者居家医学观察措施。每天随访密切接触者的健康状况，为其提供基本生活保障。社区卫生人员一旦发现密切接触者出现发热、气促、干咳等症状，立即报告本社区卫生健康部门及时启动排查、诊断、隔离治疗等程序，并做好病人的隔离控制和转送至定点医院的各项准备。

2. 加强消毒隔离　社区要协助做好病例家庭、楼栋单元、单位办公室、会议室等疫点的消毒，并在疾病控制机构的指导下做好公共场所清洁消毒。居民出入社区时要佩戴口罩，社区要做到监督提醒。

（三）社区传播疫情

当社区居民中，14 天内出现 2 例及以上感染来源不清楚的散发病例，或暴发疫情起数较多且规模较大，呈持续传播态势，采取"内防蔓延、外防输出"的策略，在上述 8 项措施的基础上，落实以下措施。

1. 限制人员聚集　区政府报请市政府决定，可限制或停止社区（村）内集市、集会等人群聚集的活动，关闭影院、网吧等公共场所，必要时停工、停业、停课。社区（村）协助政府监督落实相关措施。

2. 疫区封锁　对划为疫区的社区，必要时可采取疫区封锁措施，限制人员进出，临时征用房屋、交通工具等。

三、社区护理防控策略

（一）完善健康信息系统建设，做好疾病监测工作

要想保证社区传染病防控工作展开的整体效果，应该对健康信息系统进行全面建设，这是非常重要的。在建设工作展开的过程中会涉及多个环节，相关工作人员自身应该具备较高的专业素质。为了可以有效解决"信息孤岛"问题，社区的医疗机构应该与同级别的医疗机构建立起信息共享的关系，这样就可以使得社区医疗机构获得相关信息更加及时，也可以有效提升疾病监测的效率，同时可以更好地做到早发现、早报告及早隔离，这样可以使疫情消灭在萌芽阶段。同时，还应该建立起良好的双向转诊机制，在疾病流行期间应该对社区居民的生活情况进行定期调查，这是非常重要的。当社区医疗机构因为技术水平方面存在不足而无法对病人进行确诊时，应该积极寻求上级医疗部门的帮助，通过健康信息系统平台的建设可以使社区医疗机构与其他医疗机构之间的沟通交流更加密切，同时也更好地实现了资源共享，使得社区医疗机构的整体运转水平及服务水平得到了保证。

（二）进一步加强社区护士的培训力度

现阶段我国社区护士对新发急性呼吸道传染病的了解尚且处于初级阶段，很多护士自身的防控意识及专业水平不足。当地社区医疗机构应该进一步增强对护士的培训力度，积极开展与新发急性呼吸道传染病防控相关的培训，从而使社区护士对此种传染病有更加深刻的认知，进而提升社区护士的应对能力，对待不明传染病也势必会提高警惕，这样更加有利于对传染病进行控制。

（三）充分发挥健康信息传播者的角色

社区护士在疫情管理中应积极进行健康教育工作。传统的健康教育讲座因涉及人群聚集，应当禁止。健康教育的访视应多元化，尽可能采用视频、图片、微信推送等线上宣教访视，或通过社区卫生室、幼儿园、学校，对广大家长及群众通过社区医院微信公

众号及时沟通,做好健康教育,发现问题,及时收集解决。宣教的人群既应包括健康人群,也应包括疑似病人及其家属。健康宣教的内容详见本章第一节。

（四）建立健康档案，落实健康筛检工作

社区医疗机构应该定期对社区进行入户调查,同时还应该以健康体检的方式收集入户居民的相关健康信息,这样可以更好地为社区全体居民建立更加标准化的健康档案,从而对现阶段社区居民自身的健康情况有更加清晰、具体的了解。在进行健康档案建立时,还应该根据新发急性呼吸道传染病的流行病学特点将其从高危人群中筛选出来,这就需要对健康档案进行分类建设及管理,从而提供更加完善的指导服务,对不同层级人群的健康实现一定保障。

（五）积极开展家庭访视

社区护士对重点家庭可开展家庭访视,家庭访视须注意预防职业暴露,相关护理知识、技术详见第六章。在进行家庭访视时须注意以下事项:着装需考虑职业暴露的预防问题,态度要求合乎礼节,大方且稳重,能表示出对访视家庭的关心和尊重,对于疑似者、密切接触者需积极评估其心理问题,并进行心理疏导;掌握技巧,利用人际关系和沟通技巧,获得护理对象的信任;灵活机动,因地制宜;应尊重被访视对象,保守被访问家庭的秘密;与访视对象共同制订计划、实施和评价,确保决策的自主性;护士注意与访视家庭成员保持一定界线,以免影响其家庭功能;访视家庭确定后,社区卫生服务机构应与被访家庭签订家庭访视协议;社区护士在访视的整个过程中必须考虑的安全问题。

（宋玛丽　陈洁雅）

第六节　新冠肺炎康复病人的延续性护理

一、新冠肺炎病人的出院标准

解除隔离及出院的标准:①体温恢复正常3天以上;②呼吸道症状明显好转;③肺部影像学显示炎症明显吸收;④连续2次痰、鼻咽拭子等呼吸道标本核酸检测阴性（采样时间至少间隔24h）。满足以上条件者可出院。

二、新冠肺炎病人康复期存在的问题

（一）生理功能障碍

1.肺功能障碍　由于新冠病毒感染引起的病变累及肺间质,新冠肺炎病人可出现换气障碍、呼吸窘迫、血氧饱和度下降。至病人康复期,部分病人仍存在胸闷、气短及活动后呼吸困难。

2. 活动耐力下降　由于长期卧床及疾病对机体的损害，新冠肺炎病人恢复期最主要的症状是乏力，容易疲劳，活动后气促且心率明显增快。

（二）心理障碍

1. 行为层面　因担心他人对自己曾经感染新冠肺炎不能接纳，故不敢探访亲友、外出与人交谈；外出时不敢靠近人群，害怕被再次传染；过分注意清洁；时刻关注自己的身体状况，害怕被再次感染。

2. 情绪层面　①焦虑：害怕被再次感染，对自身健康高度敏感，对外界保持着高度的警惕；②自卑：因没有被周围的亲戚朋友完全接纳，内心自卑及苦闷；③痛苦：对曾经患新冠肺炎的可怕经历不能忘却，时时浮现在脑海中的情景令他们感到痛苦不堪；④苦恼：相比生病之前，出院后的生活发生了众多的改变，较多的病人因无法适应而感到苦恼。

3. 认知层面　部分病人总是会想为什么偏偏是自己患病，认为是自己没有做好防护措施或是运气不佳。有的病人总感觉身体不适，总认为自己没有完全被治好或者认为自己有后遗症。部分病人认为病毒随时还有可能卷土重来，要采取更好的防护措施避免再次感染。

4. 常见的心理疾病　新冠肺炎恢复期病人常见的心理疾病主要包括抑郁症、强迫症、焦虑症、恐惧症和创伤后应激障碍（PTSD）等。

三、新冠肺炎病人的延续性护理

（一）康复病人的自我管理

1. 休息　病人出院后应继续在指定场所进行 14 天的隔离管理和健康监测，作息规律，保证充足的睡眠，避免产生过度疲劳，避免与其他人群密切接触。

2. 症状的自我评估　每天上、下午各测量体温 1 次，发现体温异常时应及时到指定医院发热门（急）诊就诊。若出现新冠肺炎可疑症状（如发热、咳嗽、咽痛、胸闷、呼吸困难、轻度食欲缺乏、乏力、精神稍差、恶心呕吐、腹泻、头痛、心悸、结膜炎、轻度四肢或腰背部肌肉酸痛等症状），应根据病情及时就医。

3. 遵医嘱用药，并观察是否出现药物的不良反应。

4. 不接触和食用野生动物。

5. 拒绝一切亲朋好友的探访。

6. 随时保持手卫生　少接触公共场所的物品，从公共场所返回、咳嗽手捂之后、饭前便后，用洗手液或肥皂并用流动水洗手，用一次性纸巾或干净毛巾擦手，或者使用含乙醇成分的免洗手消毒液；不确定手是否清洁时，避免用手接触口、鼻、眼。

7. 保持良好的呼吸道卫生习惯　咳嗽或打喷嚏时，用纸巾、毛巾等遮住口鼻，咳嗽或打喷嚏后洗手，避免用手触摸口、鼻、眼。不随地吐痰，口鼻分泌物用纸巾包好，弃置于有盖垃圾箱内。

8. 加强营养　摄入富含优质蛋白类食物，包括鱼、禽、肉、蛋、奶、豆类等。多吃新鲜蔬菜和水果。

9. 随访　出院后第 2 周及第 4 周到医院随访，复诊。出院 1 个月后可视个体情况适当延长随诊时间，必要时应坚持随诊至出院后 1 年。

（二）功能康复锻炼

1. 呼吸功能锻炼　可采取以腹式呼吸与缩唇呼吸相结合的呼吸训练方式，或进行深呼吸训练，以增加肺的顺应性，锻炼肺功能。

2. 肢体功能锻炼　针对肌肉功能及体力下降，可进行骨骼肌的训练（力量和耐力训练）和有氧运动，如脚踏车、骑自行车、步行机训练等，目标心率数＝（220－年龄）×（0.85－0.65），能维持此心率为适宜的运动量，即可按此速度进行锻炼。

（三）心理干预方案

1. 跟踪随访　对已出院的新冠肺炎病人，采用电话、微信及其他网络手段，通过填写症状自评量表、创伤后应激障碍调查量表、焦虑自评量表（SAS）和抑郁自评量表（SDS）等，动态了解其心理状况。

2. 门诊心理咨询与治疗　可采用个体咨询治疗与集体咨询治疗相结合的方式，有针对性地解决病人存在的心理问题。例如，向恢复期病人解释在出院隔离观察 14 天后，若复诊正常则不必担心会传染给他人，心情愉快有助于疾病的康复等。必要时可采用改善症状的药物以配合心理治疗。

3. 指导保持良好的心理状态　通过讲解疾病相关知识，指导病人正视康复出院后的自己，适度活动、情绪宣泄、保持放松。正念冥想被证实可以提高人的免疫力，促进康复。具体的步骤如下。

（1）第一步：合上双眼，用一个舒服的姿势平躺或者坐着，轻轻闭上嘴，用鼻子缓缓吸气，心里默念"吸"。吸气的时候不要让胸部感到过度的扩张和压力。

（2）第二步：用鼻子缓缓地呼气，心里默念"呼"，呼气的过程不宜过快。

（3）第三步：在反复的呼吸过程中，尝试将注意力放在自己的呼吸上面，感受气流与鼻腔之间摩擦的感觉、鼻腔内温度的变化。

（4）第四步：重复前三步，保持 5～15min，如果这个过程中注意力无法一直集中到呼吸上，这是很正常的，不必为此勉强或自责。

（宋玛丽　陈洁雅）

参 考 文 献

艾方容，崔乐，2020. 北京市新型冠状病毒感染的肺炎疫情社区（村）防控工作方案（试行）. 北京日报，2020-01-30（4）.

北京护理学会，2020. 医务人员使用头面部防护用具相关压力性损伤防治建议. [2020-02-05]. https：//mp. weixin.qq.com/s/yo0yn88O1QpM5NtozTOU8w.

北京协和医院新型冠状病毒感染的肺炎诊治专家组，2020. 北京协和医院关于"新型冠状病毒感染的肺炎"诊疗建议方案（V2．0）. 协和医学杂志. [2020-02-21]. http://rs.yiigle.com/yufabiao/1182654.htm. doi: 10.3969/j.issn.1674-9081.2020.0022.

陈林利，徐东丽，张甡敏，等，2018. 基于居民电子健康档案的公共卫生信息化应用研究. 中国卫生信息管理杂志，15（1）: 101-104.

甘秀妮，2017. 急诊呼吸道病原体职业暴露的风险控制. 中华护理杂志，52（z1）: 22-24.

广东省卫生健康委员会，2020. 广东省卫生健康委关于进一步做好发热门诊感染防控及医务人员防护工作的通知. [2020-2-20]. http：//wsjkw.gd.gov.cn/zwyw_gzdt/content/post_2879288.html.

广东省新冠肺炎防控指挥办医疗救治组，2020. 广东省医疗机构恢复日常诊疗服务防控新冠肺炎工作指引. 粤卫医函〔2020〕42 号.

国家肾病专业医疗质量管理与控制中心，中国医促会血液净化治疗与工程技术分会，全军血液净化治疗学专业委员会，2020. 新型冠状病毒肺炎救治中 CRRT 应用的专家意见. [2020-02-06]. http：//www. cnrds.net/Static/file/ 新型冠状病毒肺炎救治中 CRRT 应用的专家意见 %2020200206.

国家卫生健康委员会，2019.WS/T 313—2019 医务人员手卫生规范 .

国家卫生健康委员会，2020. 新型冠状病毒肺炎诊疗方案（试行第七版）. [2020-3-4]. http://www.nhc. gov.cn/yzygj/s7653p/202003/46c9294a7dfe4cef80dc7f5912eb1989.shtml.

国家卫生健康委员会，2020. 新型冠状病毒感染的肺炎防控中常见医用防护用品使用范围指引（试行）. 国卫办医函〔2020〕75 号.

国家卫生健康委办公厅，2020. 国家卫生健康委办公厅关于在疫情防控中做好互联网诊疗咨询服务工作的通知. 国卫办医函〔2020〕112 号.

国家卫生健康委员会疾病预防控制局，2020. 病例密切接触者的居家医学观察指南. [2020-01-25]. http：// www.nhc.gov.cn/jkj/s3578/202001/3a13637e1a9249a2b6047f34b772b5e6.shtml.

国家卫生健康委员会疾病预防控制局，2020. 社区居家发热患者中西医结合医学管理专家建议（第一版）. [2020-01-25]. http：//www.nhc.gov.cn/jkj/s3578/202002/34c1c337ef874fa58af58a1717005389.shtml.

国家卫生健康委员会疾病预防控制局，2020. 新型冠状病毒感染不同风险人群防护指南和预防新型冠状病毒感染的肺炎口罩使用指南的通知. [2020-01-25]. http：//www.nhc.gov.cn/jkj/s7915/202001/b81f29c 15bca4d85b2f159e8ba715171.shtml.

国家卫生健康委员会疾病预防控制局，2020．新型冠状病毒感染的肺炎病例转运工作方案（试行）.
　　[2020-01-25]．http：//www.gov.cn/zhengce/zhengceku/2020-01/29/content_5472894.htm.

国家卫生健康委员会疾病预防控制局，2020．新型冠状病毒感染的肺炎防控知识手册（应急总医院）.
　　[2020-01-25]．http：//www.mtzyy.com.cn/Html/News/Articles/1058.html.

国家卫生健康委员会疾病预防控制局，2020．新型冠状病毒感染的肺炎疫情紧急心理危机干预指导原则.
　　[2020-01-25]．http：//www.nhc.gov.cn/jkj/s3577/202001/6adc08b966594253b2b791be5c3b9467.shtml.

国家卫生健康委员会疾病预防控制局，2020．应对新型冠状病毒肺炎疫情心理调适指南．北京：人民卫生
　　出版社.

国家卫生健康委员会疾病预防控制局，2020．新型冠状病毒感染的肺炎病例密切接触者居家隔离消
　　毒、集中隔离消毒和病例家居终末消毒指引（第一版）．[2020-01-25]．http：//www.gz.gov.cn/zt/
　　qlyfdyyqfkyz/yfkzzy/grhjt/content/mpost_5643696.html.

国家卫生健康委员会医政医管局，2020．医疗机构内新型冠状病毒感染预防与控制技术指南（第一版）.
　　[2020-01-25]．http：//www.nhc.gov.cn/xcs/yqfkdt/202001/b91fdab7c304431eb082d67847d27e14.shtml.

国务院应对新型冠状病毒肺炎疫情联防联控机制综合组，2020．新型冠状病毒肺炎疫情防控期间养老机
　　构老年人就医指南．肺炎机制综发〔2020〕65号.

何荣华，2010．重症监护护理学．西安：第四军医大学出版社.

胡延秋，程云，王银云，等，2016．成人经鼻胃管喂养临床实践指南的构建．中华护理杂志，51（2）：
　　133-141.

湖北省医学会儿科学分会，2020．湖北省儿童新型冠状病毒（2019-nCoV）感染诊疗建议（试行第一版）
　　．[2020-2-20]．http：//www.changdafs.cn/56821.html.

急诊危重症患者院内转运共识专家组，2017.《急诊危重症患者院内转运共识》解读——标准化分级转运
　　方案的实施．中国急救医学，37（6）：485.

江春霞，周璠，任文萍，2019．健康管理的新发急性呼吸道传染病社区防控策略研究．国际感染病学（电
　　子版），8（4）：257-258.

江利冰，张松，高培阳，等，2018．欧洲临床营养与代谢学会ICU临床营养指南（ESPEN）．中华急诊医
　　学杂志，27（11）：1195-1197.

靳英辉，蔡林，程真顺，等，2020．新型冠状病毒（2019-nCoV）感染的肺炎诊疗快速建议指南（标准版）.
　　解放军医学杂志，45（1）：1-20.

李莉，任美吉，张岩岩，等，2020．1例确诊新型冠状病毒（2019-nCoV）肺炎患者的肺部CT表现.
　　医学新知，30（1）：4-6.

梁建生，许慧琼，2017.《医院医用织物洗涤消毒技术规范》释义．中华医院感染学杂志，（15）：3377-
　　3381.

刘桂卿，2005．SARS病人护理与管理．北京：科学出版社.

刘景红，王卫，高文斌，等，2004．SARS流行期间军队医院发热门诊医护人员心理健康状况调查及相关
　　因素分析．护理研究，18（3）：220-222.

马辛，谢斌，王刚，等，2020．新型冠状病毒感染的肺炎公众心理自助与疏导指南．北京：人民卫生出版社.

倪忠，罗凤鸣，王吉梅，等，2020．针对新型冠状病毒感染患者的雾化吸入治疗的建议．中国呼吸与危

重监护杂志，19（2）：1-6.

人民卫生出版社，2020. 为心理健康构筑防疫堤坝，公众心理自助与疏导指南出炉. [2020-2-20]. https：// mp.weixin.qq.com/s/jsH7gR01yEqK9OxF175LZw.

史冬雷，张红梅，高健，等，2016. 分级转运模式在急诊危重症患者院内转运中实施的效果评价. 中国 护理管理，16（5）：639-642.

四川大学华西医院，2020. 新型冠状病毒肺炎防控医院护理工作指南. 成都：四川科学技术出版社.

王素珍，袁阿珍，周丽娟，2017. 综合医院应对新发传染病护理人力资源管理. 全科护理，15（19）： 2406-2408.

王伟，2019. 急性冠脉综合征患者焦虑抑郁状态、睡眠质量、再入院率的相关性研究. 济南：山东大学.

王新燕，吴杰，鲁新华，等，2020. 河南省新型冠状病毒（2019-nCoV）感染孕产妇管理策略建议. 郑州 大学学报（医学版）. doi：10.13705/j.issn.1671-6825.2020.01.167.

王玉光，齐文升，马家驹，等，2020. 新型冠状病毒（2019-nCoV）肺炎中医临床特征与辨证治疗初探. 中医杂志，61（4）：1-6.

韦文平，谢永生，王立忠，2003. 防制传染性非典型肺炎物资管理的探讨. 中国国境卫生检疫杂志， 26（5）：284-286.

奚晶晶，马朋林，2020. 新型冠状病毒肺炎重症患者的管理. 中华重症医学电子杂志，06. doi：10.3877/cma. j. issn. 2096-1537. 2020. 0006.

谢翠琴，2015. 应对新发传染病的护理应急管理. 全科护理，13（34）：3499-3500.

叶鸣君，朱利华，胡静，等，2013. 加强门诊患儿预检分诊管理预防控制传染病的流行. 中华医院感染杂志， 23（22）：5510-5511.

游旭群，王永安，2020. 新型冠状病毒感染的肺炎疫情下心理健康指导手册. 西安：陕西师范大学出版总社.

曾国军，赵欣，师庆科，2020. 新型冠状病毒在线防控的华西模式. 成都：四川科学技术出版社.

张波，2012. 急危重症护理学. 北京：人民卫生出版社.

张华琼，周利，刘陈勇，2010. 传染性疾病突发事件的护理应急管理策略. 当代护士（学术版），（6）： 101-103.

张萍，严兆娴，顾晓琳，2018. 急诊危重症患者院内远距离转运模式的构建及效果评价. 中国急救复苏 与灾害医学杂志，13（4）：380-382.

张瑛，2007. 广东省医疗机构突发公共卫生事件应对能力调查研究. 广州：南方医科大学，1-76.

中关村肾病血液净化创新联盟，2020. 血液净化室新型冠状病毒感染的防控措施详解. [2020-02-04]. http：//m.medlive.cn/guide/1/19930.

中国疾病预防控制中心，2020. 新型冠状病毒感染的肺炎公众防护指南. 北京：人民卫生出版社.

中国康复医学会重症康复专业委员会呼吸重症康复学组，中国老年保健医学研究会老龄健康服务与标准 化分会，《中国老年保健医学》杂志编辑委员会，等，2018. 中国呼吸重症康复治疗技术专家共识. 中国老年保健医学，16（5）：3-11.

中国研究型医院学会卫生应急学专业委员会，中国中西医结合学会灾害医学专业委员会，广东省医学会急 诊医学分会，等，2018. 患者院外转运服务规范专家共识（2018）. 中华卫生应急电子杂志，4（4）：193- 203.

中国医师协会呼吸医师分会危重症医学专业委员会，中华医学会呼吸病学分会危重症医学学组，2019.
　　体外膜式氧合治疗成人重症呼吸衰竭推荐意见. 中华结核和呼吸杂志，42（9）：660-684.

中国医师协会急诊医师分会，中国医疗保健国际交流促进会急诊急救分会，国家卫生健康委员会能力建
　　设与继续教育中心急诊学专家委员会，2019. 无创正压通气急诊临床实践专家共识（2018）. 中国急
　　救医学，39（1）：1-11.

中国营养学会，2020.《新型冠状病毒科普知识》（177）. 健康中国公众号.

中华护理学会，2019. 成人氧气吸入疗法护理：T/CNAS 08—2019.

中华护理学会，2020. 新型冠状病毒肺炎护理要点. [2020-2-20]. https：//mp.weixin.qq.com/s/
　　FphrHO7oDB2SEAesz_BemA.

中华护理学会，2020. 新型冠状病毒感染的肺炎患者医务人员静脉输液治疗工作建议（第一版）.

中华急诊网，2020. 新型冠状病毒感染病例院前急救转运方案. [2020-2-23]. http：//www.cem.org.cn/
　　default/content/index/id/12328.

中华人民共和国国家卫生和计划生育委员会，2017. WS/T512—2016 医疗机构环境表面清洁与消毒管理规范.
　　[2020-2-20]. http：//www.nhfpc.gov.cn/zhuz/s9496/201701/0a2cf24e7d749aa920a907a56ed6890.shtml.

中华人民共和国国家卫生健康委员会，2009. WS/T 311—2009 医院隔离技术规范. [2010-2-20]. http：//
　　www.nhc.gov.cn/wjw/s9496/200904/40116.shtml.

中华人民共和国卫生部，2003. 医院预防与控制传染性非典型肺炎 (SARS) 医院感染的技术指南.

中华人民共和国卫生部，2012. WS/T 367—2012 医疗机构消毒技术规范.

中华医学会，2020. 新冠病毒感染饮食营养专家建议十条. [2020-2-23]. https：//www.cma.org.cn/
　　art/2020/1/28/art_2926_32260.html.

中华医学会呼吸病学分会感染学组，2018. 中国成人医院获得性肺炎与呼吸机相关性肺炎诊断和治疗指
　　南（2018 年版）. 中华结核和呼吸杂志，41（4）：255-280.

中华医学会呼吸病学分会呼吸危重症医学学组，2016. 急性呼吸窘迫综合征患者机械通气指南（试行）.
　　中华医学杂志，96（6）：404-424.

中华医学会临床药学分会，2019. 雾化吸入疗法合理用药专家共识（2019 年版）. 医药导报，38（2）：
　　135-146.

中华医学会糖尿病学分会，2020. 糖尿病患者合并新型冠状病毒感染的肺炎的管理建议. [2020-02-07].
　　https：//mp.weixin.qq.com/s/PzP8DwGFyI_a3Par2J8GqQ.

中华医学会重症医学分会，2007. 机械通气临床应用指南（2006）. 中国危重病急救医学，19（2）：65-72.

中华医学会重症医学分会，2013. 呼吸机相关性肺炎诊断、预防和治疗指南（2013）. 中华内科杂志，52（6）：
　　524-543.

钟佩雯，孙淑冰，钟慧仪，等. 护理 SARS 病人真实体验的质性研究. 中华护理杂志，2004，39（08）：4-7.

周旺，2020. 新型冠状病毒肺炎预防手册. 武汉：湖北科学技术出版社.

Carlos WG，Dela CC，Cao B，et al，2020. Novel Wuhan（2019-nCoV）Coronavirus. Am J Respir Crit Care
　　Med，201（4）：7-8.

Chen N，Zhou M，Dong X，et al，2020. Epidemiological and clinical characteristic of 99 case of 2019 novel
　　coronavirus pneumonia in Wuhan，China：a descriptive study. Lancet，395（10223）：507-513.

David S，2019.危重症患者的营养支持：胃肠外营养. [2020-2-18].https：//www.uptodate.com/contents/zh-Hans/nutrition-support-in-critically-ill-patients-parenteral-nutrition.

Hao Z，Zijian K，Haiyi G，et al，2020.The digestive system is a potential route of 2019-nCoV infection：a bioinformatics analysis based on single-cell transcriptoems .bioRxiv.doi：org/10.1101/2020.01.30.927806.

Hemming VG，2001.Use of intravenous immunoglobulins for prophylaxis or treatment of infectious diseases. Clin Diagn Lab Immunol，8（5）：859-863.

Huang C，Wang Y，Li X，et al，2020.Clinical features of patients infected with 2019 novel coronavirus in Wuhan，China. Lancet，395（10223）：497-506.

Itkin M，DeLegge MH，Fang JC，et al，2011.Multidisciplinary practical guidelines for gastrointestinal access for enteral nutrition and decompression from the Society of Interventional Radiology and American Gastroenterological Association（AGA）Institute，with endorsement by Canadian Interventional Radiological Association（CIRA）and Cardiovascular and Interventional Radiological Society of Europe（CIRSE）.Gastroenterology，141（2）：742-765.

McClave SA，Taylor BE，Martindale RG，et al，2016.Guidelines for the Provision and Assessment of Nutrition Support Therapy in the Adult Critically Ⅲ Patient：Society of Critical Care Medicine（SCCM）and American Society for Parenteral and Enteral Nutrition（A.S.P.E.N.）.PEN J Parenter Enteral Nutr，40（2）：159-211.

Metersky ML，Kalil AC，et al，2018.Management of Ventilator-Associated Pneumonia：Guidelines.Clin Chest Med，39（4）：797-808.

Montejo JC，Miñambres E，BordejéL，et al，2010.Gastric residual volume during enteral nutrition in ICU patients：the REGANE study. Intens Care Med，36（8）：1386-1393.

Mori I，Parizot C，Dorgham K，et al，2008.Prominent plasmacytosis following intravenous immunoglobulin correlates with clinical improvement in Guillain-Barre syndrome.PLoS One，3（5）：e2109.

Reignier J，Mercier E，Le Gouge A，et al，2013.Effect of not monitoring residual gastric volume on risk of ventilator-associated pneumonia in adults receiving mechanical ventilation and early enteral feeding：a randomized controlled trial. JAMA，309（3）：249-256.

World Health Organization，2020. Clinical management of severe acute respiratory infection when Novel coronavirus（nCoV）infection is suspected：Interim Guidance. [2020-3-2]. https://apps.who.int/iris/handle/10665/330854.

Xu X，Chen P，Wang J，et al，2020. Evolution of the novel coronavirus from the ongoing Wuhan outbreak and modeling of its spike protein for risk of human transmission. Sci China Life Sci，63（3）：457-460.

Zhu N，Zhang D，Wang W，et al，2020.A novel coronavirus from patients with pneumonia in China，2019.N Engl J Med，382：727-733.

附　　录

附录 I　中华人民共和国传染病防治法

(1989 年 2 月 21 日第七届全国人民代表大会常务委员会第六次会议通过；2004 年 8 月 28 日第十届全国人民代表大会常务委员会第十一次会议修订；根据 2013 年 6 月 29 日第十二届全国人民代表大会常务委员会第三次会议《关于修改〈中华人民共和国文物保护法〉等十二部法律的决定》修正)

第一章　总则

第一条　为了预防、控制和消除传染病的发生与流行，保障人体健康和公共卫生，制定本法。

第二条　国家对传染病防治实行预防为主的方针，防治结合、分类管理、依靠科学、依靠群众。

第三条　本法规定的传染病分为甲类、乙类和丙类。甲类传染病是指：鼠疫、霍乱。乙类传染病是指：传染性非典型肺炎、艾滋病、病毒性肝炎、脊髓灰质炎、人感染高致病性禽流感、麻疹、流行性出血热、狂犬病、流行性乙型脑炎、登革热、炭疽、细菌性和阿米巴性痢疾、肺结核、伤寒和副伤寒、流行性脑脊髓膜炎、百日咳、白喉、新生儿破伤风、猩红热、布鲁氏菌病、淋病、梅毒、钩端螺旋体病、血吸虫病、疟疾。丙类传染病是指：流行性感冒、流行性腮腺炎、风疹、急性出血性结膜炎、麻风病、流行性和地方性斑疹伤寒、黑热病、包虫病、丝虫病，除霍乱、细菌性和阿米巴性痢疾、伤寒和副伤寒以外的感染性腹泻病。国务院卫生行政部门根据传染病暴发、流行情况和危害程度，可以决定增加、减少或者调整乙类、丙类传染病病种并予以公布。

第四条　对乙类传染病中传染性非典型肺炎、炭疽中的肺炭疽和人感染高致病性禽流感，采取本法所称甲类传染病的预防、控制措施。其他乙类传染病和突发原因不明的传染病需要采取本法所称甲类传染病的预防、控制措施的，由国务院卫生行政部门及时报经国务院批准后予以公布、实施。需要解除依照前款规定采取的甲类传染病预防、控制措施的，由国务院卫生行政部门报经国务院批准后予以公布。省、自治区、直辖市人民政府对本行政区域内常见、多发的其他地方性传染病，可以根据情况决定按照乙类或者丙类传染病管理并予以公布，报国务院卫生行政部门备案。

第五条　各级人民政府领导传染病防治工作。县级以上人民政府制定传染病防治规划并组织实施，建立健全传染病防治的疾病预防控制、医疗救治和监督管理体系。

第六条　国务院卫生行政部门主管全国传染病防治及其监督管理工作。县级以上地方人民政府卫生行政部门负责本行政区域内的传染病防治及其监督管理工作。县级以上人民政府其他部门在各自的职责范围内负责传染病防治工作。军队的传染病防治工作，依照本法和国家有关规定办理，由中国人民解放军卫生主管部门实施监督管理。

第七条　各级疾病预防控制机构承担传染病监测、预测、流行病学调查、疫情报告以及其他预防、控制工作。医疗机构承担与医疗救治有关的传染病防治工作和责任区域内的传染病预防工作。城市社区和农村基层医疗机构在疾病预防控制机构的指导下，承担城市社区、农村基层相应的传染病防治工作。

第八条　国家发展现代医学和中医药等传统医学，支持和鼓励开展传染病防治的科学研究，提高传染病防治的科学技术水平。国家支持和鼓励开展传染病防治的国际合作。

第九条　国家支持和鼓励单位和个人参与传染病防治工作。各级人民政府应当完善有关制度，方便单位和个人参与防治传染病的宣传教育、疫情报告、志愿服务和捐赠活动。居民委员会、村民委员会应当组织居民、村民参与社区、农村的传染病预防与控制活动。

第十条　国家开展预防传染病的健康教育。新闻媒体应当无偿开展传染病防治和公共卫生教育的公益宣传。各级各类学校应当对学生进行健康知识和传染病预防知识的教育。医学院校应当加强预防医学教育和科学研究，对在校学生以及其他与传染病防治相关人员进行预防医学教育和培训，为传染病防治工作提供技术支持。疾病预防控制机构、医疗机构应当定期对其工作人员进行传染病防治知识、技能的培训。

第十一条　对在传染病防治工作中做出显著成绩和贡献的单位和个人，给予表彰和奖励。对因参与传染病防治工作致病、致残、死亡的人员，按照有关规定给予补助、抚恤。

第十二条　在中华人民共和国领域内的一切单位和个人，必须接受疾病预防控制机构、医疗机构有关传染病的调查、检验、采集样本、隔离治疗等预防、控制措施，如实提供有关情况。疾病预防控制机构、医疗机构不得泄露涉及个人隐私的有关信息、资料。卫生行政部门以及其他有关部门、疾病预防控制机构和医疗机构因违法实施行政管理或者预防、控制措施，侵犯单位和个人合法权益的，有关单位和个人可以依法申请行政复议或者提起诉讼。

第二章　传染病预防

第十三条　各级人民政府组织开展群众性卫生活动，进行预防传染病的健康教育，倡导文明健康的生活方式，提高公众对传染病的防治意识和应对能力，加强环境卫生建设，消除鼠害和蚊、蝇等病媒生物的危害。各级人民政府农业、水利、林业行政部门按照职责分工负责指导和组织消除农田、湖区、河流、牧场、林区的鼠害与血吸虫危害，以及其他传播传染病的动物和病媒生物的危害。铁路、交通、民用航空行政部门负责组织消除交通工具以及相关场所的鼠害和蚊、蝇等病媒生物的危害。

第十四条　地方各级人民政府应当有计划地建设和改造公共卫生设施，改善饮用水卫生条件，对污水、污物、粪便进行无害化处置。

第十五条　国家实行有计划的预防接种制度。国务院卫生行政部门和省、自治区、直辖市人民政府卫生行政部门，根据传染病预防、控制的需要，制定传染病预防接种规划并组织实施。用于预防接种的疫苗必须符合国家质量标准。国家对儿童实行预防接种证制度。国家免疫规划项目的预防接种实行免费。医疗机构、疾病预防控制机构与儿童的监护人应当相互配合，保证儿童及时接受预防接种。具体办法由国务院制定。

第十六条　国家和社会应当关心、帮助传染病病人、病原携带者和疑似传染病病人，使其得到及时救治。任何单位和个人不得歧视传染病病人、病原携带者和疑似传染病病人。传染病病人、病原携带者和疑似传染病病人，在治愈前或者在排除传染病嫌疑前，不得从事法律、行政法规和国务院卫生行政部门规定禁止从事的易使该传染病扩散的工作。

第十七条　国家建立传染病监测制度。国务院卫生行政部门制定国家传染病监测规划和方案。省、自治区、直辖市人民政府卫生行政部门根据国家传染病监测规划和方案，制定本行政区域的传染病监测计划和工作方案。各级疾病预防控制机构对传染病的发生、流行以及影响其发生、流行的因素，进行监测；对国外发生、国内尚未发生的传染病或者国内新发生的传染病，进行监测。

第十八条　各级疾病预防控制机构在传染病预防控制中履行下列职责：

（一）实施传染病预防控制规划、计划和方案；

（二）收集、分析和报告传染病监测信息，预测传染病的发生、流行趋势；

（三）开展对传染病疫情和突发公共卫生事件的流行病学调查、现场处理及其效果评价；

（四）开展传染病实验室检测、诊断、病原学鉴定；

（五）实施免疫规划，负责预防性生物制品的使用管理；

（六）开展健康教育、咨询，普及传染病防治知识；

（七）指导、培训下级疾病预防控制机构及其工作人员开展传染病监测工作；

（八）开展传染病防治应用性研究和卫生评价，提供技术咨询。国家、省级疾病预防控制机构负责对传染病发生、流行以及分布进行监测，对重大传染病流行趋势进行预测，提出预防控制对策，参与并指导对暴发的疫情进行调查处理，开展传染病病原学鉴定，建立检测质量控制体系，开展应用性研究和卫生评价。设区的市和县级疾病预防控制机构负责传染病预防控制规划、方案的落实，组织实施免疫、消毒、控制病媒生物的危害，普及传染病防治知识，负责本地区疫情和突发公共卫生事件监测、报告，开展流行病学调查和常见病原微生物检测。

第十九条　国家建立传染病预警制度。国务院卫生行政部门和省、自治区、直辖市人民政府根据传染病发生、流行趋势的预测，及时发出传染病预警，根据情况予以公布。

第二十条　县级以上地方人民政府应当制定传染病预防、控制预案，报上一级人民政府备案。传染病预防、控制预案应当包括以下主要内容：

（一）传染病预防控制指挥部的组成和相关部门的职责；

（二）传染病的监测、信息收集、分析、报告、通报制度；

（三）疾病预防控制机构、医疗机构在发生传染病疫情时的任务与职责；

（四）传染病暴发、流行情况的分级以及相应的应急工作方案；

（五）传染病预防、疫点疫区现场控制，应急设施、设备、救治药品和医疗器械以及其他物资和技术的储备与调用。

地方人民政府和疾病预防控制机构接到国务院卫生行政部门或者省、自治区、直辖市人民政府发出的传染病预警后，应当按照传染病预防、控制预案，采取相应的预防、控制措施。

第二十一条　医疗机构必须严格执行国务院卫生行政部门规定的管理制度、操作规范，防止传染病的医源性感染和医院感染。医疗机构应当确定专门的部门或者人员，承担传染病疫情报告、本单位的传染病预防、控制以及责任区域内的传染病预防工作；承担医疗活动中与医院感染有关的危险因素监测、安全防护、消毒、隔离和医疗废物处置工作。疾病预防控制机构应当指定专门人员负责对医疗机构内传染病预防工作进行指导、考核，开展流行病学调查。

第二十二条　疾病预防控制机构、医疗机构的实验室和从事病原微生物实验的单位，应当符合国家规定的条件和技术标准，建立严格的监督管理制度，对传染病病原体样本按照规定的措施实行严格监督管理，严防传染病病原体的实验室感染和病原微生物的扩散。

第二十三条　采供血机构、生物制品生产单位必须严格执行国家有关规定，保证血液、血液制品的质量。禁止非法采集血液或者组织他人出卖血液。疾病预防控制机构、医疗机构使用血液和血液制品，必须遵守国家有关规定，防止因输入血液、使用血液制品引起经血液传播疾病的发生。

第二十四条　各级人民政府应当加强艾滋病的防治工作，采取预防、控制措施，防止艾滋病的传播。具体办法由国务院制定。

第二十五条　县级以上人民政府农业、林业行政部门以及其他有关部门，依据各自的职责负责与人畜共患传染病有关的动物传染病的防治管理工作。与人畜共患传染病有关的野生动物、家畜家禽，经检疫合格后，方可出售、运输。

第二十六条　国家建立传染病菌种、毒种库。对传染病菌种、毒种和传染病检测样本的采集、保藏、携带、运输和使用实行分类管理，建立健全严格的管理制度。对可能导致甲类传染病传播的以及国务院卫生行政部门规定的菌种、毒种和传染病检测样本，确需采集、保藏、携带、运输和使用的，须经省级以上人民政府卫生行政部门批准。具体办法由国务院制定。

第二十七条　对被传染病病原体污染的污水、污物、场所和物品，有关单位和个人必须在疾病预防控制机构的指导下或者按照其提出的卫生要求，进行严格消毒处理；拒绝消毒处理的，由当地卫生行政部门或者疾病预防控制机构进行强制消毒处理。

第二十八条　在国家确认的自然疫源地计划兴建水利、交通、旅游、能源等大型建设项目的，应当事先由省级以上疾病预防控制机构对施工环境进行卫生调查。建设单位应当根据疾病预防控制机构的意见，采取必要的传染病预防、控制措施。施工期间，建设单位应当设专人负责工地上的卫生防疫工作。工程竣工后，疾病预防控制机构应当对可能发生的传染病进行监测。

第二十九条　用于传染病防治的消毒产品、饮用水供水单位供应的饮用水和涉及饮用水卫生安全的产品，应当符合国家卫生标准和卫生规范。饮用水供水单位从事生产或者供应活动，应当依法取得卫生许可证。生产用于传染病防治的消毒产品的单位和生产用于传染病防治的消毒产品，应当经省级以上人民政府卫生行政部门审批。具体办法由国务院制定。

第三章　疫情报告、通报和公布

第三十条　疾病预防控制机构、医疗机构和采供血机构及其执行职务的人员发现本法规定的传染病疫情或者发现其他传染病暴发、流行以及突发原因不明的传染病时，应当遵循疫情报告属地管理原则，按照国务院规定的或者国务院卫生行政部门规定的内容、程序、方式和时限报告。军队医疗机构向社会公众提供医疗服务，发现前款规定的传染病疫情时，应当按照国务院卫生行政部门的规定报告。

第三十一条　任何单位和个人发现传染病病人或者疑似传染病病人时，应当及时向附近的疾病预防控制机构或者医疗机构报告。

第三十二条　港口、机场、铁路疾病预防控制机构以及国境卫生检疫机关发现甲类传染病病人、病原携带者、疑似传染病病人时，应当按照国家有关规定立即向国境口岸所在地的疾病预防控制机构或者所在地县级以上地方人民政府卫生行政部门报告并互相通报。

第三十三条　疾病预防控制机构应当主动收集、分析、调查、核实传染病疫情信息。接到甲类、乙类传染病疫情报告或者发现传染病暴发、流行时，应当立即报告当地卫生行政部门，由当地卫生行政部门立即报告当地人民政府，同时报告上级卫生行政部门和国务院卫生行政部门。疾病预防控制机构应当设立或者指定专门的部门、人员负责传染病疫情信息管理工作，及时对疫情报告进行核实、分析。

第三十四条　县级以上地方人民政府卫生行政部门应当及时向本行政区域内的疾病预防控制机构和医疗机构通报传染病疫情以及监测、预警的相关信息。接到通报的疾病预防控制机构和医疗机构应当及时告知本单位的有关人员。

第三十五条　国务院卫生行政部门应当及时向国务院其他有关部门和各省、自治区、直辖市人民政府卫生行政部门通报全国传染病疫情以及监测、预警的相关信息。毗邻的以及相关的地方人民政府卫生行政部门，应当及时互相通报本行政区域的传染病疫情以及监测、预警的相关信息。县级以上人民政府有关部门发现传染病疫情时，应当及时向同级人民政府卫生行政部门通报。中国人民解放军卫生主管部门发现传染病疫情时，应当向国务院卫生行政部门通报。

第三十六条　动物防疫机构和疾病预防控制机构，应当及时互相通报动物间和人间发生的人畜共患传染病疫情以及相关信息。

第三十七条　依照本法的规定负有传染病疫情报告职责的人民政府有关部门、疾病预防控制机构、医疗机构、采供血机构及其工作人员，不得隐瞒、谎报、缓报传染病疫情。

第三十八条　国家建立传染病疫情信息公布制度。国务院卫生行政部门定期公布全国传染病疫情信息。省、自治区、直辖市人民政府卫生行政部门定期公布本行政区域的传染病疫情信息。传染病暴发、流行时，国务院卫生行政部门负责向社会公布传染病疫情信息，并可以授权省、自治区、直辖市人民政府卫生行政部门向社会公布本行政区域的传染病疫情信息。公布传染病疫情信息应当及时、准确。

第四章　疫情控制

第三十九条　医疗机构发现甲类传染病时，应当及时采取下列措施：

（一）对病人、病原携带者，予以隔离治疗，隔离期限根据医学检查结果确定；

（二）对疑似病人，确诊前在指定场所单独隔离治疗；

（三）对医疗机构内的病人、病原携带者、疑似病人的密切接触者，在指定场所进行医学观察和采取其他必要的预防措施。

拒绝隔离治疗或者隔离期未满擅自脱离隔离治疗的，可以由公安机关协助医疗机构采取强制隔离治疗措施。医疗机构发现乙类或者丙类传染病病人，应当根据病情采取必要的治疗和控制传播措施。医疗机构对本单位内被传染病病原体污染的场所、物品以及医疗废物，必须依照法律、法规的规定实施消毒和无害化处置。

第四十条　疾病预防控制机构发现传染病疫情或者接到传染病疫情报告时，应当及时采取下列措施：

（一）对传染病疫情进行流行病学调查，根据调查情况提出划定疫点、疫区的建议，对被污染的场所进行卫生处理，对密切接触者，在指定场所进行医学观察和采取其他必要的预防措施，并向卫生行政部门提出疫情控制方案；

（二）传染病暴发、流行时，对疫点、疫区进行卫生处理，向卫生行政部门提出疫情控制方案，并按照卫生行政部门的要求采取措施；

（三）指导下级疾病预防控制机构实施传染病预防、控制措施，组织、指导有关单位对传染病疫情的处理。

第四十一条　对已经发生甲类传染病病例的场所或者该场所内的特定区域的人员，所在地的县级以上地方人民政府可以实施隔离措施，并同时向上一级人民政府报告；接到报告的上级人民政府应当即时作出是否批准的决定。上级人民政府作出不予批准决定的，实施隔离措施的人民政府应当立即解除隔离措施。在隔离期间，实施隔离措施的人民政府应当对被隔离人员提供生活保障；被隔离人员有工作单位的，所在单位不得停止支付其隔离期间的工作报酬。隔离措施的解除，由原决定机关决定并宣布。

第四十二条　传染病暴发、流行时，县级以上地方人民政府应当立即组织力量，按照预防、控制预案进行防治，切断传染病的传播途径，必要时，报经上一级人民政府决定，可以采取下列紧急措施并予以公告：

（一）限制或者停止集市、影剧院演出或者其他人群聚集的活动；

（二）停工、停业、停课；

（三）封闭或者封存被传染病病原体污染的公共饮用水源、食品以及相关物品；

（四）控制或者扑杀染疫野生动物、家畜家禽；

（五）封闭可能造成传染病扩散的场所。

上级人民政府接到下级人民政府关于采取前款所列紧急措施的报告时，应当即时作出决定。紧急措施的解除，由原决定机关决定并宣布。

第四十三条　甲类、乙类传染病暴发、流行时，县级以上地方人民政府报经上一级人民政府决定，可以宣布本行政区域部分或者全部为疫区；国务院可以决定并宣布跨省、自治区、直辖市的疫区。县级以上地方人民政府可以在疫区内采取本法第四十二条规定的紧急措施，并可以对出入疫区的人员、物资和交通工具实施卫生检疫。省、自治区、直辖市人民政府可以决定对本行政区域内的甲类传染病疫区实施封锁；但是，封锁大、中城市的疫区或者封锁跨省、自治区、直辖市的疫区，以及封锁疫区导致中断干线交通或者封锁国境的，由国务院决定。疫区封锁的解除，由原决定机关决定并宣布。

第四十四条　发生甲类传染病时，为了防止该传染病通过交通工具及其乘运的人员、物资传播，可以实施交通卫生检疫。具体办法由国务院制定。

第四十五条　传染病暴发、流行时，根据传染病疫情控制的需要，国务院有权在全国范围或者跨省、自治区、直辖市范围内，县级以上地方人民政府有权在本行政区域内紧急调集人员或者调用储备物资，临时征用房屋、交通工具以及相关设施、设备。紧急调集人员的，应当按照规定给予合理报酬。临时征用房屋、交通工具以及相关设施、设备的，应当依法给予补偿；能返还的，应当及时返还。

第四十六条　患甲类传染病、炭疽死亡的，应当将尸体立即进行卫生处理，就近火化。患其他传染病死亡的，必要时，应当将尸体进行卫生处理后火化或者按照规定深埋。为了查找传染病病因，医疗机构在必要时可以按照国务院卫生行政部门的规定，对传染病病人尸体或者疑似传染病病人尸体进行解剖查验，并应当告知死者家属。

第四十七条　疫区中被传染病病原体污染或者可能被传染病病原体污染的物品，经消毒可以使用的，应当在当地疾病预防控制机构的指导下，进行消毒处理后，方可使用、出售和运输。

第四十八条　发生传染病疫情时，疾病预防控制机构和省级以上人民政府卫生行政部门指派的其他与传染病有关的专业技术机构，可以进入传染病疫点、疫区进行调查、采集样本、技术分析和检验。

第四十九条　传染病暴发、流行时，药品和医疗器械生产、供应单位应当及时生产、供应防治传染病的药品和医疗器械。铁路、交通、民用航空经营单位必须优先运送处理传染病疫情的人员以及防治传染病的药品和医疗器械。县级以上人民政府有关部门应当做好组织协调工作。

第五章 医疗救治

第五十条　县级以上人民政府应当加强和完善传染病医疗救治服务网络的建设，指定具备传染病救治条件和能力的医疗机构承担传染病救治任务，或者根据传染病救治需要设置传染病医院。

第五十一条　医疗机构的基本标准、建筑设计和服务流程，应当符合预防传染病医院感染的要求。医疗机构应当按照规定对使用的医疗器械进行消毒；对按照规定一次使用的医疗器具，应当在使用后予以销毁。医疗机构应当按照国务院卫生行政部门规定的传染病诊断标准和治疗要求，采取相应措施，提高传染病医疗救治能力。

第五十二条　医疗机构应当对传染病病人或者疑似传染病病人提供医疗救护、现场救援和接诊治疗，书写病历记录以及其他有关资料，并妥善保管。医疗机构应当实行传染病预检、分诊制度；对传染病病人、疑似传染病病人，应当引导至相对隔离的分诊点进行初诊。医疗机构不具备相应救治能力的，应当将患者及其病历记录复印件一并转至具备相应救治能力的医疗机构。具体办法由国务院卫生行政部门规定。

第六章 监督管理

第五十三条　县级以上人民政府卫生行政部门对传染病防治工作履行下列监督检查职责：

（一）对下级人民政府卫生行政部门履行本法规定的传染病防治职责进行监督检查；

（二）对疾病预防控制机构、医疗机构的传染病防治工作进行监督检查；

（三）对采供血机构的采供血活动进行监督检查；

（四）对用于传染病防治的消毒产品及其生产单位进行监督检查，并对饮用水供水单位从事生产或者供应活动以及涉及饮用水卫生安全的产品进行监督检查；

（五）对传染病菌种、毒种和传染病检测样本的采集、保藏、携带、运输、使用进行监督检查；

（六）对公共场所和有关单位的卫生条件和传染病预防、控制措施进行监督检查。省级以上人民政府卫生行政部门负责组织对传染病防治重大事项的处理。

第五十四条　县级以上人民政府卫生行政部门在履行监督检查职责时，有权进入被检查单位和传染病疫情发生现场调查取证，查阅或者复制有关的资料和采集样本。被检查单位应当予以配合，不得拒绝、阻挠。

第五十五条　县级以上地方人民政府卫生行政部门在履行监督检查职责时，发现被传染病病原体污染的公共饮用水源、食品以及相关物品，如不及时采取控制措施可能导致传染病传播、流行的，可以采取封闭公共饮用水源、封存食品以及相关物品或者暂停销售的临时控制措施，并予以检验或者进行消毒。经检验，属于被污染的食品，应当予以销毁；对未被污染的食品或者经消毒后可以使用的物品，应当解除控制措施。

第五十六条　卫生行政部门工作人员依法执行职务时，应当不少于两人，并出示执法证件，填写卫生执法文书。卫生执法文书经核对无误后，应当由卫生执法人员和当事人签名。当事人拒绝签名的，卫生执法人员应当注明情况。

第五十七条　卫生行政部门应当依法建立健全内部监督制度，对其工作人员依据法定职权和程序履行职责的情况进行监督。上级卫生行政部门发现下级卫生行政部门不及时处理职责范围内的事项或者不履行职责的，应当责令纠正或者直接予以处理。

第五十八条　卫生行政部门及其工作人员履行职责，应当自觉接受社会和公民的监督。单位和个人有权向上级人民政府及其卫生行政部门举报违反本法的行为。接到举报的有关人民政府或者其卫生行政部门，应当及时调查处理。

第七章　保障措施

第五十九条　国家将传染病防治工作纳入国民经济和社会发展计划，县级以上地方人民政府将传染病防治工作纳入本行政区域的国民经济和社会发展计划。

第六十条　县级以上地方人民政府按照本级政府职责负责本行政区域内传染病预防、控制、监督工作的日常经费。国务院卫生行政部门会同国务院有关部门，根据传染病流行趋势，确定全国传染病预防、控制、救治、监测、预测、预警、监督检查等项目。中央财政对困难地区实施重大传染病防治项目给予补助。省、自治区、直辖市人民政府根据本行政区域内传染病流行趋势，在国务院卫生行政部门确定的项目范围内，确定传染病预防、控制、监督等项目，并保障项目的实施经费。

第六十一条　国家加强基层传染病防治体系建设，扶持贫困地区和少数民族地区的传染病防治工作。地方各级人民政府应当保障城市社区、农村基层传染病预防工作的经费。

第六十二条　国家对患有特定传染病的困难人群实行医疗救助，减免医疗费用。具体办法由国务院卫生行政部门会同国务院财政部门等部门制定。

第六十三条　县级以上人民政府负责储备防治传染病的药品、医疗器械和其他物资，以备调用。

第六十四条　对从事传染病预防、医疗、科研、教学、现场处理疫情的人员，以及在生产、工作中接触传染病病原体的其他人员，有关单位应当按照国家规定，采取有效的卫生防护措施和医疗保健措施，并给予适当的津贴。

第八章　法律责任

第六十五条　地方各级人民政府未依照本法的规定履行报告职责，或者隐瞒、谎报、缓报传染病疫情，或者在传染病暴发、流行时，未及时组织救治、采取控制措施的，由上级人民政府责令改正，通报批评；造成传染病传播、流行或者其他严重后果的，对负有责任的主管人员，依法给予行政处分；构成犯罪的，依法追究刑事责任。

第六十六条　县级以上人民政府卫生行政部门违反本法规定，有下列情形之一的，由本级人民政府、上级人民政府卫生行政部门责令改正，通报批评；造成传染病传播、流行或者其他严重后果的，对负有责任的主管人员和其他直接责任人员，依法给予行政处分；构成犯罪的，依法追究刑事责任：

（一）未依法履行传染病疫情通报、报告或者公布职责，或者隐瞒、谎报、缓报传染病疫情的；

（二）发生或者可能发生传染病传播时未及时采取预防、控制措施的；

（三）未依法履行监督检查职责，或者发现违法行为不及时查处的；

（四）未及时调查、处理单位和个人对下级卫生行政部门不履行传染病防治职责的举报的；

（五）违反本法的其他失职、渎职行为。

第六十七条　县级以上人民政府有关部门未依照本法的规定履行传染病防治和保障职责的，由本级人民政府或者上级人民政府有关部门责令改正，通报批评；造成传染病传播、流行或者其他严重后果的，对负有责任的主管人员和其他直接责任人员，依法给予行政处分；构成犯罪的，依法追究刑事责任。

第六十八条　疾病预防控制机构违反本法规定，有下列情形之一的，由县级以上人民政府卫生行政部门责令限期改正，通报批评，给予警告；对负有责任的主管人员和其他直接责任人员，依法给予降级、撤职、开除的处分，并可以依法吊销有关责任人员的执业证书；构成犯罪的，依法追究刑事责任：

（一）未依法履行传染病监测职责的；

（二）未依法履行传染病疫情报告、通报职责，或者隐瞒、谎报、缓报传染病疫情的；

（三）未主动收集传染病疫情信息，或者对传染病疫情信息和疫情报告未及时进行分析、调查、核实的；

（四）发现传染病疫情时，未依据职责及时采取本法规定的措施的；

（五）故意泄露传染病病人、病原携带者、疑似传染病病人、密切接触者涉及个人隐私的有关信息、资料的。

第六十九条　医疗机构违反本法规定，有下列情形之一的，由县级以上人民政府卫生行政部门责令改正，通报批评，给予警告；造成传染病传播、流行或者其他严重后果的，对负有责任的主管人员和其他直接责任人员，依法给予降级、撤职、开除的处分，并可以依法吊销有关责任人员的执业证书；构成犯罪的，依法追究刑事责任：

（一）未按照规定承担本单位的传染病预防、控制工作、医院感染控制任务和责任区域内的传染病预防工作的；

（二）未按照规定报告传染病疫情，或者隐瞒、谎报、缓报传染病疫情的；

（三）发现传染病疫情时，未按照规定对传染病病人、疑似传染病病人提供医疗救护、现场救援、接诊、转诊的，或者拒绝接受转诊的；

（四）未按照规定对本单位内被传染病病原体污染的场所、物品以及医疗废物实施消毒或者无害化处置的；

（五）未按照规定对医疗器械进行消毒，或者对按照规定一次使用的医疗器具未予销毁，再次使用的；

（六）在医疗救治过程中未按照规定保管医学记录资料的；

（七）故意泄露传染病病人、病原携带者、疑似传染病病人、密切接触者涉及个人隐私的有关信息、资料的。

第七十条　采供血机构未按照规定报告传染病疫情，或者隐瞒、谎报、缓报传染病疫情，或者未执行国家有关规定，导致因输入血液引起经血液传播疾病发生的，由县级以上人民政府卫生行政部门责令改正，通报批评，给予警告；造成传染病传播、流行或者其他严重后果的，对负有责任的主管人员和其他直接责任人员，依法给予降级、撤职、开除的处分，并可以依法吊销采供血机构的执业许可证；构成犯罪的，依法追究刑事责任。非法采集血液或者组织他人出卖血液的，由县级以上人民政府卫生行政部门予以取缔，没收违法所得，可以并处十万元以下的罚款；构成犯罪的，依法追究刑事责任。

第七十一条　国境卫生检疫机关、动物防疫机构未依法履行传染病疫情通报职责的，由有关部门在各自职责范围内责令改正，通报批评；造成传染病传播、流行或者其他严重后果的，对负有责任的主管人员和其他直接责任人员，依法给予降级、撤职、开除的处分；构成犯罪的，依法追究刑事责任。

第七十二条　铁路、交通、民用航空经营单位未依照本法的规定优先运送处理传染病疫情的人员以及防治传染病的药品和医疗器械的，由有关部门责令限期改正，给予警告；造成严重后果的，对负有责任的主管人员和其他直接责任人员，依法给予降级、撤职、开除的处分。

第七十三条　违反本法规定，有下列情形之一，导致或者可能导致传染病传播、流行的，由县级以上人民政府卫生行政部门责令限期改正，没收违法所得，可以并处五万元以下的罚款；已取得许可证的，原发证部门可以依法暂扣或者吊销许可证；构成犯罪的，依法追究刑事责任：

（一）饮用水供水单位供应的饮用水不符合国家卫生标准和卫生规范的；

（二）涉及饮用水卫生安全的产品不符合国家卫生标准和卫生规范的；

（三）用于传染病防治的消毒产品不符合国家卫生标准和卫生规范的；

（四）出售、运输疫区中被传染病病原体污染或者可能被传染病病原体污染的物品，未进行消毒处理的；

（五）生物制品生产单位生产的血液制品不符合国家质量标准的。

第七十四条　违反本法规定，有下列情形之一的，由县级以上地方人民政府卫生行政部门责令改正，通报批评，给予警告，已取得许可证的，可以依法暂扣或者吊销许可证；造成传染病传播、流行以及其他严重后果的，对负有责任的主管人员和其他直接责任人员，依法给予降级、撤职、开除的处分，并可以依法吊销有关责任人员的执业证书；构成犯罪的，依法追究刑事责任：

（一）疾病预防控制机构、医疗机构和从事病原微生物实验的单位，不符合国家规定的条件和技术标准，对传染病病原体样本未按照规定进行严格管理，造成实验室感染和病原微生物扩散的；

（二）违反国家有关规定，采集、保藏、携带、运输和使用传染病菌种、毒种和传染病检测样本的；

（三）疾病预防控制机构、医疗机构未执行国家有关规定，导致因输入血液、使用血液制品引起经血液传播疾病发生的。

第七十五条　未经检疫出售、运输与人畜共患传染病有关的野生动物、家畜家禽的，由县级以上地方人民政府畜牧兽医行政部门责令停止违法行为，并依法给予行政处罚。

第七十六条　在国家确认的自然疫源地兴建水利、交通、旅游、能源等大型建设项目，未经卫生调查进行施工的，或者未按照疾病预防控制机构的意见采取必要的传染病预防、控制措施的，由县级以上人民政府卫生行政部门责令限期改正，给予警告，处五千元以上三万元以下的罚款；逾期不改正的，处三万元以上十万元以下的罚款，并可以提请有关人民政府依据职责权限，责令停建、关闭。

第七十七条　单位和个人违反本法规定，导致传染病传播、流行，给他人人身、财产造成损害的，应当依法承担民事责任。

第九章　附则

第七十八条　本法中下列用语的含义：

（一）传染病病人、疑似传染病病人：指根据国务院卫生行政部门发布的《中华人民共和国传染病防治法规定管理的传染病诊断标准》，符合传染病病人和疑似传染病病人诊断标准的人。

（二）病原携带者：指感染病原体无临床症状但能排出病原体的人。

（三）流行病学调查：指对人群中疾病或者健康状况的分布及其决定因素进行调查研究，提出疾病预防控制措施及保健对策。

（四）疫点：指病原体从传染源向周围播散的范围较小或者单个疫源地。

（五）疫区：指传染病在人群中暴发、流行，其病原体向周围播散时所能波及的地区。

（六）人畜共患传染病：指人与脊椎动物共同罹患的传染病，如鼠疫、狂犬病、血吸虫病等。

（七）自然疫源地：指某些可引起人类传染病的病原体在自然界的野生动物中长期存在和循环的地区。

（八）病媒生物：指能够将病原体从人或者其他动物传播给人的生物，如蚊、蝇、蚤类等。

（九）医源性感染：指在医学服务中，因病原体传播引起的感染。

（十）医院感染：指住院病人在医院内获得的感染，包括在住院期间发生的感染和在医院内获得出院后发生的感染，但不包括入院前已开始或者入院时已处于潜伏期的感染。医院工作人员在医院内获得的感染也属医院感染。

（十一）实验室感染：指从事实验室工作时，因接触病原体所致的感染。

（十二）菌种、毒种：指可能引起本法规定的传染病发生的细菌菌种、病毒毒种。

（十三）消毒：指用化学、物理、生物的方法杀灭或者消除环境中的病原微生物。

（十四）疾病预防控制机构：指从事疾病预防控制活动的疾病预防控制中心以及与上述机构业务活动相同的单位。

（十五）医疗机构：指按照《医疗机构管理条例》取得医疗机构执业许可证，从事疾病诊断、治疗活动的机构。

第七十九条　传染病防治中有关食品、药品、血液、水、医疗废物和病原微生物的管理以及动物防疫和国境卫生检疫,本法未规定的,分别适用其他有关法律、行政法规的规定。

第八十条　本法自 2004 年 12 月 1 日起施行。

附录 Ⅱ　突发公共卫生事件应急条例

（2011 年 1 月 8 日国务院令第 588 号公布）

第一章　总则

第一条　为了有效预防、及时控制和消除突发公共卫生事件的危害，保障公众身体健康与生命安全，维护正常的社会秩序，制定本条例。

第二条　本条例所称突发公共卫生事件（以下简称突发事件），是指突然发生，造成或者可能造成社会公众健康严重损害的重大传染病疫情、群体性不明原因疾病、重大食物和职业中毒以及其他严重影响公众健康的事件。

第三条　突发事件发生后，国务院设立全国突发事件应急处理指挥部，由国务院有关部门和军队有关部门组成，国务院主管领导人担任总指挥，负责对全国突发事件应急处理的统一领导、统一指挥。

国务院卫生行政主管部门和其他有关部门，在各自的职责范围内做好突发事件应急处理的有关工作。

第四条　突发事件发生后，省、自治区、直辖市人民政府成立地方突发事件应急处理指挥部，省、自治区、直辖市人民政府主要领导人担任总指挥，负责领导、指挥本行政区域内突发事件应急处理工作。

县级以上地方人民政府卫生行政主管部门，具体负责组织突发事件的调查、控制和医疗救治工作。

县级以上地方人民政府有关部门，在各自的职责范围内做好突发事件应急处理的有关工作。

第五条　突发事件应急工作，应当遵循预防为主、常备不懈的方针，贯彻统一领导、分级负责、反应及时、措施果断、依靠科学、加强合作的原则。

第六条　县级以上各级人民政府应当组织开展防治突发事件相关科学研究，建立突发事件应急流行病学调查、传染源隔离、医疗救护、现场处置、监督检查、监测检验、卫生防护等有关物资、设备、设施、技术与人才资源储备，所需经费列入本级政府财政预算。

国家对边远贫困地区突发事件应急工作给予财政支持。

第七条　国家鼓励、支持开展突发事件监测、预警、反应处理有关技术的国际交流与合作。

第八条　国务院有关部门和县级以上地方人民政府及其有关部门，应当建立严格的突发事件防范和应急处理责任制，切实履行各自的职责，保证突发事件应急处理工作的正常进行。

第九条　县级以上各级人民政府及其卫生行政主管部门，应当对参加突发事件应急处理的医疗卫生人员，给予适当补助和保健津贴；对参加突发事件应急处理做出贡献的人员，给予表彰和奖励；对因参与应急处理工作致病、致残、死亡的人员，按照国家有关规定，给予相应的补助和抚恤。

第二章　预防与应急准备

第十条　国务院卫生行政主管部门按照分类指导、快速反应的要求，制定全国突发事件应急预案，报请国务院批准。

省、自治区、直辖市人民政府根据全国突发事件应急预案，结合本地实际情况，制定本行政区域的突发事件应急预案。

第十一条　全国突发事件应急预案应当包括以下主要内容：

（一）突发事件应急处理指挥部的组成和相关部门的职责；

（二）突发事件的监测与预警；

（三）突发事件信息的收集、分析、报告、通报制度；

（四）突发事件应急处理技术和监测机构及其任务；

（五）突发事件的分级和应急处理工作方案；

（六）突发事件预防、现场控制，应急设施、设备、救治药品和医疗器械以及其他物资和技术的储备与调度；

（七）突发事件应急处理专业队伍的建设和培训。

第十二条　突发事件应急预案应当根据突发事件的变化和实施中发现的问题及时进行修订、补充。

第十三条　地方各级人民政府应当依照法律、行政法规的规定，做好传染病预防和其他公共卫生工作，防范突发事件的发生。

县级以上各级人民政府卫生行政主管部门和其他有关部门，应当对公众开展突发事件应急知识的专门教育，增强全社会对突发事件的防范意识和应对能力。

第十四条　国家建立统一的突发事件预防控制体系。

县级以上地方人民政府应当建立和完善突发事件监测与预警系统。

县级以上各级人民政府卫生行政主管部门，应当指定机构负责开展突发事件的日常监测，并确保监测与预警系统的正常运行。

第十五条　监测与预警工作应当根据突发事件的类别，制定监测计划，科学分析、综合评价监测数据。对早期发现的潜在隐患以及可能发生的突发事件，应当依照本条例规定的报告程序和时限及时报告。

第十六条　国务院有关部门和县级以上地方人民政府及其有关部门，应当根据突发事件应急预案的要求，保证应急设施、设备、救治药品和医疗器械等物资储备。

第十七条　县级以上各级人民政府应当加强急救医疗服务网络的建设，配备相应的医疗救治药物、技术、设备和人员，提高医疗卫生机构应对各类突发事件的救治能力。

设区的市级以上地方人民政府应当设置与传染病防治工作需要相适应的传染病专科医院，或者指定具备传染病防治条件和能力的医疗机构承担传染病防治任务。

第十八条　县级以上地方人民政府卫生行政主管部门，应当定期对医疗卫生机构和人员开展突发事件应急处理相关知识、技能的培训，定期组织医疗卫生机构进行突发事件应急演练，推广最新知识和先进技术。

第三章　报告与信息发布

第十九条　国家建立突发事件应急报告制度。

国务院卫生行政主管部门制定突发事件应急报告规范，建立重大、紧急疫情信息报告系统。

有下列情形之一的，省、自治区、直辖市人民政府应当在接到报告 1 小时内，向国务院卫生行政主管部门报告：

（一）发生或者可能发生传染病暴发、流行的；

（二）发生或者发现不明原因的群体性疾病的；

（三）发生传染病菌种、毒种丢失的；

（四）发生或者可能发生重大食物和职业中毒事件的。

国务院卫生行政主管部门对可能造成重大社会影响的突发事件，应当立即向国务院报告。

第二十条　突发事件监测机构、医疗卫生机构和有关单位发现有本条例第十九条规定情形之一的，应当在 2 小时内向所在地县级人民政府卫生行政主管部门报告；接到报告的卫生行政主管部门应当在 2 小时内向本级人民政府报告，并同时向上级人民政府卫生行政主管部门和国务院卫生行政主管部门报告。

县级人民政府应当在接到报告后 2 小时内向设区的市级人民政府或者上一级人民政府报告；设区的市级人民政府应当在接到报告后 2 小时内向省、自治区、直辖市人民政府报告。

第二十一条　任何单位和个人对突发事件，不得隐瞒、缓报、谎报或者授意他人隐瞒、缓报、谎报。

第二十二条　接到报告的地方人民政府、卫生行政主管部门依照本条例规定报告的同时，应当立即组织力量对报告事项调查核实、确证，采取必要的控制措施，并及时报告调查情况。

第二十三条　国务院卫生行政主管部门应当根据发生突发事件的情况，及时向国务院有关部门和各省、自治区、直辖市人民政府卫生行政主管部门以及军队有关部门通报。

突发事件发生地的省、自治区、直辖市人民政府卫生行政主管部门，应当及时向毗邻省、自治区、直辖市人民政府卫生行政主管部门通报。

接到通报的省、自治区、直辖市人民政府卫生行政主管部门，必要时应当及时通知本行政区域内的医疗卫生机构。

县级以上地方人民政府有关部门，已经发生或者发现可能引起突发事件的情形时，应当及时向同级人民政府卫生行政主管部门通报。

第二十四条　国家建立突发事件举报制度，公布统一的突发事件报告、举报电话。

任何单位和个人有权向人民政府及其有关部门报告突发事件隐患，有权向上级人民政府及其有关部门举报地方人民政府及其有关部门不履行突发事件应急处理职责，或者不按照规定履行职责的情况。接到报告、举报的有关人民政府及其有关部门，应当立即组织对突发事件隐患、不履行或者不按照规定履行突发事件应急处理职责的情况进行调查处理。

对举报突发事件有功的单位和个人,县级以上各级人民政府及其有关部门应当予以奖励。

第二十五条　国家建立突发事件的信息发布制度。

国务院卫生行政主管部门负责向社会发布突发事件的信息。必要时，可以授权省、自治区、直辖市人民政府卫生行政主管部门向社会发布本行政区域内突发事件的信息。

信息发布应当及时、准确、全面。

第四章　应急处理

第二十六条　突发事件发生后，卫生行政主管部门应当组织专家对突发事件进行综合评估，初步判断突发事件的类型，提出是否启动突发事件应急预案的建议。

第二十七条　在全国范围内或者跨省、自治区、直辖市范围内启动全国突发事件应急预案，由国务院卫生行政主管部门报国务院批准后实施。省、自治区、直辖市启动突发事件应急预案，由省、自治区、直辖市人民政府决定，并向国务院报告。

第二十八条　全国突发事件应急处理指挥部对突发事件应急处理工作进行督察和指导，地方各级人民政府及其有关部门应当予以配合。

省、自治区、直辖市突发事件应急处理指挥部对本行政区域内突发事件应急处理工作进行督察和指导。

第二十九条　省级以上人民政府卫生行政主管部门或者其他有关部门指定的突发事件应急处理专业技术机构，负责突发事件的技术调查、确证、处置、控制和评价工作。

第三十条　国务院卫生行政主管部门对新发现的突发传染病，根据危害程度、流行强度，依照《中华人民共和国传染病防治法》的规定及时宣布为法定传染病；宣布为甲类传染病的，由国务院决定。

第三十一条　应急预案启动前，县级以上各级人民政府有关部门应当根据突发事件的实际情况，做好应急处理准备，采取必要的应急措施。

应急预案启动后，突发事件发生地的人民政府有关部门，应当根据预案规定的职责要求，服从突发事件应急处理指挥部的统一指挥，立即到达规定岗位，采取有关的控制措施。

医疗卫生机构、监测机构和科学研究机构，应当服从突发事件应急处理指挥部的统一指挥，相互配合、协作，集中力量开展相关的科学研究工作。

第三十二条　突发事件发生后，国务院有关部门和县级以上地方人民政府及其有关部门，应当保证突发事件应急处理所需的医疗救护设备、救治药品、医疗器械等物资的生产、供应；铁路、交通、民用航空行政主管部门应当保证及时运送。

第三十三条　根据突发事件应急处理的需要，突发事件应急处理指挥部有权紧急调集人员、储备的物资、交通工具以及相关设施、设备；必要时，对人员进行疏散或者隔离，并可以依法对传染病疫区实行封锁。

第三十四条　突发事件应急处理指挥部根据突发事件应急处理的需要，可以对食物和水源采取控制措施。

县级以上地方人民政府卫生行政主管部门应当对突发事件现场等采取控制措施，宣传突发事件防治知识，及时对易受感染的人群和其他易受损害的人群采取应急接种、预防性投药、群体防护等措施。

第三十五条　参加突发事件应急处理的工作人员，应当按照预案的规定，采取卫生防护措施，并在专业人员的指导下进行工作。

第三十六条　国务院卫生行政主管部门或者其他有关部门指定的专业技术机构，有权进入突发事件现场进行调查、采样、技术分析和检验，对地方突发事件的应急处理工作进行技术指导，有关单位和个人应当予以配合；任何单位和个人不得以任何理由予以拒绝。

第三十七条　对新发现的突发传染病、不明原因的群体性疾病、重大食物和职业中毒事件，国务院卫生行政主管部门应当尽快组织力量制定相关的技术标准、规范和控制措施。

第三十八条　交通工具上发现根据国务院卫生行政主管部门的规定需要采取应急控制措施的传染病病人、疑似传染病病人，其负责人应当以最快的方式通知前方停靠点，并向交通工具的营运单位报告。交通工具的前方停靠点和营运单位应当立即向交通工具营运单位行政主管部门和县级以上地方人民政府卫生行政主管部门报告。卫生行政主管部门接到报告后，应当立即组织有关人员采取相应的医学处置措施。

交通工具上的传染病病人密切接触者，由交通工具停靠点的县级以上各级人民政府卫生行政主管部门或者铁路、交通、民用航空行政主管部门，根据各自的职责，依照传染病防治法律、行政法规的规定，采取控制措施。

涉及国境口岸和入出境的人员、交通工具、货物、集装箱、行李、邮包等需要采取传染病应急控制措施的，依照国境卫生检疫法律、行政法规的规定办理。

第三十九条　医疗卫生机构应当对因突发事件致病的人员提供医疗救护和现场救援，对就诊病人必须接诊治疗，并书写详细、完整的病历记录；对需要转送的病人，应当按照规定将病人及其病历记录的复印件转送至接诊的或者指定的医疗机构。

医疗卫生机构内应当采取卫生防护措施，防止交叉感染和污染。

医疗卫生机构应当对传染病病人密切接触者采取医学观察措施，传染病病人密切接触者应当予以配合。

医疗机构收治传染病病人、疑似传染病病人，应当依法报告所在地的疾病预防控制机构。接到报告的疾病预防控制机构应当立即对可能受到危害的人员进行调查，根据需要采取必要的控制措施。

第四十条　传染病暴发、流行时，街道、乡镇以及居民委员会、村民委员会应当组织力量，团结协作，群防群治，协助卫生行政主管部门和其他有关部门、医疗卫生机构做好疫情信息的收集和报告、人员的分散隔离、公共卫生措施的落实工作，向居民、村民宣传传染病防治的相关知识。

第四十一条　对传染病暴发、流行区域内流动人口，突发事件发生地的县级以上地方人民政府应当做好预防工作，落实有关卫生控制措施；对传染病病人和疑似传染病病人，应当采取就地隔离、就地观察、就地治疗的措施。对需要治疗和转诊的，应当依照本条例第三十九条第一款的规定执行。

第四十二条　有关部门、医疗卫生机构应当对传染病做到早发现、早报告、早隔离、早治疗，切断传播途径，防止扩散。

第四十三条　县级以上各级人民政府应当提供必要资金，保障因突发事件致病、致残的人员得到及时、有效的救治。具体办法由国务院财政部门、卫生行政主管部门和劳动保障行政主管部门制定。

第四十四条　在突发事件中需要接受隔离治疗、医学观察措施的病人、疑似病人和传染病病人密切接触者在卫生行政主管部门或者有关机构采取医学措施时应当予以配合；拒绝配合的，由公安机关依法协助强制执行。

第五章　法律责任

第四十五条　县级以上地方人民政府及其卫生行政主管部门未依照本条例的规定履行报告职责，对突发事件隐瞒、缓报、谎报或者授意他人隐瞒、缓报、谎报的，对政府主要领导人及其卫生行政主管部门主要负责人，依法给予降级或者撤职的行政处分；造成传染病传播、流行或者对社会公众健康造成其他严重危害后果的，依法给予开除的行政处分；构成犯罪的，依法追究刑事责任。

第四十六条　国务院有关部门、县级以上地方人民政府及其有关部门未依照本条例的规定，完成突发事件应急处理所需要的设施、设备、药品和医疗器械等物资的生产、供应、运输和储备的，对政府主要领导人和政府部门主要负责人依法给予降级或者撤职的行政处分；造成传染病传播、流行或者对社会公众健康造成其他严重危害后果的，依法给予开除的行政处分；构成犯罪的，依法追究刑事责任。

第四十七条　突发事件发生后，县级以上地方人民政府及其有关部门对上级人民政府有关部门的调查不予配合，或者采取其他方式阻碍、干涉调查的，对政府主要领导人和政府部门主要负责人依法给予降级或者撤职的行政处分；构成犯罪的，依法追究刑事责任。

第四十八条　县级以上各级人民政府卫生行政主管部门和其他有关部门在突发事件调查、控制、医疗救治工作中玩忽职守、失职、渎职的，由本级人民政府或者上级人民政府有关部门责令改正、通报批评、给予警告；对主要负责人、负有责任的主管人员和其他责任人员依法给予降级、撤职的行政处分；造成传染病传播、流行或者对社会公众健康造成其他严重危害后果的，依法给予开除的行政处分；构成犯罪的，依法追究刑事责任。

第四十九条　县级以上各级人民政府有关部门拒不履行应急处理职责的，由同级人民政府或者上级人民政府有关部门责令改正、通报批评、给予警告；对主要负责人、负有责任的主管人员和其他责任人员依法给予降级、撤职的行政处分；造成传染病传播、流行或者对社会公众健康造成其他严重危害后果的，依法给予开除的行政处分；构成犯罪的，依法追究刑事责任。

第五十条　医疗卫生机构有下列行为之一的，由卫生行政主管部门责令改正、通报批评、给予警告；情节严重的，吊销《医疗机构执业许可证》；对主要负责人、负有责任的主管人员和其他直接责任人员依法给予降级或者撤职的纪律处分；造成传染病传播、流行或者对社会公众健康造成其他严重危害后果，构成犯罪的，依法追究刑事责任：

（一）未依照本条例的规定履行报告职责，隐瞒、缓报或者谎报的；

（二）未依照本条例的规定及时采取控制措施的；

（三）未依照本条例的规定履行突发事件监测职责的；

（四）拒绝接诊病人的；

（五）拒不服从突发事件应急处理指挥部调度的。

第五十一条　在突发事件应急处理工作中，有关单位和个人未依照本条例的规定履行报告职责，隐瞒、缓报或者谎报，阻碍突发事件应急处理工作人员执行职务，拒绝国务院卫生行政主管部门或者其他有关部门指定的专业技术机构进入突发事件现场，或者不配合调查、采样、技术分析和检验的，对有关责任人员依法给予行政处分或者纪律处分；触犯《中华人民共和国治安管理处罚法》，构成违反治安管理行为的，由公安机关依法予以处罚；构成犯罪的，依法追究刑事责任。

第五十二条　在突发事件发生期间，散布谣言、哄抬物价、欺骗消费者，扰乱社会秩序、市场秩序的，由公安机关或者工商行政管理部门依法给予行政处罚；构成犯罪的，依法追究刑事责任。

第六章　附则

第五十三条　中国人民解放军、武装警察部队医疗卫生机构参与突发事件应急处理的，依照本条例的规定和军队的相关规定执行。

第五十四条　本条例自公布之日起施行。

附录Ⅲ　传染病消毒管理办法

（2002 年 3 月 28 日卫生部令第 27 号公布，根据 2016 年 1 月 19 日《国家卫生计生委关于修改〈外国医师来华短期行医暂行管理办法〉等 8 件部门规章的决定》和 2017 年 12 月 26 日《国家卫生计生委关于修改〈新食品原料安全性审查管理办法〉等 7 件部门规章的决定》修订）

第一章　总则

第一条　为了加强消毒管理，预防和控制感染性疾病的传播，保障人体健康，根据《中华人民共和国传染病防治法》及其实施办法的有关规定，制定本办法。

第二条　本办法适用于医疗卫生机构、消毒服务机构以及从事消毒产品生产、经营活动的单位和个人。

其他需要消毒的场所和物品管理也适用于本办法。

第三条　国家卫生计生委主管全国消毒监督管理工作。

铁路、交通卫生主管机构依照本办法负责本系统的消毒监督管理工作。

第二章　消毒的卫生要求

第四条　医疗卫生机构应当建立消毒管理组织，制定消毒管理制度，执行国家有关规范、标准和规定，定期开展消毒与灭菌效果检测工作。

第五条　医疗卫生机构工作人员应当接受消毒技术培训、掌握消毒知识，并按规定严格执行消毒隔离制度。

第六条　医疗卫生机构使用的进入人体组织或无菌器官的医疗用品必须达到灭菌要求。各种注射、穿刺、采血器具应当一人一用一灭菌。凡接触皮肤、黏膜的器械和用品必须达到消毒要求。

医疗卫生机构使用的一次性使用医疗用品用后应当及时进行无害化处理。

第七条　医疗卫生机构购进消毒产品必须建立并执行进货检查验收制度。

第八条　医疗卫生机构的环境、物品应当符合国家有关规范、标准和规定。排放废弃的污水、污物应当按照国家有关规定进行无害化处理。运送传染病病人及其污染物品的车辆、工具必须随时进行消毒处理。

第九条　医疗卫生机构发生感染性疾病暴发、流行时，应当及时报告当地卫生计生行政部门，并采取有效消毒措施。

第十条　加工、出售、运输被传染病病原体污染或者来自疫区可能被传染病病原体污染的皮毛，应当进行消毒处理。

第十一条　托幼机构应当健全和执行消毒管理制度，对室内空气、餐（饮）具、毛巾、玩具和其他幼儿活动的场所及接触的物品定期进行消毒。

第十二条　出租衣物及洗涤衣物的单位和个人，应当对相关物品及场所进行消毒。

第十三条　从事致病微生物实验的单位应当执行有关的管理制度、操作规程，对实验的器材、污染物品等按规定进行消毒，防止实验室感染和致病微生物的扩散。

第十四条　殡仪馆、火葬场内与遗体接触的物品及运送遗体的车辆应当及时消毒。

第十五条　招用流动人员 200 人以上的用工单位，应当对流动人员集中生活起居的场所及使用的物品定期进行消毒。

第十六条　疫源地的消毒应当执行国家有关规范、标准和规定。

第十七条　公共场所、食品、生活饮用水、血液制品的消毒管理，按有关法律、法规的规定执行。

第三章　消毒产品的生产经营

第十八条　消毒产品应当符合国家有关规范、标准和规定。

第十九条　消毒产品的生产应当符合国家有关规范、标准和规定，对生产的消毒产品应当进行检验，不合格者不得出厂。

第二十条　消毒剂、消毒器械和卫生用品生产企业取得工商行政管理部门颁发的营业执照后，还应当取得所在地省级卫生计生行政部门发放的卫生许可证，方可从事消毒产品的生产。

第二十一条　省级卫生计生行政部门应当自受理消毒产品生产企业的申请之日起二十日内作出是否批准的决定。对符合《消毒产品生产企业卫生规范》要求的，发给卫生许可证；对不符合的，不予批准，并说明理由。

第二十二条　消毒产品生产企业卫生许可证编号格式为:（省、自治区、直辖市简称）卫消证字（发证年份）第 ×××× 号。

消毒产品生产企业卫生许可证的生产项目分为消毒剂类、消毒器械类、卫生用品类。

第二十三条　消毒产品生产企业卫生许可证有效期为四年。

消毒产品生产企业卫生许可证有效期满三十日前，生产企业应当向原发证机关申请延续。经审查符合要求的，予以延续，换发新证。新证延用原卫生许可证编号。

第二十四条　消毒产品生产企业迁移厂址或者另设分厂（车间），应当按本办法规定向生产场所所在地的省级卫生计生行政部门申请消毒产品生产企业卫生许可证。

产品包装上标注的厂址、卫生许可证号应当是实际生产地地址和其卫生许可证号。

第二十五条　取得卫生许可证的消毒产品生产企业变更企业名称、法定代表人或者生产类别的，应当向原发证机关提出申请，经审查同意，换发新证。新证延用原卫生许可证编号。

第二十六条　生产、进口利用新材料、新工艺技术和新杀菌原理生产消毒剂和消毒器械（以下简称新消毒产品）应当按照本办法规定取得国家卫生计生委颁发的卫生许可批件。

生产、进口新消毒产品外的消毒剂、消毒器械和卫生用品中的抗（抑）菌制剂，生产、进口企业应当按照有关规定进行卫生安全评价，符合卫生标准和卫生规范要求。产品上市时要将卫生安全评价报告向省级卫生计生行政部门备案，备案应当按照规定要求提供材料。

第二十七条　生产企业申请新消毒产品卫生许可批件、在华责任单位申请进口新消毒产品卫生许可批件的，应当按照国家卫生计生委新消毒产品卫生行政许可管理规定的要求，向国家卫生计生委提出申请。国家卫生计生委应当按照有关法律法规和相关规定，作出是否批准的决定。

国家卫生计生委对批准的新消毒产品，发给卫生许可批件，批准文号格式为：卫消新准字（年份）第×××号。不予批准的，应当说明理由。

第二十八条　新消毒产品卫生许可批件的有效期为四年。

第二十九条　国家卫生计生委定期公告取得卫生行政许可的新消毒产品批准内容。公告发布之日起，列入公告的同类产品不再按新消毒产品进行卫生行政许可。

第三十条　经营者采购消毒产品时，应当索取下列有效证件：

（一）生产企业卫生许可证复印件；

（二）产品卫生安全评价报告或者新消毒产品卫生许可批件复印件。

有效证件的复印件应当加盖原件持有者的印章。

第三十一条　消毒产品的命名、标签（含说明书）应当符合国家卫生计生委的有关规定。消毒产品的标签（含说明书）和宣传内容必须真实，不得出现或暗示对疾病的治疗效果。

第三十二条　禁止生产经营下列消毒产品：

（一）无生产企业卫生许可证或新消毒产品卫生许可批准文件的；

（二）产品卫生安全评价不合格或产品卫生质量不符合要求的。

第四章　消毒服务机构

第三十三条　消毒服务机构应当符合以下要求：

（一）具备符合国家有关规范、标准和规定的消毒与灭菌设备；

（二）其消毒与灭菌工艺流程和工作环境必须符合卫生要求；

（三）具有能对消毒与灭菌效果进行检测的人员和条件，建立自检制度；

（四）用环氧乙烷和电离辐射的方法进行消毒与灭菌的，其安全与环境保护等方面的要求按国家有关规定执行；

第三十四条　消毒服务机构不得购置和使用不符合本办法规定的消毒产品。

第三十五条　消毒服务机构应当接受当地卫生计生行政部门的监督。

第五章　监督

第三十六条　县级以上卫生计生行政部门对消毒工作行使下列监督管理职权：

（一）对有关机构、场所和物品的消毒工作进行监督检查；

（二）对消毒产品生产企业执行《消毒产品生产企业卫生规范》情况进行监督检查；

（三）对消毒产品的卫生质量进行监督检查；

（四）对消毒服务机构的消毒服务质量进行监督检查；

（五）对违反本办法的行为采取行政控制措施；

（六）对违反本办法的行为给予行政处罚。

第三十七条　有下列情形之一的，国家卫生计生委可以对已获得卫生许可批件的新消毒产品进行重新审查：

（一）产品原料、杀菌原理和生产工艺受到质疑的；

（二）产品安全性、消毒效果受到质疑的。

第三十八条　新消毒产品卫生许可批件的持有者应当在接到国家卫生计生委重新审查通知之日起 30 日内，按照通知的有关要求提交材料。超过期限未提交有关材料的，视为放弃重新审查，国家卫生计生委可以注销产品卫生许可批件。

第三十九条　国家卫生计生委自收到重新审查所需的全部材料之日起 30 日内，应当作出重新审查决定。有下列情形之一的，注销产品卫生许可批件：

（一）产品原料、杀菌原理和生产工艺不符合利用新材料、新工艺技术和新杀菌原理生产消毒剂和消毒器械的判定依据的；

（二）产品安全性、消毒效果达不到要求的。

第四十条　消毒产品生产企业应当按照国家卫生标准和卫生规范要求对消毒产品理化指标、微生物指标、杀灭微生物指标、毒理学指标等进行检验。不具备检验能力的，可以委托检验。

消毒产品的检验活动应当符合国家有关规定。检验报告应当客观、真实，符合有关法律、法规、标准、规范和规定。检验报告在全国范围内有效。

第六章　罚则

第四十一条　医疗卫生机构违反本办法第四条、第五条、第六条、第七条、第八条、第九条规定的，由县级以上地方卫生计生行政部门责令限期改正，可以处 5000 元以下罚款；造成感染性疾病暴发的，可以处 5000 元以上 20000 元以下罚款。

第四十二条　加工、出售、运输被传染病病原体污染或者来自疫区可能被传染病病原体污染的皮毛，未按国家有关规定进行消毒处理的，应当按照《传染病防治法实施办法》第六十八条的有关规定给予处罚。

第四十三条　消毒产品生产经营单位违反本办法第三十一条、第三十二条规定的，由县级以上地方卫生计生行政部门责令其限期改正，可以处 5000 元以下罚款；造成感染性疾病暴发的，可以处 5000 元以上 20000 元以下的罚款。

第四十四条　消毒服务机构违反本办法规定，有下列情形之一的，由县级以上卫生计生行政部门责令其限期改正，可以处 5000 元以下的罚款；造成感染性疾病发生的，可以处 5000 元以上 20000 元以下的罚款：

消毒后的物品未达到卫生标准和要求的。

第七章　附则

第四十五条　本办法下列用语的含义：

感染性疾病：由微生物引起的疾病。

消毒产品：包括消毒剂、消毒器械（含生物指示物、化学指示物和灭菌物品包装物）、卫生用品和一次性使用医疗用品。

消毒服务机构：指为社会提供可能被污染的物品及场所、卫生用品和一次性使用医疗用品等进行消毒与灭菌服务的单位。

医疗卫生机构：指医疗保健、疾病控制、采供血机构及与上述机构业务活动相同的单位。

第四十六条　本办法由国家卫生计生委负责解释。

第四十七条　本办法自 2002 年 7 月 1 日起施行。1992 年 8 月 31 日卫生部发布的《消毒管理办法》同时废止。

附录Ⅳ　世界卫生组织和国际劳工组织关于传染病暴发时医护人员的职业安全与健康防护指南

（节选自：世界卫生组织，国际劳工组织.2020.公共卫生突发事件中职业安全与健康：医护人员和应急救援者防护指南.张敏，译.北京：科学出版社.）

第四章　传染病暴发时的职业安全与健康：临床和社区环境

许多热带地区国家的气候有利于多种疾病的发生、传播和暴发，尤其是那些以能够传播疾病而又不能抵御寒冬并在雨季繁殖的生物为媒介的疾病。宿主、微生物和环境相互作用，决定着传染病的产生和传播，旅行的增加、国际化和人口数量的增长都使得传染病患病人数越来越多，疾病的传播也越来越迅速，这在那些公共卫生应急准备和应急反应能力欠缺的国家尤为明显。这些感染可能进一步传播并导致引发国际关注的公共卫生突发事件。根据 IHR，以下几类事件可能成为国际关注的公共卫生突发事件。

- 下列疾病的单个病例的发生就非同寻常或者难以预料，可能给公共卫生带来严重的影响，因而应该予以报告：天花、野生型脊髓灰质炎毒株所致的脊髓灰质炎、新亚型病毒引起的人流感、SARS。
- 涉及下列疾病的公共卫生事件总是会导致人们算经济账，因为已经证实这些疾病能给公共卫生带来严重影响，并能迅速在国际上传播：霍乱、肺鼠疫、黄热病、病毒性出血热（埃博拉、拉沙、马尔堡）、西尼罗热，以及其他存在于特定国家或特定区域的疾病（如登革热、裂谷热、流行性脑脊髓膜炎）。

- 任何可能引起国际公共卫生关注的事件，包括那些未知原因或传染源的疾病，并且涉及疾病或事件在如上所列之外，本类事件包括存在有毒的、有传染性的或其他危险物品传播风险的事件，这些其他危险物品可能来源于自然发生或非自然发生的，并已经或有潜在可能对一定人群和（或）一定地理区域造成污染。

大量的医护人员积极参与了方框 4-1 中的传染病暴发事件的处理工作。他们包括来自急救医疗队的急救者、急诊科医护人员、专科治疗门诊医护人员及实验室医护人员，他们直接参与受灾人群的救援、运输、急救、急救护理和治疗。

应急处理传染性疾病暴发过程中，预防和控制医护人员职业性感染性疾病，需要职业安全与健康专家、传染性疾病控制专家、组织机构管理部门、一线医护人员代表及其他人员的密切配合，评估职业性有害因素，汇总潜在接触病例的数据，提出预防控制措施建议。当多家用人单位或者组织机构共用设施、工作场所和流程时，他们应该密切合作，确保所有医护人员都能公平有效地获得保护，包括派遣外驻的和留守国内的劳动者、正式劳动者和分包项目劳动者，以保护他们免于感染传染性疾病、发生职业病或者工伤。

方框4-1　西非埃博拉病毒病暴发期间医护人员与其他救援者的职业安全与健康风险及其所带来的影响

埃博拉病毒病史无前例地暴发，给医护人员及其他救援者职业健康造成了严重的影响。根据初步报告，2014年1月1日至2015年5月31日，VHF数据库记录了815例医护人员确诊病例和疑似病例，其中328例发生在塞拉利昂，288例发生在利比里亚，还有199例发生在几内亚。在同一时期，医护人员确诊病例和疑似病例数占全部报告（全年龄段）的确诊病例和疑似病例总数的3.9%（815/20 955）。除了在最初几个月医护人员只有少量的报告病例外，医护人员感染病例数量在每月感染病例总数中的占比逐渐升高，并在2014年7月达到顶峰，之后逐步下降，从2014年7月的12%下降到2015年2月的1%，这反映出实施预防干预措施的有效性。

在埃博拉病毒病广泛并猛烈传播的国家，难以区分是职业性接触还是社区接触或是居家接触，特别是那些每天都和家庭成员及社区居民保持日常接触的本地救援者。除了医护人员外，其他处于风险之中的劳动者还包括保洁工、实验室劳动者、传统治疗师、传统助产士、殡葬工作者、居家护理人员及宗教领袖。有接触未被确诊病例风险的劳动者包括那些实施接触者追踪的劳动者（包括公共卫生和社区劳动者），出入境筛检劳动者，运输行业劳动者（即飞机、地面交通工具和船上的劳动者），出租车司机，安全保障人员（保安、警察和军人），性工作者，以及有埃博拉病毒感染病例的社区中的垃圾处理人员。

4.1 埃博拉病毒病治疗和护理机构中的职业安全与健康

为了同时确保患者和医护人员安全，埃博拉病例治疗机构必须实施下列预防控制措施。

- 最理想的治疗机构的设计应将绿色区域（污染最小区域）和红色区域（污染最严重区域）分开，并且只允许单向流动（总是从绿色区域到红色区域，永远不允许反向流动）。在某些情况下（如偏远农村地区或较大的埃博拉病例治疗机构），也可能有一个或多个"风险最低"区域。例如，可以穿着便装和普通鞋子的办公人员或劳动者的生活居住区，这些区域必须完全与绿色区域、红色区域隔离分开。
- 治疗机构应分别为患者、医护人员和来访者单独设置入口。入口应该能直接通达步行前来的或是救护车送来的患者就诊区，以消除所有与医护人员办公区域、其他患者治疗区域的交互作用。救护车抵达区还应有足够大的空间用于消毒救护车。
- 医护人员入口处必须允许医护人员到达时可进行筛检，并应直接通往更衣室。医护人员在进入埃博拉综合治理区域前必须换上手术衣和靴子。这个区域还应该确保医护人员能存放衣物及个人物品。
- 分诊区域面积应足够大，应保证患者间距在 1 米以上，至少应有 1 间洗手间，能遮阳和避雨，并应有 1 间专用公共厕所。此外，还应为患者陪同人员提供室外等候区域，室外等候区域应包含上述元素。
- 个人防护用品的使用在预防控制等级中是最有可视度的。然而，这种预防控制措施是最脆弱的，并不应作为独当一面的第一级预防控制策略使用。个人防护用品在未感染个体与病原体、传染源之间建立了物理屏障。个人防护用品包括但不限于手套、长外衣、口罩、面部和眼睛防护用品及呼吸器。
- 使用个人防护用品的效果及是否适宜依赖于使用者是否遵守操作规程，这就使得个人防护用品成为最容易失去效能的预防控制措施。如果仅仅关注个人防护用品的有效性及使用，而不考虑工程技术措施和管理控制措施，会使得对医疗机构所有人群的保护无法达到最佳效果，包括对医护人员的保护。

感染预防与控制

当医疗机构不考虑患者当时的症状和体征，对所有患者都进行救治时，医疗机构中高传染性疾病，如埃博拉病毒病及其他病毒性出血热的预防和控制需要强化并应谨慎使用标准防范控制措施。这些感染预防与控制措施包括以下几点。

- 手卫生。
- 对适宜的个人防护用品的使用进行风险评估。
- 注意注射安全，预防针具及其他锐器损伤。
- 患者救治场所周围环境及医疗设备的清洁和消毒。
- 洗衣房及废弃物的管理。
- 呼吸系统卫生。

4.2　霍乱治疗机构的职业安全与健康

霍乱治疗机构是对霍乱及水源性疾病进行临床管理的专业治疗机构。霍乱治疗机构医护人员保护策略与埃博拉治疗机构医护人员保护策略相似，包括以下措施。

- 分类诊治。
- 隔离患者。
- 消毒。
- 手清洁。
- 使用个人防护用品。

霍乱治疗机构预防患者和医护人员之间的传染包括以下四个部分。

- 筛选和观察患者。
- 住院治疗。
- 康复期口服补液治疗。
- 中立区域（如厨房、物料储存间等）。

霍乱治疗机构感染预防控制的关键——健康与卫生规则详细列举在附表4-1中。

附表4-1　霍乱治疗机构健康与卫生规则

传播模型	基本规则	补充推荐规则
人	只限制患者＋一名家庭成员＋机构劳动者进入；人群的单向流动（如只能从清洁区向非清洁区流动）	每名患者的护理人员不超过一人
水	安全的水（氯化消毒液的浓度取决于不同的用途）；需要大量的水（每人每天最少10升）	每名患者每天50升水较理想
手	洗手间有安全的水；接触患者前后、上厕所后、做饭和进餐前，以及离开住院病房后均需要用肥皂和水洗手	剪短并清洁指甲
食物	吃煮熟的食物；医护人员不应搬运食物或者烧水	食物应该由霍乱治疗机构提供，而不是由家庭提供
衣物和寝具	根据指南用适宜浓度的氯消毒溶液清洗衣物和寝具	如果没有氯消毒剂，用肥皂清洗衣物，并把它们放到太阳下晒干
环境污染（粪便及废弃物）	确保霍乱治疗机构有专用的公共厕所；定期用适宜浓度的氯消毒剂对水桶、土壤地面及公共厕所消毒；医疗废物用焚化炉焚烧处理	公共厕所的位置应距离水井或地表水源100米以上；使用专门的霍乱病床（霍乱简易床）
遗体	停尸房应单独设置；给遗体消毒	确定安全的焚烧操作规程；尽快处理遗体

4.3　处理传染性病原体实验室的职业安全与健康管理

WHO的《实验室生物安全手册》覆盖了不同类型实验室各种生物安全级别的需求。此外，在其处理高度感染性样品（如禽流感样品）的操作指南中，WHO推荐采用下列预防控制措施来保护实验室劳动者的安全与健康。

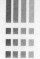

- 有责任制定综合性安全策略，包括安全操作手册及其支持实施计划，这些一般取决于机构或实验室的负责人或领导者。实验室安全同样也是全体管理者和实验室劳动者的责任，每位劳动者都应对自身及同事的安全负责。
- 良好的微生物技术是实验室安全的基础。使用安全的设备，同时有良好的操作程序和规程，有助于减少处理生物安全危险品时的生物感染风险。
- 应时刻遵循标准防范控制措施；任何时候从患者身上采集样品时都应使用屏障保护用品（长外衣、手套）。除了标准防范控制措施外，也应采取眼睛防护措施。
- 基础控制措施：二级生物安全（BSL2），操作规程和程序应要求尽可能减少样品的处理。
- 应遵守实验室良好操作规范。实验室工作区禁止饮食、吸烟、化妆和处理隐形眼镜。
- 在实验室内进行样品处理、加工及进行诊断性测试时应穿戴个人防护用品（长外衣、手套及眼部防护用品）。
- 所有技术操作都应遵循一条原则，即尽量减少气溶胶和小微滴的产生。
- 所有可能引起感染性物质喷溅、形成小微滴或气溶胶的操作都应该在生物安全柜或其他物理控制装置中进行（如离心分离、研磨、混合、剧烈晃动或混匀、超声破碎，以及打开内部压力与环境压力不同的盛放有感染性物质的容器）。
- 应限制皮下注射针具和注射器的使用，绝不能将它们作为移液装置的替代品，也不能将其用于除实验动物胃肠外注射或者液体抽吸之外的其他用途。口吸管必须严格禁止使用。
- 用于处理污染物质的生物危险品容器应当数量充足，并且放置的位置应当便于使用。
- 有潜在危险物质发生泄漏后及每天结束工作后，都必须对工作台面进行去污。通常，新制备的漂白剂溶液适合用于处置生物危险品的泄漏。
- 劳动者必须经常洗手，特别是在处理感染性物质和感染性动物之后、离开实验室工作区前及就餐前。
- 离开实验室前必须脱掉个人防护用品。

4.4 在医疗照护机构中接触血液、体液和其他污染物的管理

在无防护的情况下，皮肤和黏膜接触了疑似或已确诊患者的体液、被污染的物品及已死亡患者的遗体应被认定为高风险接触事件。在大部分案例中，此类事件包括脱掉个人防护用品时触摸了无保护的皮肤、给患者照护时发生了锐器损伤、触摸了有感染性的患者或被污染的物品。发生与感染性物质如血液、呕吐物及其他体液有关的接触事件应予以报告和调查。

如果所发生的接触事件涉及高度感染性疾病（如病毒性出血热，埃博拉病毒病、马尔堡病毒病及其他病毒性出血热），医护人员和其他劳动者应遵循如下行动规则。

- 立即、安全地停止当前所有工作，离开患者照护和工作区。
- 按照适当的程序小心地脱掉个人防护用品。在脱掉个人防护用品时发生的职业接触是很危险的，可能导致病毒性出血热的传播，如埃博拉病毒病。

- 脱掉个人防护用品后，立即用肥皂和流动水或碱性溶液对受影响的皮肤表面或受伤部位进行冲洗，至少冲洗 15 分钟。相应地，用大量的水或者洗眼液冲洗黏膜（如结膜）。切勿使用含氯溶液或其他消毒剂。
- 立即向当地协调者报告此次事件。这项任务要有时限性，报告时限应在医护人员离开患者照护场所后立即进行。
- 应立即对发生接触的人员开展医学评估，要考虑其他潜在的血源性病原体接触（如 HIV、HBV 及 HCV），还应接受随访监测，包括发生接触后每天 2 次的体温监测，连续监测 21 天（即埃博拉病毒最长潜伏期为 21 天）。任何人在发生职业接触后的 21 天内出现发热症状，建议立即请感染性疾病专家进行诊疗。
- 应对疑似感染的劳动者进行隔离，他们应接受治疗，直到确诊为阴性诊断结果为止。
- 对家庭成员、朋友、同事及其他患者开展接触追踪和随访至关重要，他们很可能因与已感染医护人员的密切接触而接触出血热病毒，如埃博拉病毒。
- 根据国际劳工组织职业病名单，有病毒源职业接触史的医护人员，如感染了病毒性出血热（如埃博拉病毒和马尔堡病毒），应被认定为职业病。

接触后预防

WHO 现行推荐的接触后预防（PEP）以科学的证据为基础，包括如下几点。
- 任何人在发生可能感染 HIV 的接触后，都应尽快开展 PEP，并应在发生接触后尽快落实首次措施（理想情况下应在 72 小时内落实首次措施）。
- 对是否需要采取 PEP 的评估尽可能以源患者的 HIV 感染情况为基础，可能还需要考虑当地 HIV 流行程度及其流行病学模式的背景。
- 需要采取 PEP 措施的接触评估包括评估胃肠之外途径的接触和黏膜接触（性接触及喷溅入眼睛、鼻腔或者口腔）。接触下列体液可能发生 HIV 感染：血液、被血液污染的唾液、乳汁、生殖器分泌物、脑脊髓液、羊水、直肠液、腹水、滑膜液和胸膜液。
- 不要求采取 PEP 措施的接触评估包括发生接触者已经是 HIV 阳性，导致接触的源患者已被确诊为 HIV 阴性，并且所接触的体液不具有明显的风险（如眼泪、未被血液污染的唾液、尿液和汗液）。
- 尽管采取 PEP 最理想的开展时间为接触后 72 小时内，但有的接触者可能未能在这个时间内获得 PEP 服务。针对那些在发生接触后 72 小时以后才就诊的接触者，负责采取 PEP 措施的应急救援者应考虑其他关键干预措施和转诊措施。
- 在 HIV 背景流行率高的医疗机构或已知接触源患者 HIV 感染风险高时，所有接触者都应考虑采取 PEP 控制措施，而不必经过风险评估。
- 上文中提到的带来 HIV 高感染风险的体液种类并非详尽无遗，因此，应临床评估所有案例，并由该照护的医护人员判断本次接触是否构成明显的风险。

风险评估

某接触者的风险评估、发生接触期间的条件及源患者状况评估应按如下规则进行。

- 接触的临床评估。
- 开展是否需要采取 HIV PEP 措施的评估。
- 接触者 HIV 检测，可能的情况下，对源患者进行 HIV 检测。
- 提供皮肤破损或受伤的应急措施。

咨询和支持

这些都是为接触者做好准备接受调查、治疗和随访所必需的，随访包括药物治疗可能发生的不良反应，如下所示。

- HIV 感染风险。
- 开展 HIV PEP 控制措施的风险和益处。
- 不良反应。
- 如决定开展 PEP 用药，应加强医嘱依从性的咨询。
- 性侵犯案件中的特殊支持。

药物处方

药物处方包括如何选择合适的药物并开始用药，必须涵盖以下几点。

- 应在发生接触后尽早采取 PEP 控制措施。
- 推荐适龄的 28 天抗病毒药物治疗方案。
- 药物信息。
- 潜在的并发症及可能的药物与药物之间反应的评估。

随访

随访是 PEP 中的关键环节，必须涵盖以下几点。

- 接触后第 3 个月开展 HIV 检测。
- 如果可能的话，与 HIV 药物治疗接轨。
- 提供适宜的预防干预措施。

要达到上述目标，必须包括以下步骤

- 立即采取急救措施。
- 开展潜在的 HIV 及其他血源性感染疾病的接触评估。
- 对源患者的 HIV、HBV 及 HCV 感染情况进行检测。
- 对发生接触的医护人员开展检测，并提供咨询和转诊治疗。
- 对发生接触的医护人员和源患者的情况都应保密。
- 确保开展随访检测和临床评估。
- 如需要，提供 PEP 控制措施，并提供专家咨询。

- 对接触案例进行评估，并改善医疗操作规程。
- 建立赔偿程序，以应对索赔事件。

对可能有其他接触者的管理（如 HBV 和 HCV）

- 在大多数接触事件中，HBV 和 HCV 的传播风险要比 HIV 的传播风险高，尤其是在医疗机构中。
- 应开展接触前乙肝病毒疫苗接种评估，根据需求并按年龄实施国家免疫计划、提供乙肝病毒疫苗。
- 接触者如果未接种过乙肝病毒疫苗或只部分接种过乙肝病毒疫苗，除了接种乙肝病毒疫苗外，如果可能的话，还可以考虑注射乙肝免疫球蛋白。发生接触后，短时间内注射乙肝免疫球蛋白可以通过被动免疫提供保护。
- 根据操作指南，在感染 HCV 时，个人应得到咨询服务；在发生血清检测结果转阳时，应得到专科医师治疗。

4.5　呼吸道疾病暴发期间医护人员对急性呼吸疾病的职业安全与健康保护

WHO 关于医疗机构流行性或有普遍流行倾向的急性呼吸疾病（ARD）感染预防与控制临时指南推荐采取下列措施保护医护人员避免感染 ARD。

ARD 因其暴发性及潜在流行性可能成为国际关注的公共卫生突发事件，包括以下几种。

- SARS。
- 引起人类感染的新型流感病毒。
- 具有潜在可能对公共卫生产生严重影响的新型 ARD。

<u>SARS</u>：SARS 是由 SARS 相关冠状病毒（SARS-CoV）引起的，可感染动物和人类。SARS 的人际传播主要通过飞沫或接触传播，但在较短距离接触中，也可通过不同粒径的感染性呼吸气溶胶传播。

引起人类感染的新型流感病毒：A 型禽流感病毒通常感染禽类，但有时也会感染其他动物和人类，并与人类聚集性案例有关。人类感染病例最多的新型流感病毒菌株是 H5N1。

可能对公共卫生产生潜在严重影响的新型 ARD：纵观历史，感染性疾病在不同人群和地区间传播，而且新出现的感染性疾病很可能会被继续发现。许多感染性疾病都有动物宿主并能在某些情况下感染人类。

保护医护人员避免感染 ARD 的正当性理由包括以下几种。

- 在季节性或大流行性流感暴发期间，医护人员可通过社区接触或医疗机构内接触而感染流感（不一定是接触患者的结果）。一旦被感染，他们将作为传染源向其他医护人员及患者传播病毒，同时使其发生 ARD 并发症的风险增加。
- 当季节性流感疫苗不能预防新型流感病毒如禽流感病毒时，保护医护人员避免感染 ARD 将有助于防止并发感染季节性的人类流感，从而减少诊断上的混乱和不必要的缺勤。

- 从理论上讲，预防季节性流感可能减少已免疫医护人员中感染人群及感染流感病毒的种类。
- 为任何有潜在危险的患者提供医疗服务的医护人员都可能接触这些病原体，应根据需要予以监测和支持。

向医疗机构管理者提供的建议

- 在可能的情况下，为医护人员接种季节性流感疫苗并监测疫苗接种效果。
- 具有潜在 ARD 并发症风险高的医护人员（如孕妇、免疫力低下的人和患有心肺或呼吸系统疾病的人）应该被告知医疗风险，并提供不涉及为 ARD 患者提供护理服务的工作任务。

对管理有潜在可能患 ARD 者的医疗机构的特别建议

- 应当对患 ARD 者提供照护的医护人员进行登记，用于后续接触追踪。
- 应建立医护人员流感样疾病监测系统，并应该将患流感样疾病的医护人员排除在高风险的科室之外（如新生儿重症监护病房）。
- 应建立医护人员健康监护系统，尤其是为可能患 ARD 者提供照护的医护人员，并由有症状的医护人员自己报告。
- 如果当地政策建议进行抗病毒预防，医疗机构管理人员应开发一套系统，给为可能患 ARD 者提供照护的医护人员提供抗病毒预防。如有必要，医疗机构管理人员应与公共卫生官员联系，以协助获得足够的供应，给为可能患 ARD 者提供照护的医护人员提供预防措施，以符合当地的指南。
- 应确保医护人员（特别是照护可能患 ARD 者的医护人员）及时接种新开发的疫苗，以防止感染相应的 ARD。
- 应制定必要方法，向医护人员提供额外支持（如情感支持和家庭支持）。

给照护已确诊的或疑似患 ARD 者的医护人员的建议

- 将医护人员分组专门照顾患者，并定期检查医护人员的体温（如每班工作前）；最后一次接触可能患 ARD 者后监测流感样疾病的症状（咳嗽、喉咙痛、呼吸困难），持续 7 ~ 10 天。
- 如果发热超过 38℃，或出现流感样疾病的症状，医护人员应该立即限制自身与他人的互动，停止工作，远离公共区域，并告知感染控制团队/职业健康团队和（或）他们的卫生保健提供者其已出现流感样疾病的症状，并且接触过可能患 ARD 者。

4.6 疾病暴发应对过程中的社区环境职业安全与健康

对疫情的紧急反应包括当地和国际不同组织采取的行动。应对机构包括受影响处于危险境地国家的政府和地方当局、民间团体、私营部门、非政府组织、多边组织、国际金融机构和不同国家的机构。应对的战略目标是阻止疫情、治疗感染者、确保基本服务、保持稳定和防止在其他国家暴发。除了埃博拉病毒病和霍乱等专门治疗机构外，这些活动是在不同的照护场所进行的，包括家庭，保健中心，在空运、海运和陆路运输期间，以及在前往国家或地区的入境点。除了医疗机构的医护人员外，其他类别的劳动者也有很高的感染风险。

本节描述在疫情应对最典型的社区环境中预防职业感染的要求，在那里，应对活动会对应急救援者产生职业安全与健康风险及危害。

4.6.1　社区工作（如个案调查、接触者追踪、社会动员）

社区工作，如个案调查、接触者追踪和社会动员，存在接触未发现病例的高风险，并对医护人员产生造成感染的高度职业卫生风险。因此，在开展社区工作时，必须采取下列保障措施。

- 在社会动员活动和访谈期间，应避免握手及其他任何社会交往接触。
- 应提供可用的个人防护用品，如防渗工作服、口罩、护目用具和检查手套、靴子和手卫生用品（最好是含乙醇的洗手液）。
- 在应急响应者和被访谈者之间应该保持超过 1 米（约 3 英尺）的距离，即使对方看起来没有生病。
- 应避免任何与被问诊者和环境的身体接触。
- 当已采取这些防范措施，则在对无症状者问诊时（如无发热、腹泻、出血或呕吐），不要求佩戴个人防护用品。
- 接触任何疑似病例和可能受到污染的环境后，以及离开在社区内进行接触者追踪和个案调查问诊地点后，应进行手卫生。

4.6.2　用于接送患者或搬运遗体的救护车和其他车辆

运送患有高度传染性疾病患者的人有通过接触患者体液发生感染的风险。运送高度传染性疾病死者遗体的人也面临危险。清洁和消毒车辆的人同样面临感染的风险。

应采取下列控制措施。

- 与疑似患者或已诊断患者有直接身体接触的应急救援者（如帮助患者进入救护车，在运输过程中为患者提供照护）应使用适当的个人防护用品。
- 如患者没有呕吐或出血，也没有腹泻，个人防护用品至少应包括手套、口罩和长袍。
- 如果患者有呕吐、出血或腹泻，或在处理遗体时，个人防护用品应包括衣裤相连的工作服或全面保护，即双层手套、口罩（如 N95）、防渗服（或在防渗服外面套上防渗透围裙）、护目用具（护目镜或面罩）、靴子或有鞋套的闭合鞋。
- 要求咳嗽的患者戴上口罩。
- 在将遗体装入车辆前，遗体应放在一个双层塑料袋中。每个遗体袋的外表面应使用适当的消毒剂（如 0.5% 氯溶液）擦拭，然后密封，并贴上高传染性物质的标签。
- 在为一名呕吐、出血、腹泻的患者提供帮助后或装载遗体后，应随时更换并安全处置个人防护用品。
- 应根据指示和象形图穿戴个人防护用品，并小心地脱除个人防护用品。在脱除个人防护用品时,应小心避免弄脏的物品(如手套、长袍)接触脸部任何部位(如眼睛、鼻子或口)或不完整的皮肤。

- 使用后的个人防护用品置于存放具有高度传染性废物的专用容器或塑胶袋内。
- 应急救援者在接触患者的血液和体液后,触摸被污染的表面、物品或设备后,以及脱除个人防护用品后,应使用乙醇洗手液或肥皂和水进行手卫生。
- 驾驶或搭乘车辆的人不需要配备个人防护用品,但司机或乘客不得触摸任何患者或陪同患者的任何人,也不得帮助装载或处理遗体。
- 用于运送患者的救护车和其他车辆应定期(至少一天一次)用标准洗涤剂/消毒剂(如0.5%氯溶液)清洗和去污。如果表面被血液或体液弄脏,应立即清洗和去污。
- 用于运送患者的救护车和其他车辆应随时备有手套、口罩和全套个人防护用品、乙醇洗手液、垃圾袋、尸袋、水箱、纸巾、洗涤剂和消毒剂。救护车操作人员应接受培训以确保这一点,并接受使用呼吸器所需的健康测试。

4.6.3　尸检

对因疑似感染性疾病(如霍乱、埃博拉病毒病或马尔堡病毒病)而死亡的患者的尸检应仅限于基本的评估,并应由经过培训的人员进行。在进行尸检时,须采取下列防范措施。

- 应咨询感染预防与控制专业人员,以做出任何关于尸检的决定。
- 对这些患者遗体的尸检应限于必要的评估,并应由经过培训的人员进行。
- 实施尸检的人员应穿戴全套个人防护用品。
- 此外,对已知或疑似出血热或其他急性呼吸疾病病例进行尸检的人员应佩戴防颗粒物呼吸器(如 FFP2 或 EN 认证的等效物,或美国国家职业安全与健康研究所认证的 N95)或动力空气净化呼吸器(PAPR)。
- 脱除个人防护用品时,应避免被污染的手套或设备与面部(如眼睛、鼻子或口)直接接触。
- 脱除个人防护用品后,应立即进行手卫生。
- 将标本放置在标识清楚、非玻璃、防渗漏的容器中,直接送到指定的标本处理区域。
- 在运输前,应将标本容器的所有外表面彻底消毒(使用有效的消毒剂)。
- 应小心将待处理的人体组织或体液放置于标记清楚的密封容器中,以便焚烧。

4.6.4　安全并有尊严的埋葬

遗体造成的危害

遗体管理人员、遗体喷淋人员、技术监督员、家人和社区联络员由于直接接触遗体、衣服、被褥或其他表面/物体上的体液,有接触病原体的风险。其他风险因素还包括穿戴全套个人防护用品在室外工作时产生的热应激、来自死者家属和社区成员的暴力伤害、人工搬运(遗体和棺材)时产生的不良工效学问题,以及处理人类遗骸和目睹人类痛苦时产生的心理压力。

死于霍乱、埃博拉病毒病或马尔堡病毒病等高度传染性疾病的人的遗体具有高度传染性，需要由经过适当培训并配备有适宜装备的专业团队埋葬。WHO 推荐的安全埋葬包括以下 12 个步骤。

步骤 1：出发前检查团队成员的组成及消毒剂的制备。

步骤 2：配备所有必要设备。

步骤 3：抵达病故者家中，与病故者家属一起准备葬礼并评估风险。

步骤 4：穿戴好全套个人防护用品。

步骤 5：把遗体装入尸袋。

步骤 6：把尸袋放入棺材，符合风俗要求。

步骤 7：清洁病故者家庭环境。

步骤 8：脱除个人防护用品，处理好废弃物，进行手卫生。

步骤 9：将装有病故者遗体的棺材或尸袋运送至墓地。

步骤 10：埋葬到墓地：将装有病故者遗体的棺材或尸袋放入坟墓。

步骤 11：埋葬到墓地：让社区成员参与祈祷，以消除紧张关系，为团队和社区成员提供一段和平相处时间。

步骤 12：返回医院或团队总部。

埋葬团队应包括七名成员：四名负责遗体管理（穿戴全套个人防护用品），一名负责喷雾器（穿戴全套个人防护用品），一名技术主管（不穿戴个人防护用品），一名负责与病故者家属和社区成员沟通（不穿戴个人防护用品）。团队还应使用尸袋、消毒剂和交通工具。

需要配备的基本材料包括以下几方面。

- 手卫生：乙醇洗手液（推荐）或干净自来水、肥皂和毛巾（推荐）或 0.05% 氯溶液（当无上述推荐选择时可选择）。

- 个人防护用品：一副一次性手套（未经灭菌，双手通用），一副重型手套，一套一次性工作服（如 Tyvec 套装），防渗透塑料围裙，面部防护用具（护目镜和面罩），鞋子（建议穿橡胶靴，如无，建议穿鞋底防穿刺鞋和一次性套鞋）。

- 废物管理：消毒剂、手动喷雾器（0.05% 氯溶液）、背式喷雾器（0.5% 氯溶液）、防渗漏防穿刺锐器盒。

推荐处理死于埃博拉病毒病等高度传染性疾病患者遗体的感染预防与控制的措施包括以下几种。

- 在疫情暴发期间，只有经过培训者才能处理遗体。

- 在处理死于埃博拉病毒病或马尔堡病毒病患者的遗体时，医护人员、病故者家属和埋葬团队队员应遵守医护工作标准防范措施，包括在处理疑似出血热或已诊断为出血热病例的遗体时使用全套个人防护用品，遵守手卫生，遵循直接接触感染者的血液、体液和其他材料后的标准防范措施，尤其是表面喷溅。

应尽量减少处理遗体的工作。原则上应遵守推荐的方法，但考虑到文化和宗教问题时，可以适当调整。

- 在戴手套之前、脱除个人防护用品后，应立即进行手卫生。

- 封闭所有自然腔道。将遗体放入双层尸袋中，用合适的消毒剂（如 0.5% 氯溶液）

擦拭每只尸袋的表面,密封后,贴上高传染性物质标识。立即把遗体转移到太平间。

- 在收集遗体时应穿戴个人防护用品,在收集、将遗体放入尸袋、将尸袋放入棺材的过程中,也应穿戴个人防护用品。只有将遗体安全放入棺材里,才可以脱除个人防护用品,并且应在将遗体安全放入棺材后立即脱除个人防护用品。
- 不应对遗体做喷涂、清洗或防腐处理。任何为准备"干净的葬礼"而清洗遗体的做法都应被禁止。
- 如果只是驾驶或乘坐收集遗体的车辆,而不参与处理疑似或已诊断为出血热病患者的遗体时,司机和乘客都无须穿戴个人防护用品。
- 抬棺材者必须戴上厚厚的(重型)手套。
- 在用密封的、防渗漏的材料包裹遗体后,如可能,应该将遗体放入棺材里,并及时掩埋。
- 强烈建议根据当地习俗对这些病故者的坟墓予以区分。

病故者家属和社区成员对埋葬过程非常敏感,这可能成为麻烦甚至公开冲突的根源。因此,在开始任何程序之前,家属必须充分知情有尊严的葬礼程序及宗教和个人权利,以示对死者的尊重。在埋葬开始前,要确保有家属的正式同意。若未获得家属书面同意,切勿埋葬。

应使用担架运送遗体。团队人员应充足,这样至少可有四人搬运遗体。组织安排搬运遗体工作时应该留有时间,以使团队成员脱除个人防护用品后能够休息并适量饮水。

4.6.5 出入境口岸、陆路口岸、机场和海港

机场、海港和陆路口岸出入境的劳动者提供的服务包括文件管理、国际旅行者体温扫描和健康评估,以及行李、货物、集装箱、运输工具、商品和邮包的处理。入境和出境处的劳动者的危险因素包括接触国际旅行者的体液,以及被污染的表面和衣服。

- 对乘客进行安检的劳动者应配备与工作任务风险评估相适应的个人防护用品。个人防护用品至少应包括一次性手套。劳动者应避免触摸到旅客,并应尽可能保持1米的安全距离。
- 劳动者应使用肥皂和水或乙醇执行手卫生。
- 为患者或可疑旅客进行健康评估的医疗或公共卫生劳动者,应配备个人防护用品,包括一次性手套、长袖防渗工作服、面罩、护眼用具(如护目镜或面罩),以及有鞋套或胶靴的闭合鞋。如果长袍不防渗透,口罩、眼罩和防渗透围裙就非常重要了,特别是如果有血液或体液喷溅的风险时(如患者呕吐、出血或腹泻)。
- 在处理疑似病例时,负责出口筛查的劳动者应接受有关如何正确使用个人防护用品和感染控制方面的培训,并且必须使用肥皂、自来水或乙醇洗手液和一次性毛巾进行手卫生。
- 入境和出境处劳动者,包括货物处理劳动者,不得自行处理明显沾有血液或体液的包裹。

4.6.6　飞机

若疑似或已诊断患有高度传染性疾病的患者乘坐飞机前往遥远的地区或国家，会给如何控制疾病避免传播到未受疾病影响的地区或国家带来巨大挑战。鉴于这种情况，对机场地面人员和机组人员进行适当培训，并且在飞机上配备符合国际民用航空组织（ICAO）指南要求的病例管理/直接接触的医疗和普遍预防工具包显得尤为重要。在入境和出境处，机组人员应遵循国际航空运输协会（IATA）关于管理飞机上传染性疾病的标准操作规程，具体指导措施如下所示。

处理飞机上的疑似入境传染性疾病患者

- 根据 IATA 的指南，疑似病例的定义包括发热（体温达到或超过38℃/100 ℉），出现一个或多个下列症状或体征：出现明显不适、持续的咳嗽、呼吸障碍、持续腹泻、持续呕吐、皮疹、既往无损伤却出现瘀伤或出血及近期发生的意识模糊。
- 如果空乘人员发现飞机上有疑似传染病患者，机组人员应告知在途空中交通管制员，后者将继而告知目的地机场的空中交通管制员。所传送的资料应包括航班号、出发地、目的地、预计抵达时间、航班上人员数及疑似病例数等详情。目的地航空交通管制员应根据当地规定将具体情况告知当地公共卫生当局。飞机抵达前的时间可能允许当地公共卫生当局进行远程风险评估，通常通过航空公司运营控制中心或地对空医疗顾问间接进行。主动风险评估可决定是否需要任何公共卫生响应，并允许在飞机抵达之前启动当地应急响应方案中的措施，从而将延误降至最低。因公共卫生当局处理疑似传染病患者所引起的乘客和（或）航班的延误时间，最长不能超过一小时。

根据 IATA 建议的操作程序，在飞机上应立即采取下列措施。

- 如可能，调整其他乘客的座位，让他们远离有症状的乘客，最好把患病乘客放在厕所附近，供其单独使用。
- 如果患病乘客有呼吸道症状（如咳嗽或打喷嚏），应戴上医用口罩（如耐受），盖住其口鼻。如果患病乘客不能耐受口罩，应向其提供纸巾，并要求其在咳嗽或打喷嚏时捂住口鼻，并在咳嗽或打喷嚏后洗手。
- 为患病乘客提供一个塑胶袋，用来盛放用过的纸巾，如果患病乘客恶心或想呕吐，应为其提供呕吐袋。
- 将被污染的物品（患病乘客用过的纸巾、口罩、床单、枕头、毯子、座椅袋等）放入生物危害专用包装袋里（如有）；如果没有，则使用密封塑料袋盛放上述物品并贴上"生物危害"的标签。
- 将与患病乘客的直接接触限制在最低限度。应只有一名机组人员（或两名机组人员，如果生病的乘客需要更多的协助）照顾生病的乘客，这名机组人员最好是已经与该乘客有过直接接触的机组人员。这名机组人员或其他任何与患病乘客有过直接接触的人都应采取普遍预防措施，他们应佩戴手套，在脱下手套后应进行手卫生。
- 指导机组人员在与患病乘客或与其个人物品或任何可能被血液或体液污染的物

体/表面发生任何直接接触后和摘掉手套后进行手卫生：用含乙醇的洗手液洗手20～30秒，如果双手看起来很脏，应用肥皂和水冲洗双手40～60秒。如果戴手套的手明显沾有体液/呕吐物，应在患病乘客所在的位置就将手套摘除，并立即进行手卫生。协助患病乘客的机组人员应佩戴适当的个人防护用品，以便在必要时协助患病乘客和进行飞机上的清洁工作。

- 飞机抵达时，医护人员应评估疾病是否有可能传染给飞机上的其他乘客和机组人员。在绝大多数病例中，上述飞机上的疑似传染病病例可能是由疟疾等疾病或普通流感等风险小的疾病引起的。

- 如果调查得出结论，患病乘客的症状与某传染性疾病相符，且过去曾在受该传染性疾病影响的国家有过接触风险，如果其他乘客和机组人员曾直接接触患病乘客的体液或受到严重污染的物体，则他们可能面临风险。根据接近目标患者的情况，应考虑采取以下流行病学措施。

追踪报告发生过直接接触的乘客和机组人员

为了收集这些信息，任何关于航班上重大事件的记录都应该从航空公司获得。对与目标患者有直接身体接触的共同旅行者和机组人员，以及与目标患者邻座的乘客（在侧、前或后，包括过道对面）应进行接触追踪。

清洗被污染的飞机

如果目标患者在离开飞机后被怀疑或被确诊，也应对清理目标患者所在区域和座位的劳动者进行接触追踪。应评估通过接触追踪确认的乘客、机组人员和清洁人员的具体接触水平。对高危人群的被动体温（如发热时才监测体温）和症状监测或主动自我监测（如每天两次定期测温）应持续到最长的潜伏期（病毒性出血热如埃博拉病毒病，监测21天）。

4.6.7　船舶

IHR中的范本《海洋健康宣言》提出的问题包括出现以下症状时，怀疑存在传染性疾病。

（1）发热，持续数天或伴有：①虚脱；②意识减弱；③腺体肿胀；④黄疸；⑤咳嗽、气短；⑥不同寻常的出血；⑦瘫痪。

（2）有或无发热：①任何急性皮疹或出疹；②严重呕吐（晕船除外）；③严重腹泻；④复发性抽搐。

船舶劳动者的主要危险是接触乘客或船员的体液，或接触被体液污染的表面和衣物。关键控制措施如下所示。

- 与乘客或船员保持安全距离（1米）；处理文件时佩戴手套。
- 避免触摸和直接接触可能被体液污染的物品、表面和衣物。经常进行手卫生。
- 确保船的业主、医生或指定的负责船上健康问题的船员全面知情，并接受过培训，内容包括病毒性出血热如埃博拉病毒病的风险，船员应采取的预防病毒感染的防范性和保护性措施。

- 船舶劳动者应遵循旅行和运输风险评估的建议：公共卫生主管部门和运输部门的临时指南。

给船舶营运人员的指南

如果乘客在船上出现与病毒性出血热（如埃博拉病毒病）相似的症状（发热、虚弱、肌肉疼痛、头痛、喉咙痛、呕吐、腹泻、出血），必须采取以下防范措施。

- 关闭感染者所在的舱门；如无，请将其留在船上的隔离室。
- 将病毒性出血热（如埃博拉病毒病）的风险信息提供给准备去照顾患者或准备进入患者舱或隔离室的人员。
- 保存所有进入客舱或隔离室的人员的记录；除非诊断测试报告为阴性，否则所有人员都应被视为接触者。
- 确保医护人员进入机舱或隔离室为受感染的人提供护理或清洁机舱时穿戴下列个人防护用品。
  - 非无菌检查手套或手术手套；手套（保洁人员最应使用重型 / 橡胶手套）。
  - 在与感染者近距离接触和（或）可能会接触血液或体液时，需穿着一次性防渗透长袖长袍，以遮盖衣物及外露皮肤，佩戴医用口罩及眼部护具（眼罩、护目镜或面罩）；如无上述个人防护用品，则应在防渗透的长袍外面系上防渗透围裙。
  - 橡胶靴或密封式、防刺穿和防渗透的套鞋。
  - 在离开机舱或隔离室之前，应将个人防护用品摘除，摘除时应避免直接接触被污染的物品及面部的任何区域。
- 照顾隔离人员的劳动者在手上有明显脏污时、佩戴手套前、直接接触受感染的乘客或其个人物品或任何可能被其血液或体液污染的物品 / 表面后，以及摘除个人防护用品后，应使用含乙醇的洗手液搓洗手部 20 ～ 30 秒或用肥皂和水洗手 60 秒。

WHO 关于船舶上急性呼吸疾病如 H1N1 流感等的预防和控制指南如下所示。

- 如果船上有过或仍有一些有流感样症状的旅客，船舶业主应努力将准备下船的患病旅客和疑似患病旅客与即将上船的旅客分开。可能需要使用单独的大厅来防止人与人之间的传播。如果两组乘客被迫使用同一区域，应在上一批乘客下船离开后及下一批乘客上船前，有效清洁该区域。
- 如会员国有要求且可在船上实现，船舶业主可指定一名医疗干事或经过培训的船员负责实施基本的健康预防控制措施及应急医疗救治。
  - 在机组人员中开展积极监测（发现患者），一旦出现有经确认为流感样症状的人时能及时确认为新病例，并监测其活动。
  - 提高乘客和机组人员对 2009 年大流行性流感（H1N1）症状和体征、感染并发症，以及手卫生和社交咳嗽礼仪等感染控制措施的意识。
  - 促进手卫生及咳嗽礼仪。
  - 及时、适当收集监测情况数据，并在必要时和可能时，每天向船舶业主报告。

- 每天检查乘客和机组人员的医疗记录日志，以评估疾病趋势，并提醒船长有必要调查和控制疫情暴发。

4.6.8 出租车和公共交通工具

在传染性强的传染性疾病（如流感、EVD、马尔堡病毒病等）密集传播的国家，出租车（货车、汽车、摩托车）司机接触咳嗽或打喷嚏乘客，或接触其体液，尤其是司机协助乘客进入车辆时有发生感染的风险。疾病的传播也可能来自放置在座椅或车辆表面的被体液污染的衣物或物品。

控制措施包括通过询问乘客最近的疾病或前往医疗机构就诊的情况，以确定可能的或已确诊的埃博拉病毒病病例，并观察乘客的症状或体征（如出血、没有帮助无法站立或移动）。切勿直接接触可能的或已确诊的埃博拉病毒病患者或他们的财物。尽快用漂白剂对车辆进行消毒，劳动者应穿戴全套个人防护用品消毒车辆。

社会动员应用于社区居民教育，出租车或公共交通工具不能用于运送出现埃博拉病毒病等病毒性出血热症状的患者，相反，应直接联系医护人员，并使用私人车辆将患者送往医疗机构。

在病毒性出血热传播广泛及密集的地区，应建议出租车司机做到以下几点。

- 在汽车前后座椅之间设置隔断。
- 避免与乘客握手。
- 经常使用水、肥皂或以乙醇为基础成分的洗手液进行手卫生，特别是在接触表面或沾有血液和体液的物体后（即使佩戴手套）。
- 用塑料布盖在后座上，如果被血液和体液弄脏，应立即更换，并放在密封的垃圾袋内处理（要这样做时应戴手套）。
- 携带乙醇类洗手液、手套、垃圾袋、纸巾和消毒剂。
- 如果司机曾直接接触过可能患有病毒性出血热如埃博拉病毒病的患者（身体直接接触过患者，或患者的血液或体液），应立即向卫生保健机构/当局求助。

4.6.9 废水处理工

在受感染者的粪便和尿液（排泄物）中可能发现致病微生物，如埃博拉病毒、霍乱弧菌和钩端螺旋体病病原体。与排泄物直接接触的废水处理工应采取预防措施，包括手卫生和穿戴个人防护用品。废水处理工包括医疗卫生机构中的废水处理工、废弃物运输工、污水处理工及从特定医疗机构和受影响社区接收污水的污水处理厂的操作工。

处理废弃物的劳动者的基本卫生要求

- 处理人类排泄物或污水时，避免吸烟、嚼烟草或口香糖。
- 用干净、干燥的绷带包扎溃疡、伤口。
- 如不慎有人类排泄物或污水溅入眼睛，请用安全的水轻轻冲洗眼睛。
- 使用防渗透手套，防止割伤和直接接触人类排泄物或污水。
- 在废弃物处理场所及运送人类排泄物或污水时，应穿上胶靴，并于离开废弃物处理场所前脱掉胶靴及工作服。

- 每天用 0.05% 氯溶液（1 份家用漂白剂加入 100 份水）清洗被污染的工作服。
- 遵循手卫生程序。
- 用餐前脱掉工作服，在指定地点用餐，活动时远离人类排泄物和污水。

处理污水和废水的劳动者的个人防护用品

在处理污水和废水时，应穿戴的个人防护用品包括以下几类。

- 防护面罩或防溅面罩，保护口鼻免受人类排泄物或污水的喷溅。
- 护目镜，保护眼睛免受人类排泄物或污水的喷溅。
- 防渗透工作服，防止人类排泄物或污水污染衣物。
- 防渗透手套，防止直接接触人类排泄物或污水。
- 橡胶靴，防止直接接触人类排泄物或污水。

4.6.10　喷洒杀虫剂以控制病媒

在登革热、黄热病和疟疾等媒介传播疾病暴发的情况下，病媒控制可能是应急反应的关键组成部分。在洪水、海啸和飓风之后，以及在为受灾害影响的社区居民提供临时住所的常规活动中，也可能需要病媒控制。控制蚊子的方法包括空间喷洒杀虫剂、施用杀幼虫剂，以及某些情况下在室内喷洒后效杀虫剂（适用于选定的室内表面，如墙壁或家具下面）。

控制病媒的劳动者在打开容器、混合和装载喷雾溶液、用手提或车载设备喷洒杀虫剂产品、清洗和保养喷雾设备及处理空容器时都会接触杀虫剂。高浓度杀虫剂的溢出、飞溅和泄漏可能导致杀虫剂的意外接触。

WHO 在《寨卡病毒暴发期间喷洒杀虫剂劳动者临时防护指导意见》中的建议：

- 规划保护措施，如确定关于购买、使用和应用农药的有关国家法规、成分及其潜在健康影响的信息，并通过全球协调的危害交流系统获取信息。
- 保护操作者的健康和安全，如提供防护设备（覆盖手臂和腿部的棉质全身工作服、橡胶防化防护手套、宽檐帽、防化护目眼镜或面罩、橡胶靴和耳罩）。
- 喷洒杀虫剂时尽量减少操作者和居民的接触。
- 强制培训劳动者安全使用杀虫剂。
- 严格的个人卫生，如定期清洗、更换衣物和清洗设备。
- 在安全、妥当处存放和配制杀虫剂，并符合制造商的标签建议。
- 对喷雾器操作者进行健康监护。
- 杀虫剂急性中毒的处理，如发生接触后应尽快进行皮肤和眼睛的急救和去污（清洗）、接触后治疗（没有具体治疗方法；对症治疗，并应防止进一步被吸收）。

施用杀虫剂时采取的措施

- 每天就保护劳动者健康和安全工作的措施做简报。
- 施用杀虫剂及杀幼虫剂期间，严禁吸烟、进食、饮水。
- 使用适宜的个人防护用品。

- 使用正确的设备操作程序，确保农药喷洒作业期间无泄漏。
- 喷洒设备操作 25 小时后，要进行重大维护，更换配件后要重新校准。
- 使用半自动稀释机进行水稀释喷雾。

个人防护用品的选择取决于与不同任务相关的职业安全和卫生风险。个人防护用品的选用必须符合国家农药使用规定，必须考虑制造商的建议。

处理和喷洒杀虫剂时所使用的个人防护用品

处理浓缩杀虫剂产品，倒出、混合或配制喷雾液体及使用灌装设备时应穿戴以下个人防护用品。

- 覆盖手臂和腿部的全身性棉质工作服（应每天给每名劳动者提供两套，以便在潮湿情况下更换）。
- 橡胶防化防护手套。
- 宽檐帽。
- 防化护目镜或面罩。
- 橡胶靴。

此外，当使用手提装置及装有喷雾机的车辆进行喷雾时，应佩戴空气净化半面罩式呼吸器，空气净化半面罩式呼吸器需配备有机蒸汽盒，并配备气溶胶及颗粒物滤膜（如 N95、R95 或 P95 滤膜），并需根据制造商的指示定期更换呼吸器滤膜。

当施用微生物杀幼虫剂和生长调节剂时应穿戴以下个人防护用品。

- 工作服。
- 橡胶手套。
- 处理颗粒性药物时使用防尘口罩。

存放和处置杀虫剂

用于空间处理或杀幼虫时使用的所有杀虫剂应存放在安全、妥当的地方，并按照制造商的标签建议存放。喷雾或杀幼虫后，喷雾装置内不得弃置未用过的稀释杀虫剂，也不可贮存。未使用的稀释杀虫剂、空容器和小袋应按照国家指南和规定及制造商的建议进行处理。空容器应用同样的溶剂（如煤油、柴油、水）冲洗三次，并在处理前使其失效。冲洗空容器的溶剂可用于准备后续的喷雾剂，或者按照国家标准处理。

去污

- 应脱掉所有被污染的衣物，防止进一步吸收。然后用肥皂清洗受污染的皮肤，并用大量的水冲洗。如果眼睛受到污染，应该用手指轻轻打开眼睑，用干净的自来水冲洗结膜（眼结膜）几分钟。要小心，从一只眼睛流出的水不能进入另一只眼睛。
- 发生接触后应尽快对皮肤和眼睛进行冲洗去污，去污后应及时就医。在全球化学品协调系统信息中可查阅到应采取不同具体措施处理不同杀虫剂的去污措施。

岗前检查

- 所有操作者都应经过健康预评估,以确定是否有任何有禁忌者正在使用特定杀虫剂。
- 健康预评估应包括体格检查、病史、职业史、综合代谢类指标(血糖、电解质和体液平衡、肾功能和肝功能)、胆碱酯酶红细胞/血浆基线测试(适用于使用有机磷和氨基甲酸盐者)和肺功能测试(适用于要求佩戴呼吸器的人)。
- 工作中涉及有机磷和氨基甲酸盐可能引发先前存在的消化性溃疡、支气管哮喘、贫血、中枢神经系统退行性疾病、慢性结肠炎,以及有精神病病史或有证据证明患精神病、使用胆碱酯酶抑制药物治疗的重症肌无力和青光眼等患者的并发症。

医学监护

- 必须做出安排,以确保任何接触者都能很容易地向主管报告任何症状,主管负责将该信息呈送医务官。特别需要注意的是,任何与特定杀虫剂中毒的确认的体征和症状无关的异常疾病都应记录下来,并向相关的卫生主管部门报告。
- 应实施监测,发现接触者的任何微细的神经效应,如丧失阅读能力和注意力。除了临床监测外,还可进行定量生化测试,评估其就业前和就业期间的定期接触程度。
- 因职业接触杀虫剂而致操作者及其他人员急性或慢性中毒的所有病例,应按照国家现行惯例和法规向主管机关报告登记职业病及工伤,并进行赔偿。

(罗艳华)